U0257293

國家古籍整理出版專項經費資助項目

肘後備急方輯校

（上冊）

（晉）葛洪 —— 原著

（梁）陶弘景 —— 補闕

（金）楊用道 —— 附廣

沈澍農 —— 輯校

鳳凰出版社

圖書在版編目（ＣＩＰ）數據

肘後備急方輯校 / （晉）葛洪原著 ；（梁）陶弘景補
闕 ；（金）楊用道附廣 ；沈澍農輯校. -- 南京 ： 鳳凰
出版社，2024.9
ISBN 978-7-5506-4183-9

Ⅰ．①肘… Ⅱ．①葛… ②陶… ③楊… ④沈… Ⅲ.
①方書－中國－晉代 Ⅳ．①R289.337

中國國家版本館CIP數據核字(2024)第089251號

書　　　名	肘後備急方輯校	
著　　　者	(晉)葛洪 原著　　(梁)陶弘景 補闕　(金)楊用道 附廣　沈澍農 輯校	
封 面 題 簽	王家葵	
責 任 編 輯	王　劍	
裝 幀 設 計	姜　嵩	
責 任 監 製	程明嬌	
出 版 發 行	鳳凰出版社(原江蘇古籍出版社)	
	發行部電話 025-83223462	
出版社地址	江蘇省南京市中央路165號,郵編:210009	
照　　　排	南京凱建文化發展有限公司	
印　　　刷	徐州緒權印刷有限公司	
	江蘇省徐州市高新技術產業開發區第三工業園經緯路16號	
開　　　本	880毫米×1230毫米　1/32	
印　　　張	27	
字　　　數	584千字	
版　　　次	2024年9月第1版	
印　　　次	2024年9月第1次印刷	
標 準 書 號	ISBN 978-7-5506-4183-9	
定　　　價	168.00圓（全二冊）	
	(本書凡印裝錯誤可向承印廠調換,電話:0516-83897699)	

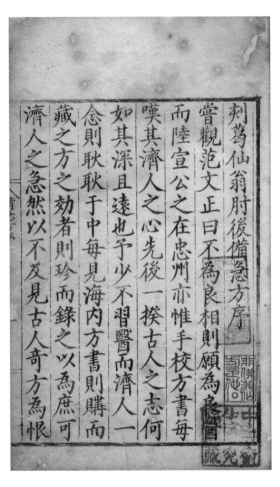

圖一　《肘後備急方》李杙序
（中國中醫科學院藏李杙-劉自化本）

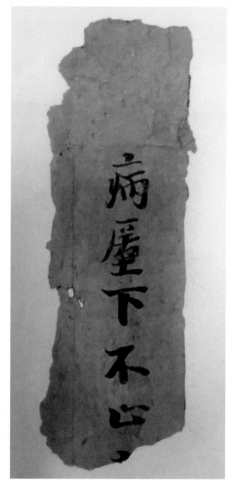

圖二 《肘後備急方》唐抄殘片
（旅博藏新疆出土文獻：LM20-1506-C0771e）

夫未知者至元丙子季秋稷亭段成已題

葛仙翁肘後備急方序 亦名肘後卒救方 陽名又名百一方

抱朴子丹陽葛稚川曰余既窮覽墳索以著

述餘暇兼綜術數省仲景元化劉戴祕要金

匱綠秩黃素方近將千卷患其混雜煩重有

求難得故周流華夏九州之中收拾奇異捃

拾遺逸選而集之便種類殊分緩急易簡凡

為百卷名曰玉函然非有力不能盡寫又見

周甘唐阮諸家各作備急既不能窮諸病狀

圖三　《肘後備急方》葛洪序（道藏本）

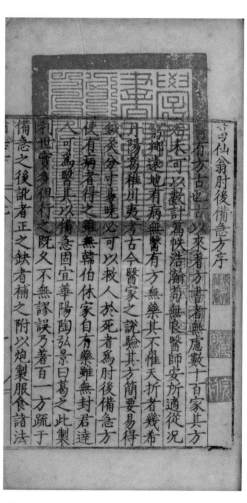

圖四　《肘後備急方》段成己序（呂顒本）

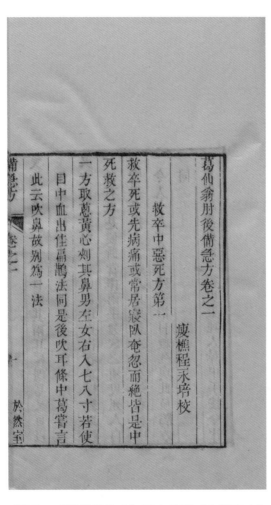

圖五　《肘後備急方》正文首頁（六醴齋本）

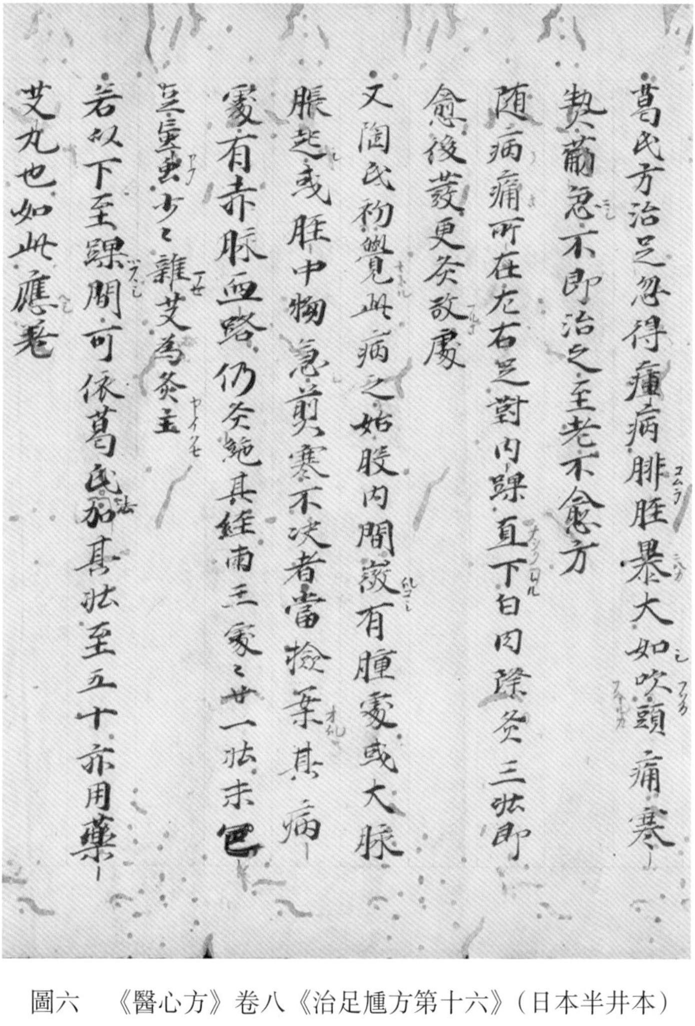

圖六　《醫心方》卷八《治足尰方第十六》（日本半井本）

目　錄

《肘後備急方》綜考（代前言）

　　《肘後備急方》（以下一般簡稱《肘後方》）是中醫方劑史上最重要的著作之一，對中醫藥學的發展貢獻巨大，影響深遠。從一定意義上説，《肘後方》在中醫史上的價值可以與《傷寒論》並列。《傷寒論》是經方一路的創始之作和代表作，《肘後方》則是簡驗方一路的開山之作和代表作。對比出土的秦漢醫簡，《肘後方》遠紹秦漢醫方，用方質樸，追求取材方便，奏效快捷。在宋以前近千年間，《肘後方》《小品方》爲代表的簡驗方一路著作的影響實際大於《傷寒論》。《備急千金要方》《外臺秘要方》等綜合性方書都收載了不少《肘後方》中的方劑，而《小品方》《集驗方》《醫心方》《串雅》等方書更是側重承襲《肘後方》"簡、便、廉、驗"的治療思想。宋以後，尊經之風漸強，簡驗方一路才退居經方之後。但許多民間方書或文人雅士抄輯的驗方書，往往自覺或不自覺地走《肘後備急方》的路綫。這説明《肘後方》的影響依然是巨大的。

一、作者葛洪生平概要

　　《肘後備急方》，作者葛洪，字稚川，自號抱朴子，丹陽郡句容（今江蘇句容）人。按《晉書·葛洪傳》[①]，葛洪年壽八十一歲，則約生於晉武帝太康五年（284），卒於晉興寧元年（363）；但另有幾種不同記載與推算，大多是生年不變或稍往前推至晉太康四年（283），卒年前推二十年左右。葛洪生年有一個比較確定的依據，《抱朴子·外篇》佚文云："昔太安二年，京邑始亂，余年二十一。"[②]以此上推，葛洪生於晉太康四年。判斷葛洪卒年的依據主要見於一個事件的記載。《晉書·葛洪傳》云："後忽與岳疏云：'當遠行尋師，剋期便發。'岳得疏，狼狽往別。而洪坐至日中，兀然若睡而卒，岳至，遂不及見。時年八十一。"《太平寰宇記》引袁宏（字彥伯。東晉文學家、史學家）《羅浮記》："忽與岱書云：'當遠行尋師藥，剋期當去。'岱疑其異，便狼狽往別。既至，而洪已亡，時年六十一。"[③]二書所述爲同一事（"岱"即"岳"，鄧岳，時任廣州刺史。因避東晉康皇帝司馬岳之諱，袁宏改稱其名爲"岱"），若依《葛洪傳》之説，葛洪八十一歲卒，則在晉哀帝興寧元年，但此時的廣州刺史已是謝奉（謝安南），而非鄧岳。故《葛洪傳》"八"或爲"六"之誤。故葛洪當卒於晉康帝建元元年（343），年壽六十一歲[④]。

葛洪《抱朴子外篇·自敍》記載："抱朴子者，姓葛，名洪，字稚川，丹陽句容人也。其先葛天氏，蓋古之有天下者也，後降爲列國，因以爲姓焉。洪曩祖爲荆州刺史，王莽之篡，君恥事國賊，弃官而歸，與東郡太守翟義共起兵，將以誅莽，爲莽所

---

① 《晉書》卷七十二，北京：中華書局，2000 年，第 1269—1271 頁。

② 王明：《抱朴子內篇校釋》，北京：中華書局，1986 年，第 382 頁。

③ 《太平寰宇記》，《文淵閣四庫全書》第 470 册，上海：上海古籍出版社，1989 年，第 491 頁。

④ 丁宏武：《葛洪年表》，《宗教學研究》2011 年第 1 期，第 10—16 頁。

敗,遇赦免禍,遂稱疾自絕於世。莽以君宗強,慮終有變,乃徙君於琅邪。"①

　　其祖父葛奚(一作系)效力三國孫吳,曾擔任太子少傅、中書、大鴻臚、侍中等職;叔祖父葛玄,字孝先,好神仙修煉之術,兼通醫術,世稱"葛仙翁"。其父葛悌,由吳入晉,曾爲邵陵太守,卒於官。

　　葛洪爲葛悌第三子,少習儒學,不好交際,寡所玩好,年十三時喪父,於困境之中志學不輟,廣覽群書。其間曾得葛玄弟子鄭隱指點,學煉丹秘術,兼綜練醫術。在儒學之外,特傳予道教經典與金丹仙術。西晉太安二年(303),葛洪因募兵參加了平定揚州石冰領導的起義有功,被任命爲伏波將軍(年二十一),"冰平,洪不論功賞,徑至洛陽,欲搜求異書以廣其學"(《晉書·葛洪傳》)。其後晉惠帝光熙元年(306)朝廷擬用嵇含出任廣州刺史,嵇則表請葛洪爲廣州參軍,葛洪應允,先行至廣州募兵,不意嵇含在襄陽被人所殺,葛洪隱居廣州附近的羅浮山,爲南海太守鮑靚(鮑玄)所賞識,娶其女鮑姑爲妻(年二十四)。之後於愍帝建興二年(314)攜妻返回句容(年三十二),在晉元帝建武元年(317)又"以平賊功賜爵關内侯"②(年三十五)(《晉書·葛洪傳》)。晉成帝咸和五年(330)又一度出仕,葛洪求爲勾漏(今廣西省北流市)令,仍意在去南方煉丹,雖已獲許,但終未成行(年四十八);至廣州時,曾被刺史鄧岳

---

①　王明:《抱朴子内篇校釋》,第 360 頁。

②　"賜爵關内侯"一事,一般定在晉元帝建武元年(317),但葛洪《抱朴子外篇·自敘》說是"庚寅詔書,賜爵關中侯",庚寅若爲紀年,則是晉成帝咸和五年(330)。丁宏武認爲此"庚寅"應是紀日,爲建武元年三月初八庚寅日,晉元帝司馬睿於次日即三月初九辛卯日即晉王位。

挽留,最終約在咸和八年(333)再度歸隱羅浮山,習煉丹術,著書立説(年五十一);直到十年後去世,時年六十一歲。

《抱朴子外篇·自敘》記:"洪期於守常,不隨世變,言則率實,杜絶嘲戲,不得其人,終日默然。故邦人咸稱之爲抱朴之士,是以洪著書,因以自號焉。"《葛洪傳》亦謂其"自號抱朴子,因以名書"。"抱朴"之義,又源自《老子》"見素抱朴"之語。以此自號,足見葛洪敦樸之風。葛洪爲東晉道教理論家、著名煉丹家、醫藥學家。内擅丹道,外習醫術,研精道儒,學貫百家,思想淵深,著作弘富。著有《神仙傳》《抱朴子内篇》《抱朴子外篇》等。

二、《肘後備急方》著成與嬗變

葛洪儒道兼修,終歸於道。古代道教與醫藥有密不可分的關係,一方面,醫藥可以助道家修煉;另一方面,醫藥的施用可以成爲道教救世和傳教的手段。因此,出身於道教世家的葛洪,道、醫兼習,在兩方面都取得了很大的成績。葛洪《抱朴子外篇·自敘》曰:"洪年二十餘,乃計作細碎小文,妨棄功日,未若立一家之言,乃草創子書。會遇兵亂,流離播越,有所亡失,連在道路,不復投筆十餘年,至建武中乃定,凡著《内篇》二十卷,《外篇》五十卷。"兩晉都有"建武"之年,一是西晉惠帝司馬衷的第八個年號,共計使用五個月(304年7月—11月),其次是東晉元帝司馬睿的第一個年號,共計使用二年(317年3月—318年3月)。《抱朴子》的著成當在後一建武年,可知其主體是在第一次隱居羅浮山時寫成,至建武年改定。實際上,包括《肘後方》在内的葛洪的大部分著作都是在這段時期初成。《肘後方》一書數處提及"嶺南",特別是第七十二篇在介紹了二十五種常備藥物後,特意補充:"以前諸藥,固以大要;嶺南使用仍開[關]①者,今復疏之。"撰著地點由是明矣。

(一) 葛洪撰著

葛洪生於晉代,其時,已有較多方書流傳於世,這爲葛洪整理醫方書奠定了資料基礎。

《漢書·藝文志》載,漢有"經方十一家","二百七十四卷"。從近百年、特別是近幾十年出土的簡帛醫藥文獻看,以馬王堆漢墓醫書、老官山漢墓醫書爲代表,醫方書在西漢進入了成長期;而兩漢之交的武威漢代醫簡中的方劑,有些已經較爲成熟。東漢末年,後世奉爲中醫經典的張仲景醫方著作問世,則標志著中醫方劑學的完全成熟。

大約也是從第一次隱居羅浮山開始,葛洪開始撰巨著《金匱藥方》(亦稱《玉函方》)一百卷,這應是歷史上最早的大型方書。《晉書》卷七十二《葛洪傳》云:

> (葛洪)又抄五經史漢百家之言、方技雜事三百一十卷,《金匱藥方》一百卷,《肘後要急方》四卷。

葛氏《抱朴子》卷十五《雜應》篇曾記述其著述醫書的背景與動機:

---

① 本書引用文獻中,以"A[B]"格式表示對原文用字的辨讀,其中的"A"爲原文用字,"B"爲對"A"的辨讀,即"A"爲俗體、異體、通假字、古字、訛誤字等,"B"是相應的規範字或習用字。另外還用"A【B】C"格式,表示在"AC"之間有脱字,可校補"B"。全書下同。

　　余見戴霸、華他[佗]所集《金匱》《綠囊》，崔中書《黃
素方》及百家雜方五百許卷，甘胡呂傅，周始甘、唐通、阮
南河[河南]等各撰集暴卒備急方，或一百十，或九十四，
或八十五，或四十六，世人皆爲精悉不可加也。余究而觀
之，殊多不備。諸急病甚[其]尚未盡，又渾漫雜錯，無其
條貫，有所尋按，不卽可得。而治卒暴之候，皆用貴藥，動
數十種，自非富室而居京都者，不能素儲，不可卒辦也。
又多令人以針治病；其灸法，又不明處所分寸，而但説身
中孔穴榮[滎]輸之名，自非舊醫備覽明堂流注偃側圖者，
安能曉之哉？余所撰百卷，名曰《玉函方》，皆分別病名，
以類相續，不相雜錯；其《九十[救卒]》三卷，皆單行徑易，
約而易驗，籬陌之間，顧眄皆藥，衆急之病，無不畢備。家
有此方，可不用醫。醫多承襲世業，有名無實，但養虛聲，
以圖財利。寒白退士，所不得使，使之者乃多誤人，未若
自閑[嫻]其要，勝於所迎無知之醫。醫又不可卒得，得又
不肯卽爲人使，使腠理之微疾，成膏肓之深禍，乃至不救。
且暴急之病而遠行借問，率多枉死矣！

《雜應》之《玉函方》和《葛洪傳》之《金匱藥方》是同書異名。據
此引文可知，葛洪當時已能搜集到的綜合性方書與救急類方
書，至少在五六百卷之多（《肘後方》自序中更稱有"近將千
卷"）；又有多種應對"暴卒"之病的"備急方"。但葛洪都不滿
意，其指摘的主要缺點，一是病種不全，二是雜亂無序，三是貴
藥難辦，四是穴腧難明。針對這樣的情況，葛洪一是重編了一
部百卷巨制、門類有序的"玉函方"，二是另編了專事救急、"單
行徑易，約而易驗"的"救卒方"。

　　《玉函方》後世已失傳，但傳世本《肘後方》中，有多處提到要用"好方""大方"，還列出了一些"大方"的方名，其中多首方子仍保留在《備急千金要方》《外臺秘要方》中。如《肘後方·治卒中五尸方第六》："又，飛尸入腹刺痛死方：凡犀角、射罔、五注丸，並是好藥，別在大方中。"其中，"犀角"可見於《備急千金要方》卷二十四《蠱毒第四》，名"犀角丸"，功效爲"治蠱毒百病，腹暴痛，飛尸，惡氣腫方"，主治與《肘後方》所述相似，方用犀角屑、羚羊角屑、鬼臼屑、桂心末等十三味藥爲丸。"五注丸"則可見於《外臺秘要方》卷十三《五疰方》引《删繁》轉引《華佗綠帙》，方名作"五疰丸"。功效爲"療中惡，五疰、五尸入腹，胸脅急痛，鬼擊客忤，停尸垂死者"，方用丹砂、雄黃、附子、甘遂等六味。《肘後方》第十三篇中還提到傷寒有"二十餘方"屬"大方"，"今惟載前四方"，可惜此四方今本亦已不全（存大小柴胡湯，麻黃湯、葛根湯用變方，無桂枝湯）。

　　在《肘後方》葛洪自序中，明確表述：先"選而集之，使種類殊分，緩急易簡，凡爲百卷，名曰《玉函》"，完成了百卷宏制。然而正因爲其書體量過大，"非有力不能盡寫"。故葛氏"採其要約，以爲《肘後救卒》三卷"，"若能信之，庶免橫禍焉"。這就是《肘後備急方》一書的成因。

　　《肘後救卒》爲其初名，但其書名與卷數多有不同記載。《肘後備急方·序》作"《肘後救卒》三卷"，《抱朴子·雜應》篇作"《九十〔救卒〕三卷"，《晉書·葛洪傳》作"《肘後要急方》四卷"，《隋書·經籍志》載："《肘後方》六卷/葛洪撰（梁二卷）；陶弘景《補闕肘後百一方》（九卷，亡）"。唐朝王松年撰《仙苑編珠》卷上引《道學傳》作"《肘後要方》"（見正統道藏本），《舊唐書·經籍志》作"《肘後救卒方》四卷/葛洪"，又有"《補肘後救卒備急方》六卷/陶弘景";《新唐書·藝文志》作"葛洪《肘後救卒方》六卷",亦有"《補肘後救卒備急方》六卷";《肘後備急方》道藏本作"葛仙翁《肘後備急方》卷",《四庫全書》本作"《肘後備急方》八卷",後者爲今通行之名。《隋書·經籍志》中甚至還有"《扁鵲肘後方》三卷",與葛洪《肘後方》不知有無關聯。此外,《舊唐書》卷一〇二《列傳第五十二》還有劉子玄(劉知幾)之子貺撰有"《真人肘後方》三卷",《新唐書》更標爲"劉貺《真人肘後方》三卷",此書與葛洪《肘後方》較大可能是有關聯的,或是劉貺爲葛洪《肘後方》做過整理、補輯一類工作? 傳世本葛洪《肘後方》中存有唐人摻補的痕跡,是否與此"劉貺《真人肘後方》三卷"有關? 目前無法證實與否定。

　　上舉各記載有二卷、三卷、四卷、六卷、九卷之不同。"肘後"者,猶言"袖珍",謂形制小,可珍藏於衣袖之中、手肘之後。故初始三卷之制,較爲切合編著原意。宋代劉昉(字方明)《幼幼新書》(初刊於宋紹興二十年,1150)卷四十記載引書書目《前代方書第十三》,尚稱:"《葛氏肘後》,晉葛洪撰。洪字稚川,丹陽句容人。今書三卷。按《晉史》本傳云:《肘後要急方》四卷。"可知宋人尚可見三卷本之《肘後方》。

　　"救卒"者,卽救急;"備急"者,預先備辦,以應對卒急發生之疾也。《肘後備急方》所集之方,按其初始立意來説,主要就是收集以單驗方爲主的"小方"。小方多用單味藥,且多用田野家苑易得之藥,故便於無專業醫者時的臨時應用,名爲"救卒""備急",蓋取意於此。

　　但此書書名的變化還是隱隱存在一個疑點。

　　葛洪《肘後備急方·序》作"肘後救卒"之外,《抱朴子·雜應篇》作"九十",可以校作"救卒";唐初重臣房玄齡主持編修的《晉書·葛洪傳》作“《肘後要急方》”，魏徵、長孫無忌先後主持編修的《隋書·經籍志》作“《肘後方》”和“陶弘景《補闕肘後百一方》”，以及唐朝王松年撰《仙苑編珠》卷上引《道學傳》作“《肘後要方》”，共同捨棄了“救卒”二字；後晉劉昫等撰《舊唐書·經籍志》作“《肘後救卒方》”和“《補肘後救卒備急方》”；北宋宋祁、歐陽修《新唐書·藝文志》所載書名同：二書都重拾了“救卒”二字；但這一本真之名並未再流傳開，陶弘景命名的“百一”和楊用道命名的“附廣”也都沒有通行；道藏本作“《葛仙翁肘後備急方卷》”，其後各種通行本多題作“《肘後備急方》”，《肘後備急方》遂成爲後世通行之名。

看來，正是在唐初，“救卒”二字被棄用了。“救”在唐代，可以是“治”的避諱改字之一（參見下文），那麼，似乎並沒有什麼理由要棄“救”字而不用。對此筆者猜測，此書名發生變化的原因依然與避諱有關。避諱的一種主要做法，是對帝王之名諱，改用近義字代替本當用字；這樣避諱時，人們見到避諱改字，會自然聯想到本當用的字。這種聯想原本是改字避諱方式的有意設計。

《晉書》編寫時，李治已經成爲太子，且在《晉書》編成後一年即皇帝位（不排除《晉書》成書後再傳抄時發生新的局部改動）；《隋書》編寫開始得早，但貞觀十年（636）初步完成的只是紀傳部分，而史志部分是貞觀十五年（641）重新開始，由長孫無忌主持，至顯慶元年（656）方完成，此時，李治已經即位八年。其實在李治朝，關於是否避“治”字，是有過避與不避的不同考慮的，最終的規定是視不同情況而定。

《册府元龜·帝王部·名諱》載：

　　　　高宗諱治。卽位之初,有司請改"治書侍御史"爲"御
　　史中臣",諸州"治中"爲"司馬","治禮郎"爲"奉禮郎"。
　　帝以貞觀時不廢先帝二字,不許。有司奏曰:"先帝二名,
　　禮不偏諱。上旣單名,臣子不敢指斥。"從之。

　　　　顯慶五年正月壬寅詔曰:孔宣設教,正名爲首;戴聖
　　貽範,嫌名不諱。比見鈔寫古典至於朕名,或缺其點畫,
　　或隨便改換。恐六籍雅言,會意多爽;九流通義,指事全
　　違,誠非立書之本意。自今以後,繕寫舊典,文字並宜使
　　成,不須隨義改易。[①]

　　卽,"繕寫舊典"不必避,日常書寫要避。而"治"是多義字、常
用字,因而在古書中就有了"治"改用近義字"療""理""主"
"救""理""靜"等多種不同改法。這種做法的機制是,當時人
們讀書見到這些字時,心中能夠會意出這實際是"治"字。但
此法應用中也可能產生一個副作用——在不是用作避諱代
字,而是用於其本來用法時,也有可能讓人產生這樣的聯想。
在特定情況下,這可能誤導讀者產生錯誤的聯想。

　　《肘後救卒方》一名,本無需要避諱的情況,而且本書正文
中恰恰有用"救"代替"治"的避諱用例。但是,正因爲"治"可
以用"救"來改字避諱,"救"和"治"二字之間就有了一種特殊
字際關聯,人們看到"救卒",就可能聯想成"治卒",而這樣的
聯想是大逆不道的,因此,《晉書》《隋書》二書的編寫者乃至民
間的使用者,會有意識地避免此書書名中可能聯想出的潛在

────────────

① 　後條亦見於《唐會要》卷二十三、《通典》卷一百四,二本並作"誠非立
書之本",無"意"字。

的"惡意",因而就乾脆捨棄"救卒"二字,改用意思相近的"要急""備急",後者則被後世廣泛沿用。然在筆者閱讀範圍中,沒有見到提及此種特殊忌諱做法的。這裏姑且提出猜測,以俟補正。

現傳該書最早本是明代正統道藏本,該書書名作"葛仙翁肘後備急方卷",本自《舊唐書》"肘後救卒備急方"一名,而又捨去了"救卒"二字,又或與道家忌言生死有關,雖然此"卒"字原非此義。之後各通行本皆題作"肘後備急方",《肘後備急方》遂成爲後世通行之名。

這裏順便討論一下書名中的"方"。"方"是中醫學的重要概念,現代中醫界把中醫臨牀診治過程概括爲"理法方藥"四項基本內容,"方"即是其中之一。中醫古籍中方書所佔比例最高,約有五分之一。《肘後備急方》也是方書中一種重要的方書。"方"何以名"方"?《説文解字·方部》:"方,併船也。"段玉裁注:"下象兩舟併爲一,上象兩船頭總於一處也。"當代中醫方劑學研究中,有的人就把此釋作爲"方"得名的起點,認爲"方"以諸藥組合調節而得,正如兩船相併。但是,這種看法是不對的。我們可以看到,從簡帛,到《金匱要略方》《肘後備急方》等書乃至後來的諸多方書,古人收載於方書中、被稱爲"方"的,除了用藥之方外,還有祝由、禁咒、法術、導引、手法、針灸、按摩等諸多不用藥的"方";即便是用藥的"方",也有不少只是獨一味的單方,無所謂"組合"。

醫方之所以稱爲"方",其命名理據,是取"方"的"方法"之義。在專業範圍來説,就是治病的方法。中醫"方"的各種使用場合,都能依此得到順暢的解釋。事實上,直到現今,依然有不少不用藥而稱爲"方"的,比如針刺處方之類。在此基礎上，收集"方"的書稱"方書"，也簡稱"方"。如《金匱要略方》《肘後備急方》《小品方》《備急千金要方》《外臺秘要方》等等諸種以"方"命名的書，都取這一用法。也因此，古代的"方"更近似於"理法方藥"中的"法"，不限於現代中醫偏於藥物組合的"方"①。

(二) 陶弘景增訂

陶弘景（456—536），字通明，號華陽隱居，謚貞白先生，丹陽秣陵（今江蘇南京）人。南朝士族出身，自幼喜神仙之學，二十歲時齊高帝引爲諸王侍讀。三十歲左右，正式拜入道門。南齊永明十年（492），正式辭官，入茅山修行。朝廷遇事常往諮詢，世人稱爲"山中宰相"。最終成爲齊、梁時著名的道教學者、煉丹家、醫藥學家，道醫兼通的傑出代表人物。著有《真誥》《登真隱訣》《養性延命錄》《藥總訣》《本草經集注》《華陽陶隱居集》等。

在《本草經集注·序錄》中，陶弘景説到了自己與醫藥的關聯，大凡三事：其一即著成《本草經集注》（原書佚，但主要内容保存在《證類本草》等本草書中，其中卷一《序錄》還基本完好地保存在敦煌醫藥文獻殘卷中）；其二爲編著《效驗方》（已佚）；其三爲編著《補闕肘後百一方》。後者即是整理、補充晉代葛洪《肘後備急方》而成。文中説："余祖世以來，務敦方藥，本有《范【汪】方》一部，斟酌詳用，多獲其效，内護家門，旁及親族。其有虚心告請者，不限貴賤，皆摩踵救之。凡所救活數百

---

① 參見沈澍農、溫雯婷《中醫術語"方"的形成與演化》，成都：巴蜀書社，2022 年，《出土文獻綜合研究集刊》第 16 輯，第 110—131 頁。

千人。自余投纓宅嶺，猶不忘此，日夜翫味，恒覺欣欣。今撰此三卷，并《效驗方》五卷，又補闕葛氏《肘後》三卷。蓋欲永嗣善業，令諸子姪弗敢失墜。可以輔身濟物者，孰［孰］復是先？"其中"撰此三卷"者，即《本草經集注》，傳世者多爲七卷本，但早先當爲三卷本；而《效驗方》一書，陶弘景《華陽隱居〈補闕肘後百一方〉序》云："余又別撰《效驗方》五卷，具論諸病證候，因藥變通，而並是大治，非窮居所資，若華軒鼎室，亦宜修省耳。"據此，《效驗方》一書以"大治"爲主，與《肘後方》立意不同。

對《肘後方》一書，陶弘景《華陽隱居〈補闕肘後百一方〉序》中謂："葛序云，可以施於貧家野居，然亦不止如是。今搢紳君子，若常處閑佚，乃可披檢方書。或從禄外邑，將命遐征；或宿直禁闈，晨宵隔絕；或急速戎陣，城栅嚴阻：忽遇疾倉卒，唯拱手相看。曷若探之囊笥，則可庸豎成醫。故備論證候，使曉然不滯，一披條領，無使過差也。""尋葛氏舊方，至今已二百許年，播於海內，因而濟者，其效實多"，"抱朴此製，實爲深益"。但感慨其書"尚闕漏未盡"，"輒更採集補闕"。陶氏所見該書"都有八十六首"，陶弘景認爲其間有分類不當，因而"配合爲七十九首"，"復添二十二首"，總計成一百單一篇，仍分三卷，名《肘後百一方》；此外在《本草經集注·序錄》中，陶氏又介紹將此書命名爲"補闕葛氏肘後"。或連綴二名，則稱"補闕肘後百一方"。之所以湊成"百一"之數，陶序中給出了兩個原因：一是三國時應璩曾作"百一詩"，仿應氏之名；二是"佛經云：人用四大成身，一大輒有一百一病"。陶氏兼修佛理，故書名"百一"，有此背景。

葛氏原書三卷，未説如何編類。陶弘景在序中説：

案病雖千種，大略只有三條而已：一則府藏經絡因邪生疾，二則四支[肢]九竅内外交媾，三則假爲他物横來傷害。此三條者，今各以類而分别之，貴圖倉卒之時，披尋簡易故也。今以内疾爲上卷，外發爲中卷，他犯爲下卷。具列之云：

上卷三十五首治内病。

中卷三十五首治外發病。

下卷三十一首治爲物所苦病。

《金匱要略方》首篇云：

千般疢難，不越三條：一者，經絡受邪，入藏府，爲内所因也；二者，四肢九竅，血脉相傳，壅塞不通，爲外皮膚所中也；三者，房室、金刃、蟲獸所傷。以此詳之，病由都盡。

陶弘景將全書病種按"内疾""外發""他犯"分爲三類，與《金匱要略方》首篇所論病之三因高度吻合。可惜今傳本已經不能很明顯地看出三類的劃分了。

陶弘景還説："更採集補闕，凡一百一首，以朱書甄別，爲《肘後百一方》，於雜病單治，略爲周遍矣。"可見陶弘景當年補闕此書時甚爲用心。可惜後世相傳時未能保留"朱書甄別"之舊制，故葛、陶二人各自寫進的内容，大多已經難以釐分。在傳世文獻中，惟見《醫心方》卷八《治足尰方第十六》有一處這樣的記述：

《葛氏方》治足忽得痹病，腓脛暴大如吹，頭痛寒熱，筋急。不卽治之，至老不愈，方：

隨病痛所在左右足，對內踝直下白宍[肉]際，灸三壯卽愈。後發更灸故處。

又陶氏：初覺此病之始，股內間微有腫處；或大脉脹起；或脛中拘急。煎寒不決者，當檢案其病處有赤脉血路[絡]，仍灸絕其經兩三處，處廿一壯，末巴豆、蛍[虻]蟲，少少雜艾爲灸主[炷]。

若以[已]下至踝間，可依葛氏法，加其壯至五十，亦用藥艾丸也。如此應差[瘥]。

本條引"葛氏方"，其下單引"又陶氏"，然後再記述"陶氏法"與"葛氏法"各自適用之證和治法異同。其中所引"又陶氏"，較大可能是錄自陶弘景補文，因而可能是惟一明確標記陶弘景補文的記載。末句應是抄錄者的附注。（見彩圖六）

陶弘景增補的方劑，可能已經突破了葛洪原書預設的小方模式，部分地引入了一些相對複雜的組合方，以此爲始，導致後世補入更多的組合方。因而現在傳世的《肘後方》，已經不都是小方，也有一些數味藥的組合方乃至十多味藥的大方。

陶弘景的工作包括"補闕"和重新編訂。陶氏增訂本是後世各種傳本的祖本。雖然其後該書通用名仍是"肘後備急方"，實際所指已是陶氏增訂後的《肘後百一方》。《隋書·經籍志》連綴二名，則稱"補闕肘後百一方"。《舊唐書·經籍志》記："《補肘後救卒備急方》六卷，陶弘景撰。"《宋史·藝文志》載："葛洪《肘後備急方百一方》三卷。"也都指陶弘景增訂本。

作爲本草學的大家，陶弘景也在《肘後百一方》中做了一些藥物的討論。《證類本草》引《圖經》轉引《百一方》三十多條，其中有三條是對藥物品種的討論。但現存《肘後方》及輯佚條文都未涉及此三條之藥物，故本書將此三條作爲附錄列於書末。

(三) 楊用道附廣

金代楊用道曾任儒林郎汴京國子監博士，憑藉其資料條件，找到了遼國乾統間所刊《肘後方》善本，又一次增修（刊印時當也有校勘）。他的主要工作是，從唐慎微《證類本草》中取部分單驗方加在各篇之後列爲“附方”，因而卷數擴爲八卷，並改書名爲《附廣肘後方》，於金皇統四年（1144）刊刻成書。

楊用道所增附方，只是從《肘後》“備急”的角度著眼，選取較易利用的應急醫方，並不是對原書的輯補，因而所補“附方”大多是《肘後方》以外的後世方書內容，只有少數標示出自“葛氏”。

楊用道附方數量較多，分布亦廣。從現存本看，只有八篇後未有附方，他篇皆有。即便不考慮他對《肘後方》一書有多少意義，但也是分類蒐集了一些古代單驗方，對民衆臨時遇有疾病，有可能有所幫助。

除增補附方外，楊用道還寫有一篇《〈附廣肘後方〉序》，並在第四十篇最末一條附方處留有一則按語，提示該則附方可能有危險，不宜輕用。

楊本是元、明後的各種刊本的祖本，但一般都不用楊用道的改名，後世各種傳本標名依然是習慣的舊稱《肘後備急方》。當然究其實，都是陶弘景整理之後、復經楊用道附廣的《肘後百一方》。

葛洪原著、陶弘景修訂、楊用道附廣，是《肘後方》有明確記載的歷史脈絡，但實際上，《肘後方》流傳過程中發生的後世改動要複雜得多，説見以下第四題《文本現狀》。

（四）諸序考論

《肘後方》傳世有不同版本，現今最通行的明李梴本前部載有六篇序言。原書中依序爲：一、李梴：刻葛仙翁《肘後備急方》序；二、段成己：葛仙翁《肘後備急方》序；三、葛洪：葛仙翁《肘後備急方》序；四、陶弘景：華陽隱居《補闕肘後百一方》序；五、佚名：鹿鳴山續古序；六、楊用道：《附廣肘後方》序。除李梴序爲該本獨有外，其他五序爲多數版本所共有。這些序言在一定程度上反映了現存《肘後備急方》的形成、演化過程。以下按作者時序作一簡介：

一、葛洪：葛仙翁《肘後備急方》序

此爲葛洪自序，記述了葛洪著述《肘後方》的動機。此標題所謂"葛仙翁"者，原用指稱葛洪叔祖父葛玄。葛玄好神仙修煉之術，世稱"葛仙翁"。大約從宋代始，有將葛洪稱爲"小仙翁"者，本題"葛仙翁"即從此意。以下段成己序和李梴序也都題作"葛仙翁《肘後備急方》序"。葛洪此序重在説明此書撰著的背景，特別重在説明《肘後方》編纂的思想、特色："余今採其要約，以爲《肘後救卒》三卷，率多易得之藥，其不獲已須買之者，亦皆賤價草石，所在皆有。兼之以灸，灸但言其分寸，不名孔穴。凡人覽之，可了其所用，或不出乎垣籬之内，顧眄可具。"可以概括其要點爲：藥多易得者，灸但言分寸。

二、陶弘景：華陽隱居《補闕肘後百一方》序

本序言爲陶弘景將《肘後救卒》改編爲《補闕肘後百一方》

時所作之序,是幾篇序言中篇幅最長的序。序言強調自己一直追求的"植德施功","多止一時之設";在看到葛洪《肘後救卒》一書後,對其很欣賞。認爲此書不單"可以施於貧家野居",而且對"從禄外邑,將命遐征;或宿直禁闈,晨宵隔絶"等各種特定情況下的人士都會有益處。但又看到其書尚有不足,因而補闕增訂。然後介紹了重編的主要方面,諸如合併舊篇、增設新篇、調整篇序、重擬標題等。再次,則爲藥物服用的方法、加工的方法,介紹了若干細則,對方藥的應用很有意義。並補述,這是作者《本草》(按,即《本草經集注》)中的内容轉述,因爲"此事若非留心藥術,不可盡知"。這在方書中開創先河。最後,又總結説:病源可分三條,本書因而相應地分爲三卷。所論"三條"即"内疾""外發""他犯",與《金匱要略方》首篇之三因高度一致。

三、佚名:鹿鳴山續古序

《鹿鳴山續古序》是一篇短序,作者佚名,也没有史料能説明作者情況,只能通過内容來作大致的考察。

與通常的醫籍序言所含内容不同,該序没有一般醫籍序言必説的套話(諸如醫藥如何神聖偉大,古代帝王、大醫如何重視醫藥,這本書價值如何之高之類),而是直接講述了一些具體問題,主要是怎樣對待"古方藥品分兩、灸穴分寸不類者"這些問題。筆者對此短序作了考證,得到以下基本結論:

其一,《鹿鳴山續古序》本非獨立序言,而是一條或幾條對陶弘景序的補充,因而名爲"續—古序"。宋龐安時(約1042—1099)《傷寒總病論》卷六之末(即全書正篇之末)附《上蘇子瞻端明辨傷寒論書》,引用了"續古序"前部一段話:"陶隱居云:古今人體大小或異,藏府血氣亦有差焉,請以意酌量藥品分兩。古引以明，取所服多少配之。或一分爲兩，或二銖爲兩，以盞當升可也。"①將這一段話歸爲"陶隱居云"，可見當年龐氏見到的"續古序"很可能還黏附在陶序之末。又"續古序"最後一句説："特加是説於品題之後爾。"品題，義即品評，用作名詞，可引申指題跋，在本處應即指陶序。由此亦可見，"續古序"原本是綴於陶序之後的。

其二，《鹿鳴山續古序》，撰寫和附入該書的時間。

序言中説到"以盞當升"一句，有特定的歷史背景。筆者考察，"盞"用於約量送服藥物的液體量起於晉代，唐代才稍得流行；而用於約量煎藥水量，則是始於唐代，到宋代煮散盛行時，因煮散時只取少量藥物粗散入煎，用水量大大減少，通常只要一盞即可，因此舊時經方煎藥用水以升、斗計，到此時才得以普遍被改爲用"盞"計②。宋初（992）的《太平聖惠方》卷二《論合和》篇有云："凡煮湯，云用水一大盞者，約一升也；一中盞者，約五合也；一小盞者，約三合也。""續古序"一般性地倡導"以盞當升"，就決定了其序當不早於唐末，較大可能是宋初的附記。産生的上限當在公元992年前後。

龐安時《傷寒總病論》給蘇軾的信發出後，蘇軾曾有覆帖，並表示將爲龐書寫序，但隨後不久，蘇氏於公元1101年去世。所以，《鹿鳴山續古序》形成的下限應在龐氏生前（1099）某個時間。

另外，《備急千金要方》前附的《新校備急千金要方例》中，

---

①　龐安時：《傷寒總病論》，《文淵閣四庫全書》第738册，第660頁。

②　參見筆者：《古方書量詞"盞"的用法變化》，見《中華醫史雜志》2022年1月第52卷第1期，第3—11頁。

宋代校書臣對該短序有不點名的貶斥，而宋臣校書是在治平三年（1066）。

取一個折中值，《鹿鳴山續古序》附入《肘後方》的時間大約在公元 1030 年前後，卽宋仁宗趙禎在位（1022—1063）期間。南宋王應麟《玉海》卷四十二記載，有懷安軍鹿鳴山人黃敏（一作"黃敏求"），曾於大中祥符五年（1012）著《九經餘義》493 篇。該人情況與上述推論較爲吻合，故可能爲序言作者。因爲筆者猜測有一位可能的該序作者在此前有著述記載，故時間上也可能稍早一些。此外，《續古序》的具體內容還存在著一些疑難點，這裏不全面展開。整理者另撰有相關文章，可參閱。

四、楊用道：《附廣肘後方》序

楊用道，金人，正史無載，但可尋得一些零星相關資料。《山東通志》卷二十五之一《職官志·金》："楊用道，知寧海軍。"①《御選宋金元明四朝詩·御選金詩姓名爵里》："楊用道，仕至中奉大夫。見《長山志》。"②《四部叢刊》本《范文正集》附《諸賢詩頌》收有楊用道《懷范樓》詩一首（他書所傳此詩文字小有出入）：

懷范樓中奉大夫致仕　　楊用道

初載希文此屈盤，天衢一旦遂高摶。古人直許到夔契，當世猶能並富韓。事與陶朱均日煥，名彰長白倚天

① 《山東通志》，《文淵閣四庫全書》第 540 册，第 519 頁。

② 張豫章等編：《御選宋金元明四朝詩》，《文淵閣四庫全書》第 1439 册，第 9 頁。

寒。何但東坡爲流涕，遺編我讀亦汍瀾。

詩下附記：

> 故寧海軍刺史楊中奉，才學與蘇黄不相上下，近於李
> 舜臣家得公墨跡，慮其湮没，命工勒石，以傳永久。泰和
> 乙丑春休日宣武將軍行主簿都騎尉王國器立石。[①]

還有一些其他零散資料，大抵與以上資料重合。從這些
資料大概可以知道，楊用道爲山東長山人士，頗有才情，任過
寧海軍(一種剿海匪的專設機構，後至大定二十二年(1182)改
爲寧海州)刺史等官職，終至中奉大夫。

楊用道素懷"體國愛民"之心，憂"民之有疾病夭傷"，欲以
方書救之。在任職之餘，覓得"乾統間所刊《肘後方》善本"。
楊用道皇統四年(1144)前後任國子監博士，在此期間對此書
做了校刻。乾統，是遼天祚帝耶律延禧年號(1101—1110)。
所謂乾統本，後已失傳，故《肘後方》有賴於楊刻本而得存。可
以説，没有楊用道，此書較大可能就完全失傳了，因此，楊用道
實是該書的功臣。除原本內容校刻外，楊用道還從《證類本
草》附方中收集簡易便用的方子(不限於出自《肘後》者)，附入
新刻《肘後方》中，改書名爲《附廣肘後方》。從傳世《肘後方》
看，楊氏所附，皆有"附方"的醒目標題標示於前，因而與原書
內容不致淆亂。

---

① 《范文正公集》，《四部叢刊初編》第 820 册，第 109 頁。

五、段成己：葛仙翁《肘後備急方》序

段成己（1199—1279），金代名士。金正大元年（1224）進士，人稱菊軒先生。年輕時，與其兄段克己拜訪當時的文學領袖、禮部尚書趙秉文，趙欣賞段氏兄弟，稱二人爲"二妙"。泰定（1324—1327）間，其侄孫段輔收拾段成己並其兄段克己詩文編爲《二妙集》八卷傳世。

至元代，連帥烏侯再刻《肘後方》，請段成己作序。段氏在序中高度讚賞葛、陶二位之作，稱："如歷卞和之肆，舉皆美玉；入伯樂之廐，無非駿足。可以易而忽之邪？"並介紹，在金、元更替之際，"此方湮没幾絕"，幸有連帥烏侯在巡查河南北道時，"得此方於平鄉郭氏，郭之婦翁得諸汴之掖庭"。表明其本係連帥烏侯得之於北方的平鄉郭氏，而郭之婦翁得之於汴京（開封）後宮。卽"命工刻之，以趣其成"，從而使該書僥倖保存於世。

段氏應烏侯之請，"因以序見命，特書其始末，以告夫未知者"。此序重點就是介紹烏侯刻書。確實，若非烏侯再刻，此書仍不免散佚。

段序本載有楊用道附廣内容，段序本的底本應是楊用道附廣本。段序落款時間爲"至元丙子季秋"，此丙子當是至元十三年，卽1276年。

六、李栻：刻葛仙翁《肘後備急方》序

李栻，字孟敬，江西豐城人氏。嘉靖乙丑（1565）進士，曾撰寫《困學纂言》，收入《四庫全書》。明代還有其同名者，但晚於此李栻。李栻爲《肘後方》作序是在萬曆二年（1574），以此年份來看，此李栻應是字孟敬的李栻。

李栻，乃《肘後備急方》明刻本的刊刻者，其序言落款處署："萬曆二年甲戌秋仲巡按湖廣監察御史劍江李栻書。"明代的巡按監察御史，是"代天子巡狩"的身份，官位不高但權勢頗重，而"湖廣"，明清兩代實指兩湖及周邊一些地方；該書最末處記有一行小字："岳州府知府劉自化奉檄校刊。"岳州（治在今湖南岳陽）正在李栻轄下。歷史上有記《肘後方》分李栻本和劉自化本爲兩種的，但事實上從未有單獨的劉自化本傳出過。故實際是李栻領銜，劉自化"奉檄"實施。劉自化是被委派做整理此書，按説没有機會署名，因此，他在書末用那樣不太引人注意的形式留名，感覺是悄悄地爲自己的工作留下痕跡。（圖1）因而本書將該版本稱爲"李栻—劉自化本"。

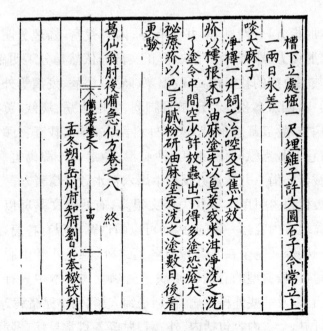

圖1：李栻—劉自化本末葉劉自化署名

　　李序較簡短，主要説：自己雖然“少不習醫”，但心存“濟人”之念，故一直在收藏醫方書，可是，“雖藏之多，而無所決擇”。見道藏本中有“葛稚川所輯而陶隱居增補之”之《肘後備急方》，認爲是精當便用的好書，故“刻而布之，以快予濟人之心”。李序表明自己是從道藏本中得見《肘後方》，實際翻刻本也與道藏本相合。但需要注意的是，從款式看，“李栻—劉自化本”還與呂顒本基本相合，因而實際也是呂顒本的衍生本（參見後文）。

三、主要内容與學術成就

　　《肘後方》分門別類，并然有序；内容豐富，條理分明。現存本《肘後方》雖有不少殘缺，但正文部分依然是分工明確的：卷一載諸急症的救卒；卷二載傷寒、時氣、温病、疫癘等外感病方；卷三、四載瘧疾、癲狂、風毒脚弱、大腹水病、痰飲、黄疸等内科病方；卷五載癰疽、惡瘡等外科諸方；卷六載五官頭面病諸方；卷七載蟲獸咬傷、射工、沙虱毒、蠱毒等外源傷害病方；卷八載百病備急丸散膏方及治牛馬六畜水穀疫癘諸方。

　　後代醫書引用本書佚失條文很多，有些條文是與以上八卷各篇現有内容相一致的，因而可以輯佚歸屬現有各篇之下；也有一些條文完全在八卷現有各篇之外，應是八卷中脱失了的專題，比較典型的有前後陰病、五官病（現傳本中只有目病和耳病）以及一些外科疾病，特別是婦人諸病、小兒諸病等。

　　可見，全書内容包括内、外、婦、兒等各科常見病、多發病，特別着重於各科急症的診治。各門體例大體上是先簡述病原，後詳述病症、診斷治則、處方用法。該書内容既有相對系統的醫藥理論，又有豐富的臨牀經驗，在中醫藥文獻中，頗具特色，因而被公認爲我國第一部急救學著作、第一部急診手册。

該書首次記載的病種很多。如：天行發斑瘡及虜瘡、尸注、鬼注、脚氣病、射工、中溪、疥蟲等，都給出了傳之久遠的預防和治療方法。

《肘後方》以簡明扼要、簡便廉驗爲編輯宗旨，收録了葛洪在民間搜集的大量驗方單方。這些驗方單方大多有很高的療效，至今仍不失其臨牀價值。除用藥方外，書中還載有大量不用藥物的急救技術。如：口對口人工呼吸、多種止血術、洗胃術（首創）、灌腸術、腸吻合術（首創）、放腹水的腹腔穿刺術（首創）、導尿術（首創）、清瘡術、引流術、骨折的外固定術（首創，今稱小夾板固定術）、關節脱位整復術（首創）、救溺倒水法（首創）等，這些方法的廣泛應用明顯提高了急救療效。有不少學者認爲葛洪《肘後備急方》開小方急救和針灸治療急症的先河。其他如艾葉、雄黄消毒，以及大黄瀉下、密陀僧防腐、赤石脂收斂等，都爲後世所沿用。

《肘後方》記載之内容的科學性不少已經得到證實。《肘後方》卷三治寒熱諸瘧方第十六中記載：“青蒿一握，以水二升漬，絞取汁，盡服之。”現代做青蒿抗瘧研究，開始時按照中藥製劑常規煎用，屢試屢敗；後來發現《肘後備急方》中葛氏載明“絞取汁盡服之”，也就是宜生用不宜煎煮。分析可能是高溫破壞了抗瘧之藥性，於是改進提取方法，終使青蒿素研製成功。由此發明了一種高效低毒的抗瘧新藥，爲全世界抗瘧作出了傑出貢獻。2011 年 8 月，中國中醫科學院青蒿與青蒿素研究開發中心主任屠呦呦研究員因發現青蒿素獲得拉斯克醫

學獎臨牀醫學研究獎；2015 年 10 月，屠呦呦研究員又獲得諾
貝爾生理學或醫學獎。2015 年 12 月 7 日，屠呦呦在瑞典卡羅
琳醫學院諾貝爾大廳用中文作了題爲《青蒿素的發現，中國傳
統醫學對世界的禮物》的演講，她在演講中指出："當年我面臨
研究困境時，又重新溫習中醫古籍，進一步思考東晉（317—
420）葛洪《肘後備急方》有關'青蒿一握，以水二升漬，絞取汁，
盡服之'的截瘧記載。這使我聯想到提取過程可能需要避免
高溫，由此改用低沸點溶劑的提取方法。"①青蒿素是目前我國
唯一被國際承認的創新藥物，青蒿素及其衍生物已爲世界瘧
區廣爲應用，挽救了很多生命，産生了很大的社會效益和經濟
效益。雖然青蒿素本質上屬於現代化學藥物，不再是中藥青
蒿原本的屬性與功能，但由中藥基原開發出現代藥物，不也是
中醫藥對人類作出的另一層面的貢獻嗎？當然，我們更希望
取自自然、親和人體的中醫藥學自身有長足的進步，更好地發
揮其長處。

四、文本現狀

現存可見的《肘後方》，已經遠非葛洪原著的舊貌。由於
陶弘景增訂後，又有多輪次的後人增補；反之，《肘後方》在流
傳過程中，還缺失了很多内容。這兩方面的情況，使得傳世本
與古本有較大出入。所幸有相當一部分内容分散保存在其他
古代醫書中，可以援引校勘與輯佚。而傳世《肘後方》尚存的

① 中國政府網 http://www.gov.cn/zhuanti/2015-12/18/content _ 502
5361. htm.（按：引文中"截瘧"二字，據屠呦呦演講視頻，當是"經驗"。）

正文中，又有不少錯亂誤改。

（一）現存傳本概況

現今能够看到的《肘後方》，是歷經了"乾統間所刊《肘後方》善本"→金代楊用道附廣本→元代連帥烏侯翻刻本→明代道藏本這樣幾個過程而流傳至今的。在道藏本之後，《肘後方》文本就基本定型了。但此前的幾個階段，刊本是否完整，是否完整地傳至後世，是在哪一個環節或哪幾個環節形成缺失，現在已經無法準確説清。

但有一個有參考意義的旁證。15 世紀後期，朝鮮金禮蒙等編成大型方書《醫方類聚》（初刊於 1477 年），其中較多引用了《肘後方》一書的內容，所引內容有不少超出了今傳《肘後方》。《醫方類聚凡例》説："諸方以世代先後分門編入，不分細目。如風門，《金匱》方畢，書後繼書諸方風門。"該書引文時，同一門（病種）中引用的文獻，都是按被引書的時代排序的（當然，不排除其中有些書形成的具體年份朝鮮古人考證不够精準，但大體情況是依此規則排列）。該書書首列有《引用諸書》，其中，《肘後方》與其前後的書呈現順序爲："……《蘭室秘藏》《湯液本草》《脾胃論》《御藥院方》《得效方》《澹軒方》《傷寒指掌圖》《葛氏肘後方》《澹寮方》《子午流注》《針經指南》《玉龍歌》《衛生寶鑒》……"《肘後方》本爲晉代之書，但在該書中出現時，並不是按晉代排位。在"《葛氏肘後方》"一名前出現的是金代到元代的醫籍，而在其後出現的都是元代往後的醫籍。各書出現機率不同，《肘後方》前面出現的常常是《澹軒方》，但此書佚失，具體成書年代不詳。《肘後方》後面大多接《澹寮方》，有時接《衛生寶鑒》。前者全名爲《澹寮集驗方》，是元代

僧人繼洪所輯的醫方著作，刊於 1283 年；後者爲元代羅天益
所著，初刊於元至元十八年（1281）。前述段成己應烏侯之邀
作序是在"至元丙子季秋"，此丙子當是至元十三年，即 1276
年。《醫方類聚》所引《肘後方》排在《衛生寶鑒》和《澹寮方》之
前，可見編纂者是依據段序本（即烏侯本）時間排列《肘後方》
的位置的，也就説明，《醫方類聚》收録的是段序本。《醫方類
聚》所引《肘後方》其引文内容明顯超出今傳之本，説明編纂者
看到的該書亦即段序本本身是較爲完整的。那麽，傳世《肘後
方》的缺損應發生在此後，較大可能是元代烏侯本傳至明代收
入道藏本之前。

　　僅就現存本看，書分八卷，書前總目録凡七十篇題。其
中，前五卷，從第一卷的"救中惡死方第一"，到第五卷末篇"治
卒陰腫頹卵方第四十二"，各篇標題有連續編號，但第六卷
開始，目録只列篇名，不再有編號，但查正文，各篇篇題下仍是
有編號的。目録中略去編號，主要原因是其下有缺篇，因爲如
果編號，目録上就會明顯不連續，顯出缺篇之弊。

　　從正文看，第六卷各篇篇題爲：

　　　　治目赤痛暗昧刺諸病方第四十三

　　　　治卒耳聾諸病方第四十七

　　　　治耳爲百蟲雜物所入方第四十八

　　　　治卒食噎不下方第四十九

　　　　治卒諸雜物鯁不下方第五十

　　　　治卒誤吞諸物及患方第五十一

　　　　治面皰髮秃身臭心惛鄙醜方第五十二

據此,是在目病和耳病之間缺了三篇。試以幾部醫書對面部官竅病的編排來對比:

《諸病源候論》自卷二十七開始,先後列有:毛髮病諸候、面體病諸候、目病諸候、鼻病諸候、耳病諸候、牙齒病諸候、唇口病諸候、咽喉心胸病諸候(末後兩篇爲心痹候、胸痹候,廁列於此,費解)。

《備急千金要方》卷六《七竅病》依序列有:目病第一、鼻病第二、口病第三、舌病第四、唇病第五、齒病第六、喉病第七、耳病第八、面藥第九。

《外臺秘要方》自第二十一卷起,先後列有(以下非原題,係提取要素):目病、耳病、鼻病、牙齒病、唇病、口病、舌病、咽喉病。

《醫心方》卷四起,先後列有(以下非原題,係提取要素):髮病、面病、耳病、目病、鼻病、唇病、口舌病(間入面竅出血病)、齒病、咽喉病。

相比之下,《肘後方》卷六除去已涉及病類(或相關病類),所缺三篇較大可能是鼻病、牙齒病、口舌病。如果將現有耳病兩篇相合,則原書可能還另有咽喉病篇。另外,當卷最後一篇"面皰髮禿身臭"後附"心憎鄙醜",也是不盡合理的。

其他各本按正文目錄看,編排到第七十三篇。惟四庫本在第四十三篇以下連續編篇次,因而以後各篇篇次較他本各減"三",即耳病兩篇編爲四十四、四十五,以下順推,總篇數爲七十篇。看上去很自然,但實際遮掩了原書的缺失。

除了卷六中的三篇闕篇外,卷五也有闕篇。卷五從目錄看不缺,各篇題爲:

治癭疽妒乳諸毒腫方第三十六

治腸癰肺癰方第三十七

治卒發丹火惡毒瘡方第三十八

治瘑癬疥漆瘡諸惡瘡方第三十九

治卒得癩皮毛變黑方第四十

治卒得蠱鼠諸瘻方第四十一

治卒陰腫痛頹卵方第四十二

　　現存本中，第三十六篇存，第三十七篇貌似也存在，其後就到了第四十篇。簡單看，似乎是漏了第三十八、第三十九兩篇標題。但從內容看，第三十七篇標題爲“腸癰肺癰”，但其下的內容與此題完全不合，所以，應是有題無文。而現存第三十七篇標題以下內容，有人主張分歸第三十八和第三十九兩篇，但仔細判讀內容，第一條就是“葛氏大人小兒卒得惡瘡不可名識者”，主證爲“惡瘡”，以下條文亦如此，符合第三十九題的範圍，所以，現存第三十七篇標題下的內容都屬於第三十九篇。第三十七篇有題無文，第三十八篇題、文並缺（四庫本並未因此處的缺篇而改篇序）。本次整理中，對第三十七、第三十八篇內容有所輯補，因而各篇的分工就更加明晰了。由此，現存本《肘後方》正文文題標序排到了第七十三篇，但實際只存有六十八篇。

　　另一方面，從各篇內容看，條文數多寡不等。多者如第十三篇，正篇達一百多條（佔有三十八個半葉的篇幅），該篇近篇末處有注謂：“此本在雜治中，亦是傷寒毒氣所攻故。”無法清晰判斷有多少是因此移至此篇，但該篇內容較爲龐雜，本應專論“傷寒時氣溫病”，將多種繼發疾病廁列於篇中，就形成了該篇内容畸多；此外還有一些篇幅較多的篇次，如《治面皰髮秃身臭心惛鄙醜方第五十二》（亦佔有三十一個半葉）。最少者如《治卒食噎不下方第四十九》與《治卒蠱蝥方第六十》兩篇，正篇僅剩兩小條，各存三行文字，這也不大可能是原書舊貌。在《外臺秘要方》一書中，就還保留著幾條該篇佚文。據此類推，那些條文過少的篇目，大概都有殘缺。

（二）後人補入他書

《肘後備急方》成書之後，可能有過多輪的散佚與訂補。葛洪原著後兩百年，陶弘景就爲之增訂，由原書的"都有八十六首"，"配合爲七十九首"，"復添二十二首"，修成一百單一篇的《肘後百一方》。這一過程中，既增篇，又增條文。所增内容當初以朱筆分書，可惜後來朱書之制未得傳承，現在已經不易區分。金楊用道"附廣"是又一輪增補。楊用道增補一律在各篇之後，以"附方"標首，因而眉目清晰。這兩次是明確的增補。

從《肘後備急方》大部分篇章特别是前四卷來看，該書原有的行文方式應是極簡的，一個條文說明一個治法：什麽病，用什麽藥（大多是單驗方），怎麽用。但書中有一些條文，在條文前冠有書名或人名（代書名），顯然指所出文獻，也就是引用文獻而非原書舊文了。有少數幾條引了"扁鵲""仲景""華佗"，這都在葛洪之前，還算合理，但有些看起來更像是後人批語；還有引"葛""葛氏"的，當然是後人所引，而且極大可能出於陶弘景以後之人所補；書中更引用了不少晚於葛洪甚至晚於陶弘景時代的書。這些被引書有十多種。有些引書（或人名）不一定能弄明白出處，但多數是比較清楚或能夠考證出的。現列舉主要引書如下：

一、支、支方、支太醫、支家大醫

"支"謂東晉醫家支法存。《備急千金要方》卷第七《論風毒狀第一》："論曰，考諸經方往往有脚弱之論，而古人少有此疾。自永嘉南渡，衣纓士人多有遭者。嶺表江東，有支法存、仰道人等，並留意經方，偏善斯術，晉朝仕望，多獲全濟，莫不由此二公。又宋、齊之間，有釋門深師師道人述法存等諸家舊方爲三十卷，其脚弱一方，近百餘首。魏周之代，蓋無此病……"永嘉爲晉懷帝司馬熾年號(307—312)。支法存、仰道人爲"晉朝仕望"傳授脚氣之方，當在永嘉南渡之後東晉時期(317—420)。支法存，史書無載，惟南朝宋人劉敬叔《異苑》卷六中簡略記載謂："沙門有支法存者，本自胡人。生長廣州，妙善醫術，遂成巨富。有八尺氀[氎]䰎①，光彩耀目，作百種形象；又有沉香八尺板牀，居常香馥。太原王琰(一作談)爲廣州刺史，大兒邵之屢求二物，法存不與。王因狀法存豪縱，乃殺而籍没家財焉。"②馮漢鏞推論，支法存應卒於晉永和中期，公元 350 年左右③，稍後於葛洪數年。

《隋書·經籍志》載："醫方論七卷：梁有張仲景《辨傷寒》十卷，《療傷寒身驗方》《徐方伯辨傷寒》各一卷，《傷寒總要》二卷，支法存《申蘇方》五卷，《王叔和論病》六卷，張仲景《評病要方》一卷，《徐叔嚮談道術》《徐悦體療雜病疾源》三卷，甘濬之《癰疽部黨雜病疾源》三卷，《府藏要》三卷，亡。"由此知支法存

---

① 氀[氎]䰎(tà dēng)：質地細密的毛毯。

② 南朝宋·劉敬叔：《異苑》，北京：中華書局，1996 年，第 59 頁。

③ 馮漢鏞：《支法存生平及其佚方與成就》，《中華醫史雜志》，1981 年第 4 期，第 213—215 頁。

著有《申蘇方》五卷，已佚。

《肘後方》引支法存共八處，第六十三篇就有六處，第十三、七十二兩篇各一條。所稱"太醫"，恐是"大醫"之誤。第十三篇一條爲間接引，另七條爲直接引①。

二、小品、小品方

南朝劉宋時期（420—479）陳延之所作《小品方》，又稱《經方小品》，簡稱"小品"。《小品方》是南朝時一部著名的經驗方書。受到歷代醫家的推崇。隋唐時期政府規定爲醫學必讀書，日本飛鳥、奈良、平安時代（7—12 世紀）也有類似的規定。

2006 年，中國社會科學院歷史研究所《天聖令》整理課題組校訂的《天一閣藏明鈔本天聖令校證·附唐令復原研究》一書出版，該書對明鈔北宋《天聖令》殘稿做了彩色影印，並在此整理宋令基礎上結合其他文獻，做了復原唐令的工作。

《天聖令》卷第二十六爲《醫疾令》，其中對"諸醫及針學"要求學習的科目作了規定：

> 諸醫及針生，各分經受業。醫生科習甲乙、脉經、本草，兼習張仲景、小品集等方。針生習素問、黃帝針經、明堂、脉訣，兼習流注、偃側等圖，亦烏神針等經。（圖 2）

----

① 直接引是指所引内容標明引自何書，一般在條文前標示所引書書名，但也有在條文後標示的；間接引則是内容標明引自其他書，然後用對比的方式説明某書"同"或某書有何差異。間接引通常只是主體相同，而未必是全同。古方書中還有轉引的，即引某書，該書説明又引他書，對他書來説，是轉引，轉引内容通常較近原本，所以也可算直接引。以下同此。

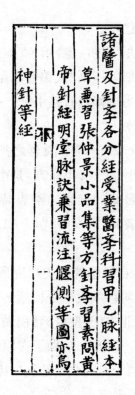

圖 2：天一閣《天聖令》卷第二十六《醫疾令》

課題組整理爲：

> 諸醫及針學，各分經受業。醫學科習《甲乙》《脉經》《本草》，兼習《張仲景》《小品》《集【驗】》等方。針學習《素問》《黃帝針經》《明堂》《脉訣》，兼習《流注》《偃側》等圖，《亦[赤]烏神針》等經。

這雖是宋令，但大致承襲了永徽二年(651)、開元七年(719)與二十五年(737)頒布的唐令。唐令傳到日本，日本也隨之頒布了大致相同的規定。日本孝謙天皇（749—758 年在位）頒布的《養老·醫疾令》第三條謂：

> 醫、針生，各分經受業。醫生習甲乙、脉經、本草，兼習小品、集驗等方。針生習素問、黃帝針經、明堂、脉決[訣]，兼習流注、偃側等圖，赤烏神針等經。[①] （圖 3）

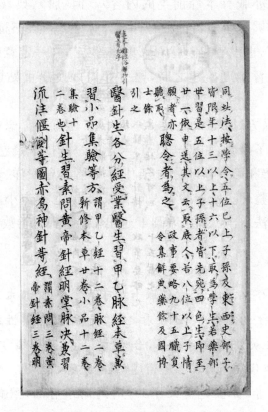

圖 3：日本文化十年（1813）清川愷抄《醫疾令》輯抄本（京都大學藏）

---

① 《國史大系》第十二卷，《續日本紀》，東京：經濟雜誌社，1976 年。

除了没有"張仲景"外（可能當時張仲景醫著在日本還不够流行，但也可能是中國某時期《醫疾令》舊本原貌），其他學習内容完全一致，《小品方》一書都是醫學生必學内容。中日古《醫疾令》的内容，應該是在唐以前就逐步形成了。就本條所涉醫學生和針學生學習内容来説，唐張九齡所撰《唐六典》卷十四就載有基本相同的内容（《舊唐書》卷四十四、《新唐書》卷四十八亦載有本條前半的内容）。但《唐六典》《舊唐書》《新唐書》醫學生所習都只有"甲乙、脉經、本草"三種，既没有"張仲景"，也没有"兼習小品、集驗等方"，在一定意義上反映了醫藥教育制度始建之時，醫方類醫著授學重點還没有很明確。

《小品方》原書久佚，1985 年，日本在前田育德會尊經閣文庫發現了鎌倉（1185—1333）末期的一個抄本殘卷，殘卷存序言、目録和第一卷部分内容，日本學者小曾户洋、真柳誠等對其作了整理。殘卷的第一句就標明爲："《經方小品》一部，連藥性灸法，合十二卷。"（圖 4）道出了書名與總卷數。序言中又説：

> 今更詳諸古方，撰取十卷可承案者；又撰本草藥性要物所主治者一卷，臨疾看之，增損所宜，詳藥性寒温以處之；並灸法要穴爲一卷，合爲十二卷。爲《經方小品》一部，以備居家野間無師術處，臨急便可卽用也。僮幼始學治病者，亦宜先習此小品，則爲開悟有漸，然後可看大品也。

具體説明了其書由十卷"古方"、一卷"本草"和一卷"灸法"組成，並表明了其書標名"小品"的含義，是以便用、入門爲主旨。《經方小品》是《小品方》的別名。這一殘卷的重現，給人們了解《小品方》這一重要的歷史文獻提供了珍貴的歷史憑據。

《肘後方》引用《小品》直接引十處，間接引四處。

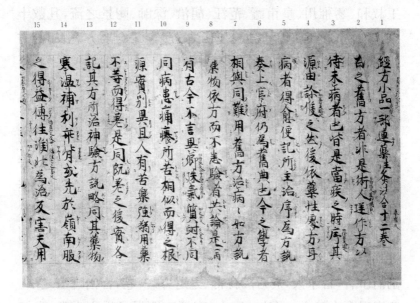

圖4：日本鎌倉(1185—1333)末期抄本殘卷《經方小品》第一圖

三、胡洽

胡洽爲劉宋（420—479）名醫，《醫說》卷一《三皇歷代名醫·胡洽》："胡洽，道士，不知何許人，性尚虛靜，心栖至道，以拯救爲事，醫術知名。"但生平無從了解。著有《百病方》，或稱《胡洽方》，亦有其他多種異名。《隋書》卷三十四志第二十九："《胡洽百病方》二卷。"《舊唐書》卷四十七志第二十七《經籍下》："《胡居士方》三卷。胡洽撰。"《新唐書》卷五十九志第四十九載：“《胡居士治百病要方》三卷。胡洽。”《宋史》卷二百七志第一百六十載：“《胡道洽方》一卷。”《崇文總目》卷七則記爲：“《胡道洽方》三卷。闕。”又《郡齋讀書志》：“【雷公炮炙三卷】右宋雷敩撰，胡洽重定，述百藥性味，炮熬煮炙之方。”宋代校書臣高保衡、孫奇、林億《校正千金翼方表》中有云：“晉宋如王叔和、葛稚川、皇甫謐、范汪、胡洽、深師、陶景之流，凡數十家，皆師祖農黃，著爲經方。”宋臣校《備急千金要方》引胡洽方四十多條，後世方書及本草書引用亦多。

《肘後方》直接引《胡洽》二處，間接引三處。

四、龔慶宣、劉涓子

《劉涓子鬼遺方》，首載於《隋書》卷三十四《經籍三》：“劉涓子鬼遺方十卷。龔慶宣撰。”他書記載用名有別。《宋史》卷二百七：“劉涓子神仙遺論十卷。東蜀李頓錄。”（“頓”疑當作“頔”，見以下引文）又載：“劉涓子鬼論一卷。”元馬端臨《文獻通考》卷二百二十三：“劉涓子神仙遺論十卷。陳氏曰：東蜀刺史李頔錄。按：《中興書目》引《崇文總目》云：‘宋龔慶宣撰。’劉涓子者，晉末人，於丹陽縣得《鬼遺方》一卷，皆治癰疽之法。慶宣得而次第之。今按《唐志》有慶宣劉涓子男方十卷，未知卽此書否。卷或一板或止數行，名爲十卷，實不多也。”《備急千金要方》宋臣序述及他們所用校本時，包括了“劉涓子鬼遺論”，用名亦小異。諸名都謂其書受之“鬼”或“神仙”，皆屬故弄玄虛，原無差異，故以上引文用名雖異，其實是同一書。按，原德藏吐魯番出土文獻有《劉涓子鬼方》（原圖舊名）殘片，此原件現已佚失，幸尚存兩張原圖舊照片（圖5）。其內容與傳世《劉涓子鬼遺方》相應，而書名“鬼方”則與“鬼遺方”“鬼論”二名皆相近,可以佐證以上異名實爲同書。① 此外,敦煌醫藥文書 P.2755《五藏論》殘卷亦論及:"李子預有殺鬼之方名,劉涓子有鬼遺之鎵[錄]。"②(按:引文中"名"字爲衍文)

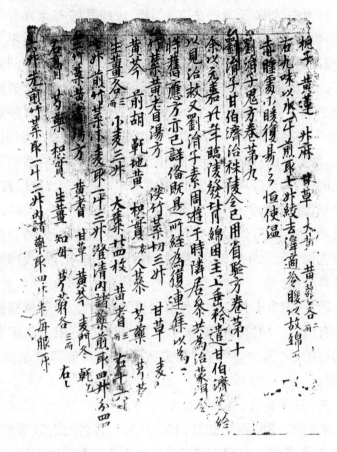

圖 5:德藏吐魯番殘片之二,其中有《劉涓子鬼方卷第九》標題

①　沈澍農主編:《敦煌吐魯番醫藥文獻新輯校》,北京:高等教育出版社,2016 年,第 618—622 頁。

②　沈澍農主編:《敦煌吐魯番醫藥文獻新輯校》,第 57—63 頁。

龔慶宣整理該書並爲之作序。序言中説：劉涓子在丹陽郊外射獵，射中一高大鬼物，次日追尋時，見小兒提罐取水欲爲鬼物洗瘡，劉涓子隨去，驚走鬼物，得《癰疽方》一卷並藥一臼。在軍中試用，千無一失。劉涓子後經其姊將此方書傳於後代，輾轉傳至同族後代龔慶宣。龔慶宣所得材料爲零葉狀態，龔氏將其整理成書，名曰《劉涓子鬼遺方》。歷史上關於劉涓子的記載不多，且雜亂，《晉書·譙剛王遜傳》載有"彭城内史劉涓子"，《玉海》卷一百十又載"劉涓子善鼓琴，製《陽春白雪》曲"，《證類本草·术》引《荀子注》云："《列仙傳》：劉涓子，齊人，隱於岩山，餌术，能致風雨。"這些不同書中的劉涓子是否爲同一人，是否與傳外科方的劉涓子爲同一人，難以確證。龔序稱書得於劉涓子，是真事還是假託，亦難考知。故將此書繫於龔慶宣名下，似較爲合宜。龔慶宣整理該書，大約刊行於齊東昏侯永元元年（499）。所傳《劉涓子鬼遺方》，是我國第一部外科專書。

後世《備急千金要方》《外臺秘要方》《醫心方》等早期醫方書多有引用。《肘後方》直接引三處，間接引三處。間接引中一處寫的是"襲慶宣"，爲"龔慶宣"之誤，其他都標示爲"劉涓子"。

五、隱居效方、隱居效驗方

南朝齊、梁時期陶弘景（456—536），著名的道教學者、煉丹家、醫藥學家。其個人情況已述於上文。在醫藥方面，陶弘景著有《本草經集注》七卷（原爲三卷本）、《陶氏效驗方》五卷等。

《肘後備急方》引陶弘景醫著標示名稱有"隱居效方""隱居效驗方"，顯然是指陶氏的《效驗方》。共直接引九處。

六、姚、姚氏、姚方、姚大夫、姚氏方

南北朝名醫姚僧垣（499—586），主要生活在梁（502—557）、北周（557—581）與隋代（581 年立國）。梁武帝時期，受封爲太醫正，加授文德主帥等職。《周書》卷四十七《列傳第三十六》云："樂茂雅、蕭吉以陰陽顯，庾季才以天官稱，史元華相術擅奇，許奭、姚僧垣方藥特妙，斯皆一時之美也。"又："姚僧垣字法衛……嘗嬰疾歷年，乃留心醫藥。梁武帝性又好之，每召菩提討論方術，言多會意，由是頗禮之。""隋開皇初，進爵北絳郡公。三年卒。時年八十五。……僧垣醫術高妙，爲當世所推。前後效驗，不可勝記。聲譽既盛，遠聞邊服。至於諸藩外域咸請之。僧垣乃搜採奇異，參校徵效者，爲《集驗方》十二卷。"本書諸"姚"字皆指姚氏。後世引用多作"集驗"。

《肘後方》引"姚僧垣"八十多處，間接引多於直接引。直接引主要標示爲"姚方""姚氏（姚氏方）""姚云"，計有二十三處（其中第三十六篇、第六十八篇二處爲一名下多方，以方計則爲三十多條），間接引標示爲"姚同"（"姚同"只見於間接引）、"姚云"、"姚方"等，計有五十九條。

又"姚僧垣"他書或作"姚僧坦"，其正名爲何尚難定論。

七、刪繁方

已佚古方書，爲南北朝時謝士泰撰。《隋書》卷三十四《經籍志》："刪繁方十三卷。謝士秦撰。"《四庫》本《舊唐書》卷四十七《經籍志》："刪繁方十二卷。謝士文撰。"《新唐書》卷五十九《藝文志》："謝士太刪繁方十二卷。"宋臣高保衡、孫奇、林億《新校備急千金要方序》序中有云："……金匱玉函、肘後備急、謝士泰刪繁方、劉涓子鬼遺論之類，事關所出，無不研核。"四方用名不一致。從字形看，有下列關係：

　　謝士秦↔謝士泰↔謝士太↔謝士文

　　現代中醫文獻界一般取"謝士泰"爲其正名。謝士泰生平史書無載，有人認爲是東漢末年人，也有人認爲是北齊人。高文柱持後一見解，並提出了幾條理由。如其第五條理由是，《刪繁方》佚文有將肛門比喻爲"通事令史"的，而這一官員是北齊才有的。[①] 第六條理由是認爲："（《刪繁方》）有論有方，理法並重。如其書中所論述的'五藏勞論''六極論'等（見《外臺》卷十六），都是非常有學術價值的醫學理論，……很可能是謝氏的發明。"筆者也注意到，在《刪繁方》佚文中，保存著幾組系列方，《備急千金要方》《外臺秘要方》《醫心方》及敦煌醫藥文書中，對此都有引用。如《外臺秘要方》卷十六在系列方前先引《六極論一首》（《備急千金要方》亦載此論，惟其書例不出源書，只以"論曰"標首）：

　　　　刪繁論曰：夫六極者，天氣通於肺，地氣通於嗌，風氣應於肝，雷氣動於心，穀氣感於脾，素問作谷。雨氣潤於腎，六經爲川，腸胃爲海，九竅爲水，注之於氣，所以竅應於五藏，五藏邪傷則六腑生極，故曰五藏六極也。出第八卷中。

　　以下分論各病（"某極"）的完整文獻都包含著一論、一實（熱）方、一虛（寒）方三部分。如《外臺秘要方》所引，依次有《筋極論》《筋實極方》《筋虛極方》；《脉極論》《脉熱極方》《脉寒極方》；《肉極論》《肉極熱方》《肉極寒方》……不但如此，在《刪

_____

　　① （唐）王燾：《外臺秘要方》，高文柱校注，北京：華夏出版社，1993 年，第970—972 頁。

繁方》佚文中還包含著五藏勞、五藏寒熱的系列方。如此系統的組方形式，在漢代乃至晉代都絕無痕迹，只有託名陶弘景的《五藏論》中有類似的系列方，但複雜程度還不如《删繁方》的系列方，因此，判斷謝士泰生活在南北朝時期，是比較合理的。

後世大型方書如《備急千金要方》《外臺秘要方》《醫心方》等醫方書多有引用。《肘後方》僅間接引一處，書名誤記作"删煩方"。

八、徐王、徐玉

《肘後方》引"徐王"和"徐玉"各一處。"徐王"一名，醫界通常指北齊（550—577）名醫徐之才（505—572）。但《肘後方》所引可能並非徐之才書。

徐之才祖籍江蘇丹陽，身在北朝，主要仕途在北齊（在北齊立朝前已追隨北齊追封高祖神武皇帝高歡）。《備急千金要方》卷五《序例第一》："齊有徐王者，亦有小兒方三卷，故今之學者，頗得傳授。"又卷七《風毒腳氣·論風毒狀第一》："魏周之代，蓋無此病，所以姚公《集驗》，殊不殷勤；徐王撰錄，未以爲意。"此二例中之徐王，即指徐之才，蓋武平元年（570），徐之才曾被北齊封西陽郡王，故得稱"徐王"（徐姓之王）。徐家自東晉徐熙始，累世以醫名，歷史上曾傳有《徐王八世家傳效驗方》，世傳爲徐之才編撰，如《舊唐書》卷四十七就記述："《徐王八代效驗方》十卷。徐之才撰。"（唐避李世民諱改"世"爲"代"。）但徐熙傳至徐之才爲第六代，這與書名中的"八世"並不相合。又《外臺秘要方》卷十八《脚氣論二十三首》引吳升脚氣之論云："吳氏竊尋蘇長史、唐侍中、徐王等脚氣方，身經自患三二十年，各序【脚】氣論，皆有道理……今撰此三本，勒爲二卷……仍以朱題蘇、唐、徐姓號各於方論下，傳之門內，以救疾耳。"吳升所著亦稱《三家腳氣論》。三家中的"徐王"與上舉《備急千金要方》中的"徐王"不應是同一人，彼徐王對腳氣一病"未以爲意"（其所處時代，中原尚未有腳氣之疾），此徐王則善治腳氣（可能還曾"身經自患"）。

　　實際上，史上的"徐王"共有三人。第一世爲徐之才，第二世爲其弟徐之範。《北齊書·徐之才傳》載："弟之範，亦醫術見知，位太常卿，特聽襲之才爵西陽王。入周，授儀同大將軍。開皇中卒。"1976 年，山東省嘉祥縣出土了徐之範的墓誌銘，並在一九八七年第十一期《文物》雜志報道公布。墓志中對徐之範的生平有較詳細的記述：徐之範"以長兄齊尚書令西陽王之才先在北朝，爰軫同巢，乃歸樂國。以天保九年入齊……武平元年，遷儀同三司征西將軍。二年，除開府儀同三司。三年，除太常卿西陽王。四年，除侍中開府太常卿，封爵如故……開皇四年四月廿六日卒於晉陽縣宅，春秋七十有八"[①]。由此可知，徐之才之弟徐之範繼其兄而爲二世"徐王"（雖爲同輩，封王爲二世）。第三世爲徐之範第九子徐敏恭。徐之範墓誌銘又記：徐之範有十二子，"第九子敏恭，著作郎"[②]。徐敏恭，史書無載。前述《外臺秘要方》引吳升之《三家腳氣論》，該文獻在日本漢方醫著《醫心方》中亦有引用，《醫心方》卷八《脚氣所由第一》先引"三家"各一論，分別是："蘇敬論云""唐侍中論云""徐思恭論云"。與《外臺秘要方》所引"三家"相對照可知，彼引"徐王"即此引"徐思恭"；與徐之範諸子之名相對比，

---

　　①② 王思禮、印志華、徐良玉等主編：《隋唐五代墓志匯編·江蘇山東卷》，天津古籍出版社，1991 年，第 2 頁。

徐思恭應該就是第九子徐敏恭。當代醫史文獻學者趙有臣提出，"敏"改爲"思"，應是唐代避李世民嫌名諱所致①，其説可參。如此，則《醫心方》所引"徐思恭"，是利用了避唐諱的文本，其人本名當是"徐敏恭"；同樣，撰集《脚氣論》的"徐王"，也應是三世西陽郡王徐敏恭。

　　徐敏恭生平無從考知。其父徐之範開皇四年（584）去世，卒年七十八，則其生年爲梁武帝天監六年（507）。1976年，山東嘉祥縣還出土了徐敏行及妻陽氏墓誌。徐敏行爲徐之範第二子，墓誌記："大隋開皇四年四月廿六日，儀同三司、前恒山太守徐公薨。第二子前駕部侍郎敏行，字訥言……粤以五月十七日不勝哀毁，卒於喪次……"②徐敏行卒於開皇四年（584），卒年四十二，則其生年爲梁武帝大同九年（543），出生時其父三十七歲。假定作爲第九子的徐敏恭小其二兄十五歲左右，則徐敏恭生於北齊天統三年（567）左右，618年入唐時爲五十多歲，其所著書撰成於唐初（或更早），傳出時因避諱而改名爲"徐思恭"，是完全可能的。由此，徐敏恭爲徐姓世醫家族第七代，以西陽王三世來計，則亦爲第八世。

　　因此，撰集《徐王八世家傳效驗方》的"徐王"，應當不是一世西陽王徐之才，而是三世西陽郡王徐敏恭，且由上述背景而論，《舊唐書》記載該書書名爲"徐王八代效驗方"，避"世"爲"代"，這很可能就是其書撰成時的原名，現該書通行稱名"徐王八世……"。又因"王""玉"二字形近，"王"有可能誤作

　　①　趙有臣：《〈徐之範墓志銘〉之出土帶來對"徐王"的新見識》，《中醫藥文化》，1993年第2期，第2—4頁。

　　②　羅新、葉煒：《新出魏晉南北朝墓誌疏證（修訂本）》，北京：中華書局，2016年，第344頁。

“玉”。如以下史志之例：《新唐書》卷五十九《藝文志第四十九》：“《脚氣論》一卷，蘇鑒、徐玉等編集。”（圖 6）《宋史》卷二百七《藝文六》亦載有“徐玉《藥對》二卷”“蘇敬、徐玉、唐侍中《三家脚氣論》一卷”。（圖 7）已知《脚氣論》作者之一是“徐王”，故“徐玉”必誤。古代方書亦有引“徐玉”之方，如《外臺秘要方》卷十四《偏風方九首》：“《備急》徐玉療偏風半身不遂兼失音不語方。”（此出影印明本，影印南宋刊本更誤作“徐正”。）（圖 8、圖 9）

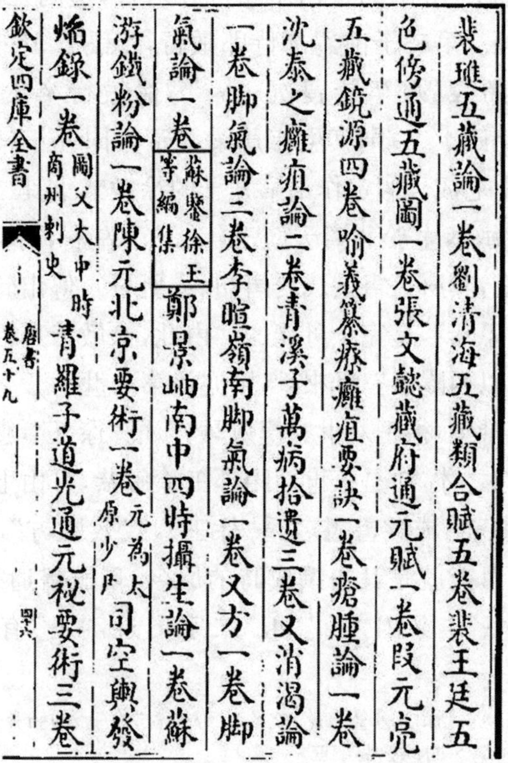
裴璡五藏論一卷劉清海五藏類合賦五卷裴王廷五
色傍通五藏圖一卷張文懿藏府通元賦一卷段元亮
五藏鏡源四卷喻義纂療癰疽要訣一卷瘡腫論一卷
沈泰之癰疽論二卷青溪子萬病拾遺三卷又消渴論
一卷脚氣論三卷李暄嶺南脚氣論一卷又方一卷脚
氣論一卷蘇鑒徐玉等編集鄭景岫南中四時攝生論一卷蘇
游鐵粉論一卷陳元北京要術一卷元為太原少尹司空輿發
焰錄一卷圖父大中時商州刺史青羅子道光通元祕要術三卷
欽定四庫全書 唐書 卷五十九 四六

圖 6：《新唐書》記載《脚氣論》作者有“徐玉”

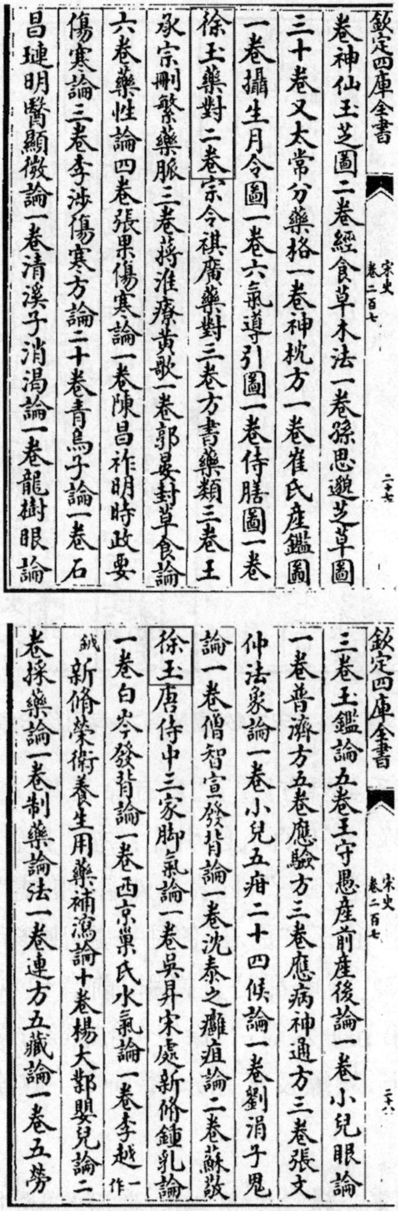

卷神仙玉芝圖二卷經食草木法一卷孫思邈芝草圖
三十卷又太常分藥格一卷神枕方一卷崔氏產鑑圖
一卷攝生月令圖一卷六氣導引圖一卷侍膳圖一卷
徐玉藥對二卷宗令祺廣藥對三卷方書藥類三卷王
承宗刪繁彩藥服二卷蔣淮療黃歌一卷郭晏對草食論
六卷藥性論四卷張果傷寒論一卷陳昌祚明時政要
傷寒論三卷李涉傷寒方論二十卷青烏子論一卷石
昌璉明醫顯微論一卷清溪子消渴論一卷龍樹眼論

欽定四庫金書　宋史卷二百七　二七

三卷玉鑑論五卷王守愚產前產後論一卷小兒眼論
一卷普濟方五卷應驗方三卷應病神通方三卷張文
仲法象論一卷小兒五疳二十四候論一卷劉涓子鬼
論一卷僧智宣發背論一卷沈泰之癰疽論二卷蘇敬
徐玉唐侍中三家腳氣論一卷吳昇宋處新修鍾乳論
一卷白岑發背論一卷西京巢氏水氣論一卷李越作
鍼新修藥術養生用藥補瀉論十卷楊大鄴嬰兒論二
卷採藥論一卷制藥論法一卷連方五藏論一卷五勞

欽定四庫金書　宋史卷二百七　二六

圖 7：《宋史》記載《藥對》《腳氣論》作者都是"徐玉"

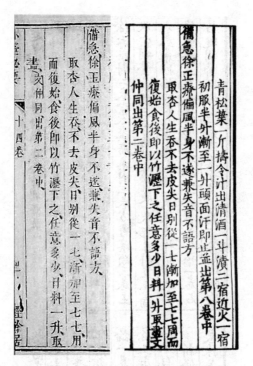

圖 8、圖 9：明本、南宋本《外臺秘要方》轉引徐玉療偏風方

上舉《備急千金要方》卷五"齊有徐王者"之例，在《古今圖書集成醫部全錄》卷五百五即引作："按《千金方》：齊有徐玉者，有《小兒方》三卷……"①同書另外還有數處"徐玉"。

《肘後方》引"徐王""徐玉"各見一處，應該都出自《徐王八世家傳效驗方》。兩處都是直接引，前者包含了多首方子。"徐王"例見於第五十六篇："《徐王》治蛇毒方……又方：先以無節竹筒著瘡上，鎔蠟及蜜等分，灌筒中。無蜜，單蠟亦通。"

---

①　《古今圖書集成醫部全錄》第 12 冊，北京：人民衛生出版社，2006 年，第 119 頁。

本方在《古今圖書集成醫部全錄》卷三百八十引作："又方：以竹筒合瘡上鎔蠟灌之，效。《徐玉方》"①。

"徐玉"例見於第三十六篇"徐玉療乳中瘰癧起痛方"，"徐玉"仍當是"徐王"之誤。本例用了"療"字，在相當程度上證明引用者所據底本原就避李治諱，不用"治"而作"療"。因而爲引自唐代徐王所撰之書的條文。

九、近效方

《近效方》，作者佚名。唐代王燾《外臺秘要方》引"《近效》（《近效方》）"九十多處（包含直接引、間接引），有統計稱共有一百四十一條。《外臺秘要方》引用中，卷二十一"《近效》療赤眼及眼睛上瘡方"中附記有"李諫議《近效方》"字樣；卷二十九"《近效》療墮馬内損方"後附記有："李諫議云：盧藥以羊肉汁和服，一日内不用喫菜，極效。"卷二十九"《近效》療瘡因水入疼痛方"後亦附記有"李諫議"之名，大致顯示該書爲"李諫議"所著。又卷十一"《近效》祠部李郎中消渴方一首"，指明方出"祠部李郎中"，且後文"敘米豆等九件"下又附注："以上遂是祠部方法，亦一家秘寶也。"李諫議與李郎中，應是同一人，諫議與郎中都是官職名，但史書中未能查得任此二職且時代相合的李姓之人。另外，《外臺秘要方》卷十一中還有"《近效極要》熱中小便多漸瘦方四首""《近效極要》消渴方二首"二題，其下所引自然都是"近效極要"一書的内容，且引用的内容中有"《近效極要論》""《近效極要論》曰"字樣，二者當是同一種書，故此書全稱或當爲"《近效極要方（論）》"。

《近效方》史志書目無載，作者與成書年代都不能確知，但

① 《古今圖書集成醫部全錄》第 8 册，第 561 頁。

有證據表明，該書應成於唐初。《外臺秘要方》卷二十九《從高墮下瘀血及折傷内損方一十八首》引有"《近效》土質汗，療折傷内損，有瘀血……"之方，下注："《開寶本草》云質汗主金瘡傷折，瘀血内損……出西蕃，如凝血，蕃人煎甘草、松淚、檉乳、地黄並熱血成之。今以益母成煎，故謂之土質汗也。""質汗"是西域藥，中國醫書首見於唐孫思邈所著《備急千金要方》卷二十五，有"質汗"，方有"土質汗"，是以《近效方》當著成於《備急千金要方》（約成於 652 年）之後至《外臺秘要方》成書（成於 752 年）之前一段時間。又如《外臺秘要方》卷二十五《冷熱痢方七首》引《近效方》，後注："此方於度支王郎中處得，曾用極效。"《外臺秘要方》卷三十《惡腫一切毒瘡腫方一十八首》引"《近效》療一切熱毒腫驗方，並主乳癰"方，方後附注："王度支處。"按，此二方得於王姓度支郎中。所謂"度支"，是"掌管全國貢税租賦的統計、調撥、支出等事"的官員，"魏、晉設度支尚書……南朝宋、齊，北朝北魏、北齊，都設度支尚書。隋朝有度支尚書和度支侍郎……唐朝設度支郎中，屬户部。唐太宗貞觀二十三年（649），改民部爲户部，唐高宗顯慶元年（656）又改稱度支"[1]。可知，"度支郎中"爲唐代始設[2]，事在唐高宗顯慶元年，如此又知《近效方》成於公元 656 年。又高文鑄《〈外臺秘要方〉引用書目文獻考略》一文，指《近效方》是一位官場儒醫大約在開元初 705—713 年撰成[3]。大致可信。

　　"近效方"在《肘後方》全書中只出現過一次，出現的位置

---

　　①　參見賀旭志、賀世慶：《中國歷代職官辭典》，北京：中國社會出版社，2003 年，第 86—88 頁。

　　②　按：在唐以後，也只有宋神宗元豐年間（1078—1085）設置過度支郎中。

　　③　《外臺秘要方》，第 993—994 頁。

是《治卒發癲狂病方第十七》正文最後一行，上接一句對狂證的議論，下行卽是本篇的"附方"小標題。《證類本草》卷二十一《原蠶蛾》條附方引有此方："《百一方》：凡狂發欲走，或自高貴稱神，皆應備諸火炙，乃得永差耳。若或悲泣呻吟者，此爲邪祟。以蠶紙作灰，酒水任下，差。療風癲也。"（圖 10、圖 11）其中並無"近效方"三字。兩相對證，本方應在楊用道"附廣"以前已經進入《肘後方》（百一方），但當時的條文中亦未必有"近效方"三字，此三字有可能是後人見到《近效方》一書中也有本條，因而在旁加注，而此注後又竄入正文。雖然《證類本草》編纂時引文不都是直接引原書，有由他人傳述而寫入的情況①，但《肘後方》則直引的機率應該較大。

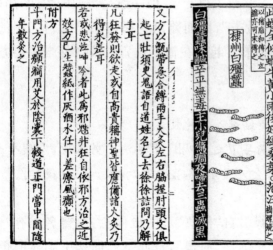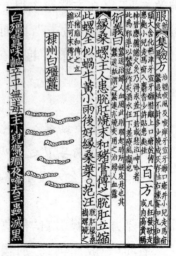

圖 10、圖 11：《肘後方》《證類本草》同方文字有別

---

① 《證類本草・翰林學士宇文公書證類本草後》："唐慎微……其爲士人療病，不取一錢，但以名方秘錄爲請，以此士人尤喜之。每於經史諸書中得一藥名、一方論，必錄以告。遂集爲此書。"

十、神效方、傳效方、新效方、效方

除《近效方》及前述《隱居效方》外，書中另有一處"神效方"，一處"傳效方"，一處"新效方"，幾處"效方"。情況各不相同，以下分述之。

《肘後方》中"神效方"見於第四十八篇：

神效方蚰蜒入耳

以牛酪灌滿耳，蚰蜒卽出，出當半銷。若入腹中，空腹食好酪一二升，卽化爲黃水而出。不盡，更作服。手用神驗無比，此方是近得。

"神效方"三字在古醫籍中很常見，但一般是普通的短語，用以表述"治某某病神效方"，因而難以判斷何處是當書名用的。本條"神效方"三字乍看起來在書名位置。按，《外臺秘要方》引本條爲：

《備急》療蚰蜒入耳神效方：

以牛酪滿耳灌之，卽出，當半消。若入腹，空腹食好酪一二升，卽化爲黃水，不盡更服，神效。（《肘後》同。）

《外臺秘要方》本條引自"備急"，《肘後備急方》書名雖有"備急"二字，但一般簡稱爲"肘後"，且此下已間接引謂"《肘後》同"，則此"備急"定然不指《肘後方》。《新唐書·藝文志》載："張文仲隨身備急方三卷。"本條所引"備急"，或當指唐初名醫張文仲的這一方書（但《外臺秘要方》中數見引"張文仲"之方，方後標示"備急同"者，亦有相反的情況，所以不排除其他可能）。從《外臺秘要方》引文看，"神效方"是用以評價"蚰蜒入耳"方療效的，而不是方書名；則《肘後方》中此處"神效方"也只是貌似書名，實際也不是書名。很可能是古代的傳抄者將"神效方"當成書名，並移至句首——這通常是書名所在的位置。

此外，《幼幼新書》多處引有《徐王神效方》，前已述，徐王家傳之方書名"《徐王八世家傳效驗方》"或"《徐王八代效驗方》"，是否也有改稱"神效方"的，目前未見旁證。

本書"傳效方"見於第五十二篇：

> 傳效方療化面方：
>
> 真珠屑、光明砂（並別熟研）、冬瓜陳人各二兩（亦研），水銀四兩。以四五重帛練袋子貯之。銅鐺中醋漿微火煮之，一宿一日，堪用。取水銀和面脂，熟研使消，乃合珠屑、砂，并瓜子末，更合調，然後傅面。

"傳效方"一名在本書以外未能查及。惟《普濟方》卷七八有云：

> 單服蒼术法（出十便良方）：補下部，明目，治內外障，凡子傳效方：以金州大塊蒼术一斤（足秤），分作四分……

此"傳效方"意謂某人所傳之有效方。《肘後方》中"傳效方"用於"療化面"，疑其源出處，或也是"某某人治某某病傳效方"之類，後人誤將"傳效方"三字截爲書名。《肘後方》中此方在《外臺秘要方》卷三十二中引自"張文仲"，如果《肘後方》引用源文獻中是"張文仲傳效方"或"張文仲療化面傳效方"（當然不排除《肘後方》的源文獻爲他書），引錄者將"傳效方"誤爲書名，也是有可能的。

此外，本條中"療化面"之"療"字當係衍文。"化面"非病名，而是"化面上瑕疵"之類表述的誤脱或簡略。

如果只查"傳效"二字，見到的機會要多一些。例如本書就有"席辯刺史傳效二方"（第六十三篇）。本書輯佚文獻中亦時有出現，《治産難橫生逆生胎死胞不出·類聚佚篇》有"傳效胎死方"，《治産後諸色諸患方·類聚佚篇》有"傳效運方"，《治目赤痛暗昧刺諸病方第四十三》輯自《外臺秘要方》有"又傳效療眼赤無新久皆差神驗方"，這些"傳效"只是一個短語，還是一個書名，尚難確判。

此外，古代曾有傳爲徐之才編撰《徐王八世家傳效驗方》（《舊唐書》卷四十七載爲"徐王八代效驗方十卷"），此書名中有"傳效"二字，是否可以簡稱爲"傳效方"？亦未可知。

"新效方"見引於《肘後方》第六十二篇：

> 蝎螫人……《新效方》蜀葵花、石榴花、艾心分等，並五月五日午時取，陰乾，合搗，和水塗之螫處，立定。二花未定，又鬼針草接汁，傳之，立差。

"新效方"在本書以外極罕見，也無從考證。考《外臺秘要方》卷六有"新附近效"一處兩條，卷二十五有"近效新附"一處兩條，可能意指《近效方》的附補。卷二十五《冷痢方》下還有"《近效》療冷痢方"兩首，第一首下附注："户部李尚書處得，云療冷痢極者有效，自用得力。"第二首下附注："以上二方新附。"由此確證"近效方"有"新附"的情況。《外臺秘要方》中甚至還有《肘後方》加"新附"的，見於《外臺秘要方》卷三十《赤丹方》："《肘後》療面目身體卒得赤斑或黑斑如瘡狀……方……又新附方……"因本條不見於今本，所以無從深究。由上述情況推論，"新效方"或有可能爲"新附效方"脱"附"字。

　　若單論"效方"，本書第三十九篇有兩處直接引，第七十二篇一處間接引，第三十六篇還有一處"癰腫雜效方"（這未必是書名），很難説清楚來自何書。歷史上稱爲"效方"的除以上幾種外，還有孟詵《必效方》，唐代《張文仲效方》，釋氏文宥（宋代醫僧）《必效方》等多家"必效方"，陶弘景的方書也有稱爲"隱居效方""隱居必效方"（《外臺秘要方》卷二十四有"隱居必效方消癰腫"。"必"字或衍，其他有數處稱"陶效方"）的。《外臺秘要方》卷第四附注書名中還有"吳正服效方"，指向不明；卷三十三又引有"文仲徐王效神驗胎動方"，似乎《徐王八代效驗方》也能簡稱爲"徐王效方"。《肘後方》書中所引幾處"效方"是獨立方書還是上面哪一本書名的省稱，甚至只是一種評價用語，無法確判。

　　以上所引方書，跨度從晉、南北朝，一直到唐代，引用總數有一百幾十條，基本上都不可能是葛洪原作內容，很可能是不同時代的古人多次摻入的。需要指出的是，後人把這些條文補入《肘後方》，並非是認爲所補的條文屬《肘後方》的佚文，而是因爲所補條文被認爲與補入的篇章主題相合，爲了便用的目的而補入。因此，不能認爲現存本中的條文都是屬於原本《肘後方》的。同理，見載於他書的《肘後方》《葛氏方》條文，爲本書所輯入者，也未必就是葛洪《肘後方》原有條文，出於後人增補者不會很少。除了以上標引源書的"明增"外,也有一些不予標明的"暗增"。

作爲一部實用方書,在傳抄時代,藏者隨時抄補一些方劑條文,是很容易理解的事。只是後世刻印時,難以甄別,就都算成了《肘後方》或《百一方》的內容。例如,現存《肘後方》中有梁代和唐代的人物,相關條文顯然是後人補進的。但沒有顯著標識,因而不能被辨認的條文,應該也不在少數。

(三) 後人摻改痕跡

該書歷代流傳中,在陶弘景增訂以後,又發生了一些改動。這些改動史上沒有明確記載,但現傳本《肘後方》中,除了前述晚出書名提示有後世混入的條文,另外還有一些顯示後代特別是唐代特徵的文字變化和顯然是陶弘景之後的文獻資料。

一、有隋唐避諱

《肘後方》成於晉,主體上不避隋唐之諱。但現有文本中確有避隋唐之諱的例子。

如避楊堅諱。《治卒心腹癥堅方第二十六》:"凡癥堅之起,多以漸生,如有卒覺便**牢**大,自難治也。"同篇:"治婦人臍下結物,大如杯升,月經不通,發作往來,下痢羸瘦,此爲氣瘕;按之若**牢**強肉癥者,不可治。未者可治。"牢強,本當作"堅強",因避隋文帝楊堅諱而改(首句"癥堅"當出後人回改)。楊堅之諱,改字常見者有"鞕""靭(鞀)""牢"等。

如避李世民諱——"世"字未避,而"民"字有一處避諱。《治卒絕糧失食飢憊欲死方第三十五》:"粒食者,生人之所資,數日乏絕,便能致命。""生人"即是"生民",指人民。《醫心方》

卷廿六《斷穀方》引作"生民"。又陶弘景序中"夫生人所爲大患"，"生人"亦當是"生民"。陶弘景《本草經集注·序錄》敦煌本（MS00530）有"后稷［稷］、伊尹，播厥百穀，惠被生民"句，《證類本草》載同文亦作"生民"。

又如李治之"治"，有三種避法。一是改作"救"。全書篇題主要作"治……方第……"，但前三篇却作"**救**……方第……"分別是"**救**卒中惡死方第一""**救**卒死尸蹶方第二""**救**卒客忤死方第三"，"救"即是避"治"所改。二是改作"療"。《治卒身面腫滿方第二十四》："**療**身體暴腫如吹者。"《治虚損羸瘦不堪勞動方第三十三》："此是張仲景八味腎氣丸方，**療**虚勞不足，大傷飲水，腰痛，小腹急，小便不利。又云長服，即去附子，加五味子，治大風冷。"《治脾胃虚弱不能飲食方第三十四》："若大冷，可加乾薑三兩。若患腹痛，加當歸三兩。羸弱，加甘草二兩，并長將息，徐以麴术法。**療**産後心下停水，仍須利之。"此三條從語感看，或爲後人注文衍入。但全書用"療"字甚多，不太可能都是注文衍入。三是改作"理"。《治卒霍亂諸急方第十二》："餘藥乃可難備，而理中丸、四順、厚朴諸湯，可不預合？每向秋月，常買自隨。"本條，《證類本草·人參》引《圖經》作："陶隱居《百一方》云：霍亂餘藥乃可難求，而治中丸、四順、厚朴諸湯，不可暫闕，常須預合，每至秋月，常齎自隨。"理中丸，作"治中丸"。《治卒中五尸方第六》："理當陸根，熬，以囊貯，更番熨之，冷復易。"理，加工。本當作"治"，避唐李治諱而改。《外臺秘要方》卷十三《遁尸方》作"搗"，亦是避用"治"而改字。《備急千金要方》卷十八《九蟲第七》："《肘後》云：卒大行中見，是腹中已多蟲故也，宜速理之。""理"即是"治"避諱所改。本條所引大約是唐初孫思邈著書時親錄的當時通行文本,不過也不排除是宋臣據所見唐本附注。

但全書用"且"字多處,未見避諱者。説明唐代改動,應是在唐初高宗李治之時。不過,全書也只有前三篇的標題避"治"作"救",之後各篇仍作"治",且正文中也主要是前三篇避"世"和"治",之後又不避。這有兩個可能的成因:一是傳世本《肘後方》所載文獻不同源,是由避諱的與不避諱的文本拼合而成;二是唐人或不要求全本避諱,只要在前部分作避諱示例卽可。後一看法是日本真柳誠教授在跟筆者交流時提出的(按:當時討論並非針對本書),從我接觸到的避諱實例看,似乎有這樣的可能。

二、有唐代年號

《肘後方》一書中,出現了唐代年號。

第十三篇:比歲有病時行,仍發瘡,頭面及身,須臾周匝,狀如火瘡,皆戴白漿,隨決隨生,不卽治,劇者多死。治得差後,瘡瘢紫黑,彌歲方減,此惡毒之氣。世人云:**永徽四年**,此瘡從西東流,遍於海中,煮葵菜,以蒜虀啖之,卽止。初患急食之,少飯下菜亦得。以**建武中**於南陽擊虜所得,仍呼爲虜瘡。諸醫參詳作治,用之有效。

取好蜜通身上摩,亦可以蜜煎升麻【摩之】,並數數食。

又方:以水濃煮升麻,綿沾洗之,苦酒漬彌好,但痛難忍。

其中出現了唐高宗年號"永徽"。《肘後方》原書中當然不應有唐代年號,已故醫史學家范行准先生曾提出此年號有誤,認爲當爲"元徽"。"元徽"是南朝劉宋蒼梧王劉昱的年號（473—477），在陶弘景增補《百一方》之前，以時序來論，或有可能。

考本條被《外臺秘要方》所引。《外臺秘要方》卷三《天行發斑方三首》：

> 《肘後》：比歲有病天行發斑瘡，頭面及身須史周匝狀如火瘡，皆戴白漿，隨決隨生。不卽療，劇者數日必死。療得差後，瘡瘢紫黯，彌歲方滅，此惡毒之氣也。世人云：以**建武中**於南陽擊虜所得，仍呼爲虜瘡。諸醫參詳作療，用之有效。方：
> 取好蜜，通身摩瘡上；亦以蜜煎升麻，數數拭之亦佳。
> 又方：以水濃煮升麻，漬綿洗之，苦酒漬煮彌佳，但燥痛難忍也。（並出第二卷中）
> 《文仲》：陶氏云：天行發斑瘡，須史遍身皆戴白漿，此惡毒氣。方：
> **云永徽四年**，此瘡從西域東流於海內，但煮葵菜葉、蒜虀啖之則止。鮮羊血入口亦止。初患急食之，少飯下菜亦得。（出第二卷中）

內容被分作二條，文序有所不同。"世人云"下直接"以建武中"句，"永徽四年"用"葵菜""蒜虀"一事歸於"文仲"引"陶氏"。

又明代《普濟方》卷一四九所引：

> 治時行病發瘡（出肘後方），用好蜜遍身摩瘡上；亦可以蜜煎升麻摩之，并數數拭之。《外臺秘要方》：《肘

後》：比歲有病天行發斑瘡，頭面及身須臾周匝狀如火瘡，皆戴白漿，隨没隨生。不卽療，劇者數日必死。得差後，瘡瘢紫黑黯，彌歲方滅，此惡毒之氣也。世人云：以**建武中**於南陽擊虜所得，仍呼爲虜瘡。諸醫恭詳治療，用之有效。

治傷寒時行熱毒發瘡，頭面及身須臾周匝狀如火瘡，皆帶白漿，隨没隨生：

葵菜（煮爛）　蒜齏（各不拘多少）

右拌匀，初患急食之，不早治，殺人。但差後瘡瘢色黑，彌歲方滅。此是惡毒時氣也。

又方（出肘後方）：

用水濃煮升麻汁，漬綿洗之。若酒漬彌佳，但燥痛難忍也。

《普濟方》所引，與《肘後方》《外臺秘要方》所見文字，語序頗有參差，最重要的是，没有出現“永徽”年號，而且連“文仲”“陶氏”也一併改了。《外臺秘要方》中的“文仲”當爲唐初名醫張文仲，從《外臺秘要方》引文看，是張文仲傳述了“永徽四年”的事及治法，但張文仲述方之前又夾進了引“陶氏”（陶弘景）的一句話（卽“陶氏云”至“此惡毒氣”一句）。可能是《普濟方》引用時，感覺不妥，就徑予刪去。其實，以《外臺秘要方》和《普濟方》引文證之，這一條根本上就是唐人增補的，“永徽”正是補入的明證。因而，與“元徽”亦無關聯。

此外，15世紀後期朝鮮編成的方書《醫方類聚》，該書引用的條文與今傳道藏本《肘後方》以下各種刻本條文幾乎完全一致（只存在零星的文字差異），說明二者至少是有同源底本的。但上一條文却較爲特殊，《醫方類聚》卷五十七引該條只引了前半截，從"比歲有"至"惡毒之氣"，而没有"世人云"至第一方結束語"難忍也"這部分内容。這是客觀上所見版本有異，還是主觀上認爲文本有誤而予删除，未可確知；但這一差異的存在進一步説明，本條文本是存在某些問題的，較大可能是後人攙入的條文。

　　至於"建武"年號，歷史上使用者較多。首先是東漢第一個皇帝光武帝劉秀的第一個年號，共計使用三十二年（25年6月—56年4月）。其次是西晉惠帝司馬衷的第八個年號，共計使用五個月（304年7月—11月）。再次是東晉元帝司馬睿的第一個年號，共計使用兩年（317年3月—318年3月）。第四是十六國時期後趙武帝石虎的第一個年號，共計使用十四年（335年—348年）。第五是西燕君主慕容忠的年號，共計七個月（386年3月—386年9月）。第六是南朝齊明帝蕭鸞的年號，共計使用三年多（494年10月—498年4月）。第七是北魏北海王元顥的年號，共計三個月（529年5月—閏6月）。"虜"，一用作對敵方的蔑稱，又用於特指北方之敵。以上"建武"年號使用較長的石虎，本爲北方羯人，當然無所謂"擊虜"；蕭鸞政權在南方，掌權時間又不太長，也不可能往北方"擊虜"；司馬睿建元時剛稱王，一年後稱帝時就改元"大興"，因此，"擊虜"與他大概也無關。另有三人，用"建武"僅數月，應該也不會有"擊虜"事被記載。這樣看來，"建武中於南陽擊虜"較大可能是漢光武帝劉秀時的事。建武二年到建武三年，劉秀爲統一中原，曾在南陽及其他中原地區征戰，"擊虜"或爲此時之事。當然，這樣就與以上話題無關了。

三、有梁代以後包括唐代人物

第五十二篇引有"別方出西王母枕中陳朝張貴妃常用膏方"。陳朝的張貴妃,當卽南朝陳末代皇帝陳後主(陳叔寶)之寵妃張麗華。《隋書》卷四十一《列傳第六·高熲》:"及陳平晉王欲納陳主寵姬張麗華,熲曰:'武王滅殷戮妲己,今平陳國,不宜取麗華。'乃命斬之,王甚不悦。"陶弘景生活在齊梁時代,陳晚於梁,故此段記載當是陶氏之後的人所補。《肘後方》本處又記"出西王母枕中",按古代以"枕中"爲書名者,有葛洪《枕中書》,其中提及"西王母",但無涉本條之事;又有唐代沈既濟所著《枕中記》,此篇記述了廣爲人知的"黄粱夢"故事,亦無關張貴妃。此外,本書所引還有"孔子枕中方",本書《治夢交接泄精及溺白濁方》中還提及"淮南枕中"(當卽劉安《淮南枕中記》,該書現存清代王仁俊所輯《玉函山房輯佚書續編三種》中,僅存"西河女子服枸杞法"一條),《正統道藏》洞神部方法類中亦有"枕中記"(記養生、避忌類事),數者與此"西王母枕中"應無關聯。因此,本條的原始出處未詳。

又有席辯剌史、黄花公若干則更是唐代人。

第六十三篇:"席辯剌史傳效二方,云並試用神驗……此蠱洪州最多,老媪解療,一人得縑二十疋。秘方不可傳。其子孫犯法,黄花公若于則(當作"若干則")爲都督,因以得之流傳,老媪不復得縑。席云:已差十餘人也。"

本條提到席辯和黄花公若干則二人。席辯是唐人(在他篇亦有出現),曾爲王世充部下,後歸唐,歷任延州剌史和滄州剌史。宋王欽若等撰《册府元龜》卷一百六十四《帝王部·招懷第二》："席辯，字令言。隋末寓居東郡。及王世充僭號，署辯爲左龍驤將軍。辯私謂偏將楊虔安、李君義等曰：'充雖據有雒陽，無人君之量。大唐已定關中，卽真主也。'乃共虔安、君義等遣使入京密申忠款。高祖欲發兵攻雒陽，潛令以書召辯，辯奉書卽帥部兵入京。"（據《資治通鑑》卷一百八十七，席辯歸唐事發生在唐高祖李淵武德二年[619]）。《資治通鑑》卷一百九十七貞觀十九年（645）："滄州刺史席辯坐贓污，二月，庚子，詔朝集使臨觀而戮之。"有些文獻作"席辨"。如《全唐文》卷一百五十一許敬宗《賀杭州等龍見并慶雲朱草表》："又延州刺史席辨，稱臨貞縣界有朱草生。""席辨"同"席辯"，實爲同一人，武德（618—626）是唐高祖李淵的年號，可知席辯（席辨）是隋末唐初人，在唐朝做官二十六年。"若于則"當作"若干則"，亦係唐人。"若干"爲古代北方鮮卑族姓氏。鄭樵《通志》卷二十九《氏族略第五》"代北複姓"條收有"若干"，注云："若干氏：出自代北，以國爲氏。"①《資治通鑒》卷一百九十《唐紀六》："（武德五年）林士弘遣其弟鄱陽王藥師攻循州，刺史楊略與戰，斬之，其將王戎以南昌州降。士弘懼，己巳，請降。尋復走保安成山洞，袁州人相聚應之；洪州總管若干則遣兵擊破之。會士弘死，其衆遂散。"②武德五年（622）冬十月，洪州總管若干則遣兵擊破林士弘。可知，若干則也是唐代官員，與席辯同在唐高祖時任職。

① 鄭樵：《通志》，《文淵閣四庫全書》，上海：上海古籍出版社，1989 年，第 373 册，第 337 頁。

② 司馬光撰：《資治通鑒》，北京：中華書局，1956 年，第 7 册，第 5957 頁。

隋唐的避諱、唐代的年號、唐人之事，主體看最早也是唐人補入。只有如陳朝的事，更早被人摻入的可能性也是有的①。

(四) 散佚内容流向

《肘後方》在歷史流傳過程中，散失了不少内容。由於該書是早期的重要方書，被後世很多書引用。《肘後方》原書脱失的不少内容，在後世的醫書中有引用而被保留，説來就是"散"到後世書裏了。因而，可以通過輯佚，將散佚的條文儘量補回。

不同古籍撰著時的具體做法有所不同。有的書雖然引用，但未標明，如《千金要方》，只有少部分條文宋臣校語中引用了《肘後方》作對比。也有的書是標明引用的。如中國的《外臺秘要方》、日本的《醫心方》。《肘後方》的佚文，也主要見於此二書。其他還有一些宋金時期的書也有引用。由於最遲到明代，通行的《肘後方》已是今天通行本，因而，後世的書籍再有引用，原則上不應有新增的佚文了。以下分述之。

《備急千金要方》　現存中醫古籍中引用《肘後方》最早的是《備急千金要方》。該書引用不標示源書，通行本中引用《肘後方》的標示，主要出現在一些標示《千金》與《外臺》文字異同的附注中，也就是所謂"間接引"。這些附注應是宋代校正醫書所(局)校書時所記，有一百多處，主要標示"肘後"，另有少數幾處標示"葛氏"。

---

① 　本題内容部分參考了蕭紅艷:《〈肘後方〉版本定型化研究》，北京中醫藥大學博士論文，2011 年。

　　《外臺秘要方》　唐代王燾編集的《外臺秘要方》，引用時皆附源書信息記載，並且在引文後還標記着所引出處。《外臺秘要方》引用《肘後備急方》二百多處、六百多條。引用名主要爲“肘後”。有直接引書的，卽在引文開頭標示引自“肘後”；也有在引他書條文的後面標注《肘後》中該條文的異同。如前所說，前者爲“直接引”，後者爲“間接引”。對於引用具體出處，有幾條記載着“出上卷中”“出中卷”，雖然沒有出現“下卷”的記載，但提示應該出於一種三卷本系統；有大量引文出於“第一卷”“第二卷”“第三卷”，這可能也是一種三卷本系統；標示爲前三卷以外的各卷引用次數都較少，但引用出處有第十六卷的，因而大致可以認爲還另用了一種十六卷本。

　　《外臺秘要方》另有稱引“葛氏”的，約三十處。“葛氏”大多出現在引書名後面，表示他書引用了“葛氏”。如“《備急》葛氏……”“《文仲》葛氏……”，但奇怪的是卷二十一《目暴卒赤方》第一條爲：“肘後葛氏療目卒赤痛方。”卷二十八《自縊死方》也有“肘後葛氏療自縊死……”又卷四十《溪毒方》引“肘後中溪毒論：葛氏云……”似乎是《肘後》引用了“葛氏”；卷二十五《下痢腸滑方》有：“《集驗》療下痢腸滑，飲食及服藥皆完出，豬肝丸方……（《葛氏》《文仲》《胡洽》同。《肘後》云亦可散服。）”“葛氏”和“肘後”並見於同條附注；又卷七《卒腹痛》：“《集驗》療卒腹痛葛氏方……（《肘後》《文仲》同。）”這些例子似乎提示“葛氏”和“肘後”是兩種書。但二者究竟有什麼差別，目前我們還看不出。此外，《外臺秘要方》全書中，“葛氏”大多是以他書所引狀態出現的，只有卷二十五、卷二十六、卷二十七共三處，似乎有直接引的，但此三處也可以理解爲其上方源書所引用的條文。如果是這樣，則“葛氏”就沒有直接引的情況,由此更增添了此名的怪異。從有限的資料看可能是,《肘後備急方》歷史上存在著別本《葛氏方》,二者内容小異,《外臺秘要方》編纂時,同時利用了兩本,因而有互見處。

《外臺秘要方》標明引用了《肘後方》,顯然當時見到了古抄本的《肘後方》;宋臣又用《肘後方》對全書相應内容作過對比,手上當然也是有古抄本的。只是宋臣没有將《肘後方》整理刊行,所以難以知道唐、宋兩代所據抄本的具體情況。

《醫心方》　日本丹波康賴編寫的《醫心方》,是一部綜合性漢方類書,編成於日本永觀二年(984),書中摘引了二百零四種古籍,其中絶大多數是唐以前中醫典籍。與《備急千金要方》《外臺秘要方》傳世本經過宋校不同,《醫心方》所引的書,基本上都是唐末以前傳去日本的古抄本,從這個角度看,《醫心方》所存文本有其自身特有的價值。

《醫心方》引用《肘後方》近四百處,一千一百多條。但與《外臺秘要方》不同,該書引用《肘後方》的引用名主要是"《葛氏方》",少數條目引自"《玉楜(箱)方》""《玉楜(箱)要録》"("玉箱"猶言"玉函","玉箱"有可能指葛洪所撰百卷方書《玉函方》),没有出現"《肘後方》",但大部分條文的内容與現存《肘後方》和《外臺秘要方》引用條文相合,所以,看不出"《肘後方》"和"《葛氏方》"有什麽不同。

《證類本草》　全稱"經史證類備急本草",宋唐慎微撰,金張存惠重刊。《證類本草》初稿寫於元豐五年(1082),元符元年(1098)增訂成書。在此之前,主流本草自漢有《神農本草經》,南北朝有陶弘景《本草經集注》,唐有官修的《新修本草》並配有《新修本草藥圖》,宋初有官修《本草圖經》(亦稱"圖經本草")與《嘉祐補注神農本草》。該書即是在《嘉祐補注神農本草》及《圖經本草》的基礎上，又參考了大量醫藥文獻及文史古籍編撰而成。在明代《本草綱目》問世前的五百多年間，《證類本草》是最重要的主流本草文獻。本書體例嚴謹，引用文獻皆標注出處，所以也有較高的文獻價值。

《證類本草》歷史上形成過《大觀本草》《政和本草》《紹興本草》三種傳本系統，目前通行的是《重修政和經史證類備用本草》晦明軒刊本。該本引用《肘後方》一百八十多處，算數量較多的一種。雖然《證類本草》在部分文獻引用不够嚴謹，但抽檢部分所引《肘後方》條文與傳世本以及《外臺秘要方》等書所引同條相對比，基本能對上，因而《證類本草》對該書的引用基本可信。《證類本草》引用《肘後方》，主要用名爲"肘後方"，有少部分爲"葛氏方"，甚至還有作"百一方"的（後二者各有約三十條）。這與唐慎微編輯該書時不都用一手資料有關[1]。

《幼幼新書》 宋劉昉撰。刊於宋紹興二十年（1150）。全書四十卷，分六百六十七門。全書先總論兒科生理、病理特點，病源形色，然後從孕期胎教，到出生後的護養與小兒長成中的各種兒科常見疾病，也涉及許多幼兒與成人共有的内外科疾病。全書篇帙浩繁，集宋以前兒科醫學之大成，引用文獻七十多種，非常有特色的是收入了"士大夫家藏"方書二十多種，其中多種文獻資料久已亡佚，賴該書得以保存。《幼幼新書》現主要有明人影抄宋本和明代陳履端删修本，以日本宫内

---

[1] 《證類本草》後附翰林學士宇文公書《證類本草》後："唐慎微……其爲士人療病，不取一錢，但以名方秘錄爲請。以此，士人尤喜之。每於經史諸書中得一藥名一方論，必錄以告，遂集爲此書。"

廳所藏明人抄本爲優。書中引《肘後方》三十多處。明抄本中
引用名爲《葛氏肘後》《葛氏肘後方》，陳履端删修本中引用名
爲《肘後》。

《婦人大全良方》　南宋陳自明（1190—1270）撰。其書摘
取《傷寒雜病論》《巢氏病源》《經效産寶》等醫著中的婦科理論
精髓，結合家傳經驗方及自身的臨牀經驗而編成。全書共二
十四卷，分爲調經、衆疾、求嗣、胎教、妊娠、坐月、産難、産後八
門，每門分列若干病證，共二百六十餘論，論後有附方及醫
案，是一部較早的婦科名著。現存最早版本爲元勤有書堂刻
本，卷帙全，錯漏少，具有很高的文獻價值。書中引有《肘後
方》十條。稱名有《肘後方》（六條），《葛氏方》（三條），《百一
方》（一條）。

《永樂大典醫藥集》　明永樂元年（1403）至六年（1408），
解縉、姚廣孝等人主持，編纂成一部大型類書《永樂大典》，該
書收集浩繁，全書二萬二千八百七十七卷，達三億七千萬字左
右。其中也包含了不少明代以前的中醫古籍，有珍貴的文獻
價值。可惜原書正本、副本先後散失，現在可見者，僅八百多
卷，四百多册。民國五年（1916）以來，《永樂大典》在國內外多
次影印出版。1960 年和 1982 年，中華書局兩次綫裝影印《永
樂大典》；1986 年 6 月，中華書局將兩次影印的《永樂大典》七
百九十七卷四合一縮印，分十册，爲十六開精裝本。2012 年
該書加印時，又增加了新收集的十六卷，編爲第十一册。國家
圖書館於 2004 年完成了中國大陸所藏全部一百六十三册《永
樂大典》的仿真影印出版，並將繼續出版海外所藏《永樂大
典》。這套彩印圖書，是《永樂大典》最逼真的複製品。1986
年，人民衛生出版社出版了《永樂大典醫藥集》，該書由蕭源等

據當時已見到的《永樂大典》摘編而成（該書《內容提要》稱，是從七百九十五卷中摘出，則其所用文獻範圍大致與中華書局出版之《永樂大典》前十冊相當）。從該集可以看到，原書包含了中醫經典、內外婦兒各科資料衆多。

筆者翻檢《永樂大典醫藥集》，與傳世《肘後方》作對比，《永樂大典》所錄《肘後方》與傳世本基本相同，説明其輯錄所據也是元代至明初的刊本；從《永樂大典》形成的年代看，其所引用的《肘後方》，也只能是金楊用道附廣本的孑遺。其中與今本有異或今本不存的條文，可用於對今本作校正和輯補。參考《永樂大典醫藥集》可知，現存《永樂大典》殘本中引錄《肘後方》的條文共出現十多處，約一百多條。此外，後出佚卷集成的第十一冊中，亦包含有數條《肘後方》佚文。《永樂大典醫藥集》引用《肘後方》的稱名有：《肘後備急方》《肘後方》《葛氏方》。

《醫方類聚》　《醫方類聚》是一部大型醫方著作，朝鮮金禮蒙等編纂，初刊於 1477 年（合中國明成化十三年）。該書匯輯了一百五十二部中國唐、宋、元到明初的中醫古籍（據李倩碩士論文考察，引著書剔除《針經》與《靈樞》爲一書二名重複，實爲一百五十一部，又有三十一部列出書名而今本中不見引文的情況，實際列出引文的書有一百二十部；但另外還有被引載而漏列書名的情況三部①。）以及一部高麗醫書。全書分九十二門，門下引各書相關內容，各書引文再據原文分列若干細目。書中收載了內、外、婦、兒、五官等各科數百種疾病，載方五

---

①　李倩：《〈醫方類聚〉所引中國古代醫籍研究》，北京中醫藥大學 2006 年碩士論文，第 19 頁。

萬多首,分爲二百六十六卷。全書分類較細,資料豐贍,内容宏博,排列有序,保存了大量明以前醫書條文。該書初版僅三十部,但現今存世的只剩有一部,藏於日本宮内廳書陵部。約在1852年,日本江户時代醫家喜多村直寬(字士栗)、丹波元堅、澀江抽齋等主持重刊此書,此時原書存二百五十二卷,日本學者考訂輯補了部分闕卷,仿朝鮮原本活字鉛印,於1861年印行,稱爲"江户學訓堂本",亦稱"文久元年本"。該本雖然尚缺卷一五五、卷一五六、卷二〇九、卷二二〇共四卷(另外某些地方亦有局部缺損),存二百六十二卷,但較好地保存著該書的舊貌。

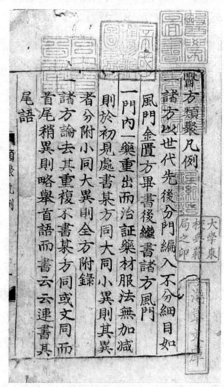

圖12:《醫方類聚》書影(日本江户學訓堂本)

　　《醫方類聚》收載方書有兩種情況，一是在整篇引用時保留原書各篇題、文，這時所引之篇在局部上更接近原書本來面貌；二是散引他書條文，這時只標書名，不出篇名。不過，即便是前者即整篇引用，《醫方類聚》引用中亦有所選擇或調整，主要原因有：其一，有些內容與所引其他古醫籍內容重複而有所刪節；其二，因爲各書區分門類的不同，對部分條文會移置在他處（這些被零散移置他處的條文，前面仍會冠以"肘後方"之題名，但不會列出篇名）；其三，傳世《肘後方》有些篇中用藥方與針灸方雜排，而《醫方類聚》會有意識地將針灸方抽離，移置在專設的小類中（移置後也只有書名而沒有篇名）。此外，《醫方類聚》也有少數原書篇題漏失，使傳世本《肘後方》不同篇題下的內容混一連寫。例如，《醫方類聚》卷八一《頭面風三》（第四冊，第 542—544 頁）引《肘後方》，前無反映所收內容的篇題，而篇中內容與傳世本相比，分別屬於第十九篇（附方）、第三十九篇（正文）、第五十二篇（正文與附方）；換個角度看，就是《醫方類聚》編纂者根據自擬的系統，把這些與"頭風"有關的內容重新組合在一起，因爲是從屬於卷、門總標題的，所以不再另立題，而內容則來自原書不同篇。

　　《醫方類聚》引錄《肘後方》，是包含楊用道附方的，且《醫方類聚》引錄《肘後方》各篇標題與傳世本《肘後方》標題完全一致（但無篇序數，這在《醫方類聚》來説是理所當然的）。因此，《醫方類聚》所引《肘後方》與傳世《肘後方》二者使用的是相同或十分接近的底本。但其收載內容有不少超出傳世本，無疑是傳世本中佚失的，因而具有較高的文獻價值。

　　日本江户時期的文獻學著作《經籍訪古志》後附《經籍訪古志補遺》曾論及此書："然朝鮮國所輯《醫方類聚》所引，亦係用道《附廣》本。而今本所無,凡十四門。治手足諸病、治卒吐血唾血大小便血、治患消渴小便利數、治卒患諸淋不得小便、治夢交接泄精及溺白濁、治大小便秘澀不通、治卒關格大小便並不通、治患寸白蚘蟲諸九蟲病、治患五痔及脱肛、治婦人漏下月水不通、治妊娠諸病、治産難橫生逆生胎死胞不出、治産後諸色諸患、治小兒諸病諸方是也。"①按,此云"凡十四門",並非精確計數。比如該書卷二三九開始至全書末的三十七卷,都屬於"治小兒諸病",《肘後方》條文被收載於其中的三十多處,各處現存條文多寡不同,但没有一處出現篇題,也就是説,都不是整篇而是條文引用。從被引内容看,原先應分在若干篇中,只是原本究竟分爲多少篇,我們難以確知;再如"治手足諸病",事實上也包含著幾類不同疾病,而婦人卷也未必是上述四篇。這樣看,《醫方類聚》保存的《肘後方》佚篇應在二十篇以上。因此,在内容上,《醫方類聚》編纂時所據底本顯然比我們今見之本完整。據李倩碩士論文統計,《醫方類聚》引《肘後方》一百十五次②(未復查是否準確),數量也較多;若細化到引載條數,則會多很多。此外還應注意的是,《醫方類聚》引《肘後方》還有不少"間接引",分布在全書多處,因而難於檢索。可見,《醫方類聚》是輯補《肘後方》的重要源文獻,是研究《肘後方》重要的參考本。

　　《醫方類聚》也存在某些不足。將《醫方類聚》所引《肘後方》與傳世《肘後方》相比,不難發現,《醫方類聚》對於楊用道附方,大多未標明"附方",是混同引載的,且與正文無字體字號區分,甚至還有在《肘後方》書名下單引附方的情況;且楊氏

---

　　①　[日]澀江抽齋、森立之等撰;杜澤遜、班龍門點校:《經籍訪古志》,上海:上海古籍出版社,2014年,第299頁。

　　②　李倩:《〈醫方類聚〉所引中國古代醫籍研究》,第19頁。

補附條文皆列有書名，《醫方類聚》有時却略而不書，因而有可能導致誤解。如第三十二篇附方所引"腎虛腰脚無力"食療方，傳世本屬於附方，標示出自《經驗後方》，爲"又方"，《醫方類聚》單引此條，却未提及出處。但從二者共存的具體文字看，《醫方類聚》所引與傳世本《肘後方》相比，二者之間僅有少量出入，可以互參校正。並且，因爲《醫方類聚》收錄了"附方"，所以，連附方部分也可以用於傳世本的校讀。

《醫方類聚》引用《肘後方》主要用名爲"肘後方"，但少部分條文前冠以"葛氏方""百一方"，後二者可能都出於他書轉引用名。

1982 年人民衛生出版社出版了浙江省中醫研究所整理的該書校排本。該本對原書"明顯之淫穢、符咒等荒誕內容，予以删文存目"，因而較日本排印原本又略有缺損。校排本由繁體本改爲簡體本，又可能帶來某些理解的麻煩，比如"麯"寫作"曲"，"剉"寫作"銼"等；還有校排中誤認文字的，如"汙（污）"寫成"汗"。此外，從某些校語看，該本校勘《肘後方》部分，使用的是六醴齋本《肘後方》，版本年代偏後。整體看該本雖有正確的校改，但也有不當的誤改，如校"分等"爲"等分"。

綜上可知，《肘後方》散失在各書的佚文，實際有三種情況：一是《醫心方》所引，爲宋以前甚至唐以前舊抄原貌；二是《備急千金要方》《外臺秘要方》所引，經過宋校而有所改動；三是《醫方類聚》《永樂大典》所引，此二本內容都超出了明《道藏》本，當係金楊用道附廣後的定型本，復由烏侯翻印的本子。因此，做《肘後方》輯佚，應當注意以上三類不同的引用背景與具體引用情況。

此外，我國明代也有一部大型方書《普濟方》，該書四百多卷，收方六萬多首，其中收《肘後方》二百多條；還有日本鎌倉時代的大型方書《覆載萬安方》、中國明代的藥學著作《本草綱目》二書，各收《肘後方》四十多條（後者另收《葛氏方》五條、《百一方》十多條），但此三書所引《肘後方》，或是轉引歷代方書，基本上沒有差異，又有擅改的嫌疑，因而本書沒有將該書作爲主要輯書源。

輯佚古籍，當然是能够補入的條文越多越好。但由於《肘後方》一書複雜的形成過程，我們不能完全弄清楚，從不同渠道輯來的條文，是什麽時候加進《肘後方》一書的，哪些條文最爲"正宗"，哪些條文不够可靠。比如，現傳《肘後備急方》中摻進了不少多味藥的方子，有幾個方子用到了十多味藥，這與葛氏的"採其要約"和陶氏"雜病單治"的立意不相一致，因而很可能就是唐前後的傳抄者陸續摻進的。當然，在輯佚時進行多本對比，做好校勘工作，可以提升輯佚工作的可信度。

綜合以上情況看，儘管《肘後方》存世的主要版本都看似頁面完整清楚，但由於歷史上文獻保藏與流傳中存在著各種複雜的情況，《肘後方》一書在歷史上某些時候的傳本曾經殘破蝕損漫漶較爲嚴重，古代傳抄特別是刊刻時，會做一些校勘整理工作。這樣操作後使該書看起來還較爲清楚，實際上書中內容缺失甚爲嚴重，文字錯誤非常普遍，需要進一步對該書作全面研究和校勘整理與注釋。

五、校讀舉例

現傳《肘後備急方》，因多種歷史情況，造成了書中有多處文本差錯。其中有些差錯比較淺表，但更多地較爲複雜隱蔽，需要通過文獻研究來發現和校正。酌舉若干例。

（一）脫文

古書傳抄或刊刻中，當有而脫漏了的字詞，古亦稱"敓"，"敓"是"脫"的古字。有些脫漏是因爲底本缺損，古人往往用"墨丁"（與字形大小相當的黑塊）或留空來表示；有些脫漏則是刻工抄漏，頁面上沒有痕跡。例如（圖13）：

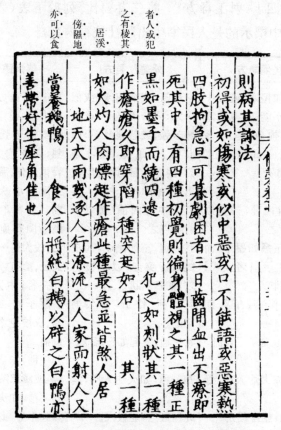

圖13：李栻—劉自化版《肘後方》第六十五篇書影

本頁見於《肘後方》第六十五篇。頁面的第五至第九行形成了五處脫文（此圖截自"李栻—劉自化版"，《道藏》本已缺在先）。1956 年，人民衛生出版社影印明刊本《肘後備急方》，以書後《勘誤表》的方式爲上頁及他頁的脫字作了校補，但沒有告知校補依據。之後日本 1981 年出版的《東洋醫學善本叢書》亦據此《勘誤表》移爲眉批校記。

考本文亦見於《諸病源候論》卷二十五《射工候》、《外臺秘要方》卷四十《射工毒方》。將三者對比，列於下表（表中第一列"【 】"中標示的是人民衛生出版社校補内容）：

肘後備急方	外臺秘要方	諸病源候論
初得，或如傷寒，或似中惡，或口不能語，或惡寒熱，四肢拘急，且可暮劇。困者三日，齒間血出，不瘥即死。	初得時，或如傷寒，或似中惡，或口不能語，或身體苦強，或惡寒壯熱，四肢拘急，頭痛，且可暮劇，困者三日，則齒間血出，不療則死。	初得時，或如傷寒，或似中惡，或口不能語，或身體苦強，或惡寒熱，四支拘急，頭痛，骨惰屈伸，張口欠欪，或清朝小蘇，晡夕則劇。劇者不過三日，則齒間有血出，不即治，殺人……
其中人有四種，初覺則遍身體視之。	其人中有四種，初覺即遍身視之。	又云，瘡有數種。
其一種，正黑如墨子，而繞四邊□□□【者人或】犯之如刺狀。	其一種，正如黑子，而皮繞四邊突赤，以衣被犯之，如芒刺狀。	其一種，中人瘡正黑如靨子狀，或周遍悉赤，衣被犯之，如有芒刺痛。
其一種，作瘡，瘡久即穿陷。	其一種，作瘡，瘡久則穿陷。	其一種，作瘡，久即穿陷，或鎮寒熱。
一種，突起如石□□□【之有棱】。	其一種，突起如石癰狀。	其一種，如火炙人肉，爆起作瘡，此最急，數日殺人。
其一種，如火灼人肉，爆起作瘡。	其一種，如火灼人肉，起作瘡。	
此種最急，並皆殺人。	此種最急，能殺人。	
居□□□【溪旁隰】地，	居此毒之地，天大雨時，	

續表

肘後備急方	外臺秘要方	諸病源候論
天大雨，或逐人行潦流入人家而射人。又當養鵝鴨，□□□【亦可以】食，人行將純白鵝以辟之，白鴨亦善。 帶好生犀角，佳也。	或逐行潦，流入人家而射人。又當養鵝，鵝見卽食之；船行將純白鵝，亦辟之，白鴨亦善。 帶好生金、犀角、麝香並佳。	其一種，突起如石癰狀。 俱能殺人，自有遲速耳。 **大都此病多令人寒熱欠伸，張口閉眼。此蟲冬月蟄在土內，人有識之者，取帶之溪邊行，亦佳。若得此病毒，仍以爲屑，漸服之。夏月在水中者，則不可用。**

　　三者對比，《肘後備急方》與《外臺秘要方》文字較爲相合，《諸病源候論》則稍遠（且第三、第四種顛倒了），但也能給以有意義的提示。《肘後方》中的脫文，可以據《外臺秘要方》補足，但前者的脫失字數和後者的現存字數並不完全一致。人民衛生出版社影印本在幾處的校補內容與《外臺秘要方》（見第二列加粗字）不同，不知根據是什麽。此外，《外臺秘要方》和《諸病源候論》中有些句子是《肘後備急方》中脫失了的。如《外臺秘要方》與《諸病源候論》中的“或身體苦強”一句；此外，《肘後方》本條還可據二書補“時”“壯”“則”三處。所以，本例有明脫——版面上就有空闕。又有暗脫——貌似完整，其實有脫文。

　　又如：《治卒諸雜物鯁不下方第五十》：

　　療骨鯁

　　　仍取所餘者骨，左右手反覆擲背後，立出。

　　"仍"，在中古漢語中有"再""又"之義，又或通"乃"。但在此都不相合。按《外臺秘要方》卷八《諸骨哽方》："《肘後》……又療食諸肉骨哽方：白雄雞左右翮大毛各一枚，燒末，水服一刀圭也。仍取所食餘者骨，左右手反覆擲背後，則下也。"標明引自《肘後》，但本條上多"白雄雞左右翮大毛各一枚，燒末，水服一刀圭也"一條；多出一條，是爲兩方，如此再下接"仍"，則文從句順。《肘後方》本處亦有"仍"字，則本方之上原當與《外臺秘要方》相同，有此雞翮之方。今本無此方，乃古人抄脱。

　　《肘後方》全書中脱字、脱語句、脱條文等情況爲數不少。

（二）衍文

　　由於被多方傳抄，底本雜亂，加上後人刊刻時的校改，文字之增，應該也不少。例如：《肘後方》第八：

　　　治心痛多唾，似有蟲方：
　　　取六畜心，生切作十四臠，刀縱橫各割之，以真丹一兩，粉肉割中，旦悉吞之，入雄黃、射香，佳。

"生切作十四臠"，費解；雖然可以在"十"字下斷開，但"作十""四臠""刀縱橫各割之"畢竟語義重複。《外臺秘要方》卷七《多唾停飲心痛方》引《集驗》作"四臠"。臠，肉塊。四臠，即如下句之"縱橫各割之"，用刀將肉塊切成四塊，俗亦謂"十字刀"。文中之"十"當是對"四臠"的旁注，後世未明其義而衍入正文。此外，其前"取六畜心"亦有不當，一次生病，要取六畜之心，未免爲難。《外臺秘要方》卷七《多唾停飲心痛方》"心"下有"隨得"二字，即看方便，有什麼用什麼，可從。又，"粉肉割中"之"肉"當爲"内"，同"納"，《四庫》本正作"内"，《外臺秘要方》卷七《多唾停飲心痛方》附校同，當從。

本條中，存在着一衍、一脱、一訛。

《肘後方》第十二篇：

> 若注痢不止，而轉筋入腹欲死：
>
> 　生薑一兩**累**，擘破，以酒升半，煮合三四沸，頓服之，差。

中醫古籍中，生薑、乾薑用"累"計量者很多。筆者 2001 年主編出版的《醫心方校釋》就注云："累，生薑自然單位。一般以一母根及共生的子根合爲一累。"①但這一用法畢竟比較特殊，因而學界也發生過一些錯誤的理解。2022 年，《語言研究》雜誌第 2 期發表李玉平的文章《東晉時期有稱量薑塊的醫方量詞"累"説質疑》②一文，作者認同"累"在梁代陶弘景《本草經集注·序録》以後爲量詞（陶説："云乾薑一累者，以重一兩爲正。"），也認同我在《醫心方校釋》中的解釋，但否定東晉時期實際也就是葛洪書中上例的"累"已是量詞。他認爲：上例中的"'累'應當是名詞，即'完整的薑塊'，作'生薑'的描述謂語，是對生薑原材料形制的描述"。主張"累"要單獨成句，"'生薑

---

① 沈澍農主編：《醫心方校釋》，北京：學苑出版社，2001 年，第 1423 頁。
② 李玉平：《東晉時期有稱量薑塊的醫方量詞"累"説質疑》，語言研究，2022 年第 2 期，第 86—88 頁。

一兩，累，擘破'。義卽'生薑一兩，要用完整的薑塊，剖裂破開'"。並認爲此"累"字和"乾薑……末"中的"末"字一樣，"'末'，就是粉末，名詞，作前面'乾薑''大黃''巴豆''鱉甲'等的描述謂語，表示把這些藥材搗成或研成粉末之意"。但是，"末"這樣用，是名詞用作動詞，表示一種破碎加工的方式；而"累"，作者説表示"要用完整的薑塊"，也就是不加工。估計作者舉不出"累"有此種用法的其他例證，所以文中也沒有旁證。感覺作者只承認度量衡計量的量詞，而不承認自然單位量詞。作者否定《肘後方》上例中"累"爲量詞有一理由是，在《肘後方》中，"一兩"主要用於計重，只有"一兩日""一兩行"這些特定情況下純作數詞，出現在量詞前的只能是"一二"，如"一二升""一二枚"。

　　作者的這一理由有合理的方面，促使我再度思考這一條文。我的新看法是，"生薑一兩累"，"累"是量詞，這有之後多個類似用法作證明，因而無需懷疑。本條中的問題是："一兩"之"兩"字本不當有。原文本當作"一累"，但因爲"累"的這一用法並不普及，且後世已有"云乾薑一累者，以重一兩爲正"（見於陶弘景《本草經集注·序錄》）之新規制，因而有讀《肘後方》者在"累"的旁邊加批了"兩"，意指用"一累"就是用"一兩"。後抄者不明其義，將"兩"字補抄在正文中，遂成後代見到的"一兩累"。值得注意的是：《肘後方》的"一兩累"，《外臺秘要方》卷六《霍亂轉筋方一十四首》引《肘後》作"三兩"，《醫心方》卷十一《治霍亂欲死方第十三》引同方作"三累"，因而確實是有"兩"無"累"，有"累"無"兩"。據《醫心方》例，《肘後方》也可能原作"三累"，但傳抄中誤成了"一二累"，再變爲"一兩累"。而且需要注意的是，《醫心方》本條是引用"葛氏"轉引

"華他（佗）"的，據此，漢末"累"已經是生薑的量詞了。

此外，《外臺秘要方》卷六《霍亂心腹痛方三首》：

> 《肘後》療霍亂苦絞痛不止方：
> 薑二累，豉二升，合搗，中分爲兩分，手捻令如粃，熬令灼灼爾。更番以熨臍中取愈。

《醫心方》卷六《治產後中風口噤方第廿七》：

> 《葛氏方》云：若中風，若風痙，通身冷直，口噤不知人，方：
> 作沸湯内壺中，令生婦以足躡壺上，冷復易之。
> 又方：吳茱萸一升，生薑五累，以酒五升，煮三沸，分三服。

《外臺秘要方》卷八《胃反方一十首》：

> 又華佗療胃反。胃反爲病，朝食夜吐，心下堅如杯，往來寒熱，吐逆不下食，此爲寒癖所作，療之神效。方：
> 真珠、雄黃、丹砂（以上研，各一兩），朴硝（二兩），乾薑（十累）
> 右五味，搗篩，蜜丸，先食服如梧子二丸，小煩者飲水則解之。忌生血物。

前條引自《肘後》，後條引自"華佗"，故更早於《肘後》。二例"累"的用例表明，不但東晉"累"作量詞可以確定，甚至還可以前推至漢末。因此，"一兩累"之"累"確爲量詞，但"兩"字當係衍文，是旁批誤解成旁補而衍。全書類似這樣增入的衍文有多處，需要仔細辨考，方能發現和證實。

(三) 倒文

"倒"指古代傳抄、刊刻中形成的字詞錯位，有相鄰之字詞錯位者，有對偶句相應位置字詞錯位者等不同情況。例如：《治寒熱諸瘧方第十六》：

> 勞瘧積久，衆治不差者：
> **生長**大牛膝一大虎口，以水六升，煮取二升，空腹一服，欲發一服。

"生長"，《備急千金要方》卷十《溫瘧第六》同，義晦。《外臺秘要方》卷四《勞瘧方》引《千金》作"長生"，是，當據倒。牛膝爲多年生草本植物，故可取"長生"者。作"生長"，則不可解。

《治卒蜈蚣蜘蛛所螫方第五十九》附方：

> 《經驗方》……治蚰蜒咬：
> 濃作鹽湯，浸身數遍，差。浙西軍將張韶爲此蟲所咬，其形**大如**風，眉鬚皆落。每夕蚰蜒鳴於體，有僧教以此方，愈。

"大如風"，四庫本作"如大風"，《證治準繩》《普濟方》《本草綱目》等有同條，俱作"如大風"。特別是楊用道"附廣"引自《證類本草》，而《證類本草·食鹽》本條正作“如大風”。① “如大風”義長，底本誤倒。大風，麻風病的古名。此謂蚯蚓咬處像麻風病人那樣凹凸不平甚至扭曲變形。

（四）訛文

“訛”，主要指用字層面上的訛誤。由於歷代傳抄和刊刻中有意無意地改動，而產生了文字的錯訛。如：《治面皰髮禿身臭心惛鄙醜方第五十二》：

> 拔白毛，令黑毛生方：
> 拔去白毛，以好白蜜**任**孔中，卽生黑毛。眉中無毛，亦針挑傷傅蜜，亦毛生。比見諸人水取石子，研丁香汁，拔訖，急手傅孔中，亦卽生黑毛，此法大神驗。

“任”，不安於文，當有誤。《四庫》本作“傅”。《外臺秘要方》卷三十二《拔白髮良日並方》同文引自《備急》，謂：

> 《備急》拔白毛令黑毛生方：
> 拔去白毛，以好白蜜**傅**拔處，卽生黑毛。眉中無毛，亦針挑傷**傅**蜜，亦生眉毛。比見諸人以石子研丁香汁，拔白毛訖，急手以**傅**孔中，卽生黑毛。此法神驗。

“任”，《四庫》本和《外臺秘要方》俱作“傅”，《肘後方》原條文中

---

① （宋）唐慎微原著，（金）張存惠重刊：《重修政和經史證類備用本草》，北京：人民衛生出版社，1957年，第247頁。

後二處亦作"傅","傅"爲古"敷"字。但"任"與"傅"並無直接
的字際關聯,"任"當爲"付"字之誤,而"付"則爲"傅"俗字。敷
藥之義,古人原無專字,多借"傅"字記寫,但"傅"字筆劃偏多,
古人抄寫時每有省作"付"的。如:

> 《千金翼方》卷十九第八:草蒿,生接**付**金瘡,大止血,
> 生肉止疼痛,良。
> 《千金翼方》卷十九第八:胡葱,主諸惡蝕狐尿刺毒山
> 溪中沙虱射工等毒,煮汁浸或搗**付**,大效。
> 《醫心方》卷四第八:(治癧瘍方):三年酢摩烏賊骨,
> 先布摩肉赤,**付**之。
> 《醫心方》卷三第七:(治頭風方)芥子末,酢和**付**頭一
> 周時。
> 　　敦煌醫藥文書 P. 3960:……和酒**付**,吞之,可御十
> 婦人。

各條諸"付"字皆同"傅",亦卽後世"敷"字。除"傅""付"外,
敷藥義古代還曾寫作"薄""鋪",又在"付"基礎上派生出"拊"
"柎""附",本書中還作"敉(勃)"。"敷"在明代(或稍早,不
早於南宋)才用於敷藥義。可知,前條"任"當作"付","付"卽
同"傅"。

《治傷寒時氣溫病方第十三》:

> 又云,有依黄、坐黄,復須分別之。方:
> 　　……金色脚雞,**雌雞血在**,治如食法,熟食宓飲汁令
> 盡,不過再作。亦可下少鹽豉,佳。

本例"雌雞血在"歷來無人知其義。《本草綱目·雞》中引用本條改前句爲"用金色脚黃雌雞治如食法"，删"血在"二字，應是不明其義所改。今按，"雌雞血在"四字當爲"雌雄無在"之訛。"雄"形誤爲"雞"，"無"殘而爲"血"。"無在"，在古代文史書中並不多見，只是偶有用例，但在道、佛、醫三派之書中還有不少用例（筆者收集，至少有四十多例）。酌舉醫書數例：

《備急千金要方》卷十二第七：服散者，細下篩，服一方寸匕，和水酒漿飲**無在**，稍增，以知爲度。

《外臺秘要方》卷三十七《癰疽發背證候等論并法五十四首》：右二十三味搗篩，蜜和更搗一千杵，封以油臘（蠟）紙**無在**，有患時溫熱痓病，鬼瘧病，心腹鼓脹，疸黃垂欲死者，可服四五丸，丸如梧子大，或至六七丸，但取三兩行快利爲度，利止即差。

《醫心方》卷廿七第五：《服氣導引抄》云：臥起先以手巾若厚帛拭項中、四面及耳後，皆使員匝溫溫然也。順髮摩頭若理櫛之**無在**也。

《醫心方》卷十四第十：《小品方》……治自縊死……心下尚溫，取雞**雌雄無在**，……急以尺物撥死人口開，便率雞頭上割雞冠斷，取血臨死人口中，至喉咽，氣便通。

"無在"出現的絕大多數情況，是接續在兩個以上可選對象之後，如以上第一例的"水酒漿飲"、第二例的"油蠟紙"、第三例的"摩頭若理櫛"（若，或也）、第四例的"雌雄"；接以"無在"，表示都可以，沒有差別。

《肘後方》中的"雌雞血在"，中間兩字皆誤，當校成"雌雄無在”，卽謂雌性或雄性的金色脚雞都可以。正巧，上舉《醫心方》引《小品方》文恰好就有“取雞雌雄無在”的相同用例，給本條校正以力證。此外，《醫心方》卷廿一還有引自《葛氏方》一條“無在”用例，分別爲“葵根、莖、子無在”，也足以證明“無在”的用法在葛洪時代已經流行。

“無在”在普通文史書中見例不多，古今工具書中，《漢語大詞典》首先收載了“無在”一詞，例出《晉書·劉曜載記》：“如其勝也，關中不待檄而至；如其敗也，一等死，早晚無在。”（劉曜攻打陳倉，守將楊曼、王連謀劃之語）《漢語大詞典》釋其義爲“猶言不在乎”，不確。“早晚無在”，卽“早晚一樣（會死）”。①

也有個別屬難辨之字。如陶弘景《補闕肘後百一方·序》：

> 詳悉自究，先次比諸病，又不從類，遂具復勞［勞復］在傷寒前，霍亂置耳目後，陰易之事，乃出雜治中。兼題與篇名不盡相符，卒急之時，難於尋檢。今亦㳆其銓次，庶歷然易曉。

文中“今亦”下的字，道藏本字左側似“氵”旁，呂顒本、李杕本左側似“彳”旁（圖14），估計當時此字就已經難倒了古代的刻工，無法辨識，只好照葫蘆畫瓢，印出一個自己也不認識的字。多種現代排印本將其認成“復”，《中國醫籍考》識作“考”（原版當作“攷”）。但此書原有編次，只是經陶氏增訂之後，原編次

----

① 沈澍農：《“無在”解詁》，《南京中醫藥大學學報（社會科學版）》，2019年第1期，第1—6頁。

已經不合，所以需要重新編次，因而無所謂"復"，亦無須"攺"。因而兩種識讀都不對。

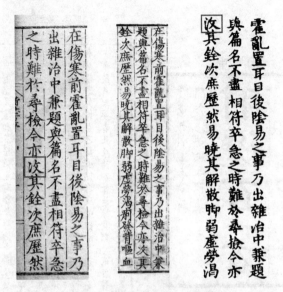

圖14：李栻本、呂顒本、道藏本

此字正解當爲"改"草書。《千金要方·新校備急千金要方例》："今則改其銓次，庶幾歷然易曉。"似乎正借自陶序，而用"改"字。"改"字草寫如"汝""汶"。如以下隋人智永和元人揭傒斯的法書（圖15），卽呈現出這樣的寫法變化。

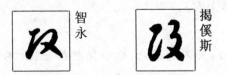

智永　揭傒斯

圖15：智永、揭傒斯法書"改"

筆者數年前做過這樣的校讀後，又偶然看到1757年日本翻刻本《（重訂）肘後百一方》（香川修庵鑒訂，沼文進校正，浪華稱觥堂發行），該書中此字正作"改"（圖 16），筆者的辨識與之不謀而合。

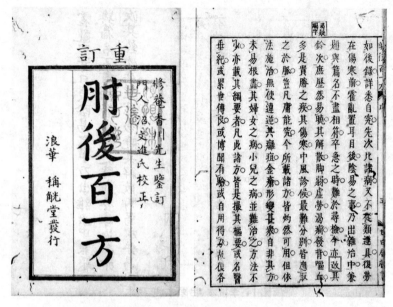

圖 16：日本翻刻《（重訂）肘後百一方》書影

（五）綜合誤例

同一條文中存在多種、多條誤例。《醫心方》卷二十五《小兒變蒸方①第十四》：

> 經曰：天不足西北，故令兒腦後合；地不足東南，故兒髖後生成；人法於三，故令齒後。故腦合乃而言，髖成乃而行。大陰氣不足，而大陽氣有餘者，故令兒羸瘦骹脛，

---

①　方：《醫心方》原書無此字，《醫心方·札記》謂仁和寺本有，據補。

三歲乃而行。

本條出於《醫心方》引《葛氏方》。文本存在著多處不太容易忽略的明顯的錯誤。

其一，"故令兒䐠後合"。《醫心方·札記》云："䐠卽顖之異構。"所説甚是。"顖"卽"囟"字的異體。其左半声符作"恖"，一般釋此字爲古"思"字（《説文·思部》："思……從心，囟聲。"），二者只是隸定小異。但《備急千金要方》卷十四第五有"恖上主之"，卷三十第四有"恖會"穴，兩處"恖"都卽是"顖"。

《醫心方》卷二十五中，還有以下二條：

> 《小兒例第一》：中古有巫妣，立《小兒顧䕒經》。
>
> 《治小兒解顧方第廿》：右爲散，以乳汁塗廫上。

"䕒""廫"二字貌似"思"聲，實亦從"恖"，卽指囟門，而非從"思"。類推之，前條中的"䐠"從肉恖聲，也是"顖"的異體。"䐠"無所謂"合"，"顖合"，語義方能和洽。

其二，"故令齒後"。《醫心方·札記》云："仁和寺本後下有生字。"有"生"字，本句方能義足，且與前二句句式律齊，故可從。

其三，"故令齒後【生】"。據前二句律齊，"令"下當有"兒"字。

其四，"故兒髓後生成"。據上下文例，"故"下當有"令"字。

其五，"故【令】兒髓後生成"。本條各句中"後"下對應字，依次有“後合”“後生成”“後【生】”,前句爲“合”,後句可校補“【生】”,皆是單音詞,本句則不應爲“生成”,當是“成”,“生”是誤抄下句之字,然後又抄該用的“成”,而“生”字未校移到下句。其下還有類似的“而言”“而行”,也都是單音動詞。

　　其六,“故令兒羸瘦骹脛”①。“骹脛”二字,同義複用,合指小腿。但本句語義未足,“骹脛”之下當有脱字。《醫心方·札記》云:“仁和寺本骹下有㲑字,㲑字未詳。”此札記中“骹”當指“骹脛”,仁和寺本此下難辨之字,當卽此處脱去之字。從語境推想,此字當是軟、弱、細、瘦一類字,足脛瘦弱,故而行遲。但其字形與此數字皆不相關。查黃徵先生《敦煌俗字典》②,知此字爲“受”俗字(省去中間冖),而“受”在此當作“瘦”,音誤。

　　至此,本條文可校爲(方單括號爲校字,方實括號爲補字):

　　　　經曰:天不足西北,故令兒腮[顖]後合;地不足東南,故【令】兒髓後成;人法於三,故令【兒】齒後【生】。故腮[顖]合乃而言,髓成乃而行。大陰氣不足而大陽氣有餘者,故令兒羸瘦骹脛【受[瘦]】,三歲乃而行。

可見,這段文字有多處脱漏,還有文字錯位、俗字、音借字等情況。可能還有其他問題,如前一組句子,有天、地、人三句;而接續的,却只有天、地,而没有人(依文例,似可補“齒生乃而食”一句)。因此,在今傳《肘後方》以及散見於他書的佚文中,

_____

① 骹(qiāo)脛:二字同義複用,指小腿。
② 黃徵:《敦煌俗字典》,上海:上海教育出版社,2019 年,第 728 頁。

包含著不少或顯或晦的文字錯誤，需要認真地校勘整理。

但是，由於時代的推進，古今漢語也有較大的變化，在校讀中要注意，不能囿於己見，以今律古，主觀臆斷。例如《肘後方·治卒青蛙[蜂]蝮虺衆蛇所螫方第五十六》：

> 《葛氏》竹中青蜂螫人方：
>
> 雄黃　麝香　乾薑（**分等**）
>
> 搗篩，以麝芮和之。著小竹管，帶之行。急便用傅瘡，兼衆蛇虺毒之，神良。

一位中醫文獻界的前輩曾撰文，將本條中的"青蜂"校作"青條蛇"，本條"青蜂"的確有誤，但應校作"青蛙蛇"，是一種毒蛇，有《外臺秘要方》卷四十《青蛙蛇螫方》同條爲證。該文又將"分等"校作"等分"，以爲原文誤倒，其實，"分等"，是"分量相等"的簡縮。《武威漢代醫簡》一醫方簡（五六簡）用藥節度云："凡九物，并冶合，其分各等，合和。"[①]"其分各等"即是"分等"之義。陶弘景《本草經集注》云："方有云分等者，非分兩之分也，謂諸藥斤兩多少皆同耳。……湯酒中無分等也。"[②]其中兩言"分等"，且言明"分""非分兩之分也"，而是"謂諸藥斤兩多少皆同耳"。換言之，"分"當讀作去聲，亦即分量之"分"。《肘後備急方》《醫心方》等一些早期方書中常有"分等"之説，"分等"原本不誤。

---

① 甘肅省博物館：《武威漢代醫簡》，北京：文物出版社，1975年，圖版五/摹本、釋文，第九頁。

② 沈澍農主編：《敦煌吐魯番醫藥文獻新輯校》，北京：高等教育出版社，2016年，第570頁。

　　另一方面,由於古籍流傳久遠,有可能經歷過各種複雜的
變化,因而有些問題校讀中未必能够發現,發現後也未必能很
好解决。如下例:

《肘後備急方》陶弘景序:

> 　　凡下丸散,不云酒水飲者,本方如此;而别説用酒水
> 飲,則是可通用三物服也。

本條是説送服丸散藥所用液汁,有兩種情況:一是“不云酒水
飲”,二是“别説用酒水飲”,即前者無選擇,後者有不同要求。
後一種情況的下續之文似乎很難接上:“别”者“區别”,既然
“别説用酒水飲”,怎麽還能“通用三物服”? 因此,筆者第一感
覺是原文有誤倒,當作:“凡下丸散,别説用酒水飲者,本方如
此;而不云酒水飲者,則是可通用三物服也。”但想來還有其他
可能性,比如“可通用”之上脱“不”字,不可通用,就是需要按
前句的要求選用,可是這樣的話,爲什麽不正面表述? 在一時
難以解答的情況下,再查異文:

敦煌醫藥卷子 S. 4433:

> 　　凡服散藥,不言酒水飲者,本方如此;而别説用酒水
> 飲,此即是可通得以水飲之。

敦煌該卷子前七行内容也屬用藥例言,上引之句正在原文第
一、第二行(第八行後爲醫方)。敦煌本句的後半更難理解,既
然“别説用酒水飲”(别,分别),怎麽還能“通得以水飲”?

《新校備急千金要方例》中,也有這一條,與上引陶弘景序

一字不差。按説該《例》是宋臣從原書内容中提取的，但《備急千金要方》正文中却與此不同，見於該書卷一《服餌第八》：

> 凡服九散，不云酒水飲者，本方如此，是可通用也。

這個表述中，没有了"别説"之句，顯得文從句順。因此，《例》中與《肘後方》陶序完全相同的語句，應不是來自《備急千金要方》原書，而是宋臣據陶序編撰而成。但即便這樣，我們還是難以確認，《備急千金要方》正文中少了的那一句，是原本就没有，《肘後方》陶序中因爲什麼原因誤衍了；還是孫思邈編寫《備急千金要方》時還有那一句，但孫氏發現不通，因而删去了那一句？這樣的難題，不容易簡單下結論，有待更多材料來佐證。

六、版本流傳

《肘後方》問世以後影響很大，流傳甚廣。陶弘景謂其"播於海内，因而濟者，其效實多"。現參考所見資料及實見版本述其梗概如下。

（一）抄本階段

從現存目録學文獻記載以及《外臺秘要方》引用（該書引用附注原書卷數）來看，在南北朝末至隋唐時期，本書曾經有過二卷本、三卷本、四卷本、六卷本、九卷本、十卷本、十六卷本等不同傳本，這些古傳本皆屬抄本，均已不存。

現在能够見到的最早的《肘後方》抄本資料，是一件吐魯

番殘片,見於旅順博物館所藏"大谷文書",編號 LM20 -
1506 - C0771e。1902—1914 年間,日本西本願寺第二十二代
法主大谷光瑞率隊,先後對以吐魯番爲中心的我國新疆地區
進行了三次"探險",挖掘及購買文獻殘片數萬件,被稱爲"大
谷文書"。由於歷史的原因,大谷文書目前分藏於日本、中國
和韓國三地。收藏於中國的部分,主要集中於旅順博物館,因
而又稱"旅博文書"(約 26000 件)。大谷文書多爲碎片,其價
值有待研究發掘。

　　"旅博文書"中有一小部分屬醫藥文書。《肘後方》抄本殘
片就是其中一件。該件殘到只剩幾個字①(見彩圖二),但因爲
這幾個字只見於《肘後備急方》以及該書明代以後的引用中,
所以可以基本確定是古老的《肘後備急方》殘本。

　　殘片中的文字見於現存本《肘後備急方》第二卷《治傷寒
時氣溫病方第十三》中。今本本條爲:

　　　　又有**病鬞下不止**者:
　　　　　烏頭二兩,女萎、雲實各一兩,桂二分,蜜丸如桐子,
　　　水服五丸,一日三服。

按:"鬞",異體作"蠯",殘抄本"虫"訛"土"作"壨"。

　　殘片只存五個完整字和一個殘字,對照今本,殘字應該也
是"者"字;而反過來,根據殘片看,今本中的"又有"二字,古本
抄於上行行末的可能性不大,較大可能是古本無此二字。由

─────────

①　《旅順博物館藏新疆出土漢文文獻》,北京:中華書局,2021 年,第 24
册,第 60 頁。

於現在只見有五個字的殘片，不能排除爲出於他書的相同文字，亦卽確認一定出自《肘後備急方》；只是在傳世文獻中查對，此語除明代《普濟方》和《本草綱目》中引及，僅見存於《肘後備急方》中，因而大致可以認爲係該書殘文。

由於大谷文書以唐代及以前資料爲主，唐以後的極少見，因而基本上也可以把這件殘片斷爲唐殘片。因此，雖然只是幾個字的殘片，却是存世最早的《肘後備急方》抄本。之後各本流傳之時，有過抄本是可以肯定的，特別是《醫心方》所據底本，一定是抄本。只是現在已經不能看到原抄的實物了。

（二）刻本階段

現在已知的刻本，見載於《高麗史》卷八文宗己亥十三年："甲戌，安西都護府使都官員外郎巽善貞等進新雕《肘後方》七十三板。"①文宗己亥十三年，當北宋仁宗嘉祐四年（1059）。這是迄今已知最早的《肘後方》刊本記載。此本今未得見。但其謂"七十三板"（卽七十三葉），此數字可疑。以"吕顒本"或"李栻—劉自化本"看，該二版都是每半葉十行，行二十字，大致可算中字本（中等大小字的刊本），正文筒子葉葉數都有近三百葉，剔除楊用道附方，總葉數也應在二百多，《高麗史》所説"新雕"版僅"七十三板"，似乎不會是全本。

其次是楊用道附廣本。據楊用道序記述，其所用底本是"乾統間（1101—1110，遼代）所刊《肘後方》善本"。該遼本早已失傳，具體情況不詳。與高麗國所得之本是否爲同本？ 無

---

① 孫曉主編：《高麗史》（標點校勘本），重慶：西南師範大學出版社、北京：人民出版社，2014年，第219頁。

法確判。

楊用道得此本後，加附方以"附廣"，並於皇統四年（1144，金代）"爲之序而刊行之"，成爲《肘後備急方》一書的定型本，後世未再有改編之舉。雖然該初刻本亦已失傳，但形成了後世傳刻的基礎，後世各傳本都是基於金代楊用道本而衍生出來的。

至元代，連帥烏侯再刻《肘後方》，此次再刻有段成己序言。其序表明，該本刊刻時間爲元代前至元十三年（1276，元代）。烏侯重刊基於楊用道本，但其底本出於"汴之掖庭，變亂之際"，是否完好，不得其詳，有可能有所損壞。

元刻本之後，明清兩代，該書有多種刻本。《中國中醫古籍總目》列出單行本有二十種，但其中清晚期道光以前刻本只有七種。此七種有四種中國本，分別是：明嘉靖三十年辛亥（1551）襄陽呂氏刻本、明萬曆二年甲戌（1574）、明刻本、清乾隆五十九年甲寅（1794）於然室刻本修敬堂藏板；另有三種，皆爲日本寶曆七年（1757）刻本（清道光以後刻本基本上只是翻印，沒有有意義的文獻變化，因而版本意義不大）。

七種之外，見於叢書的，有道藏本、四庫全書本、六醴齋本，抵換三種日本單行本之後，中國刻本依然是七種。

以上段序本之後的主要刊本簡介於下：

明正統十年（1445）道藏本。明正統年間刊成的《道藏》收入了段序本，是爲《道藏》本。但筆者目前看到的《道藏》本是六合一縮印本（一葉包含原書六個半葉），錯字較後傳本爲多。

由於道藏本之前的刻本中，楊用道序和段成己序都沒有具體説明所編、刻之本是否爲八卷本，細節狀態如何，因而無從了解楊用道刻與烏侯刻二本之間的變化，也無法得知在烏侯刻本演爲明道藏本時，二者之間有没有大的變化。道藏本是現在存世的最早版本，道藏本以後的刻本都是基於此本而衍生，所以，後續各本間的差别就可以通過版本比對而得以了解。

明嘉靖三十年（1551）吕顒本。該本底本爲明《正統道藏》本，《中國中醫古籍總目》記録僅存一部，現藏上海圖書館。該本已不全，原分裝爲四册，現存三册，即存六卷。未見外傳，所以細節無從了解。但此書臺灣“故宫博物院”收藏有全本，且其書電子本已經傳入中國大陸，所以可據以對該本有初步了解。臺灣該本有“袁又愷藏書”“五研樓圖書印”，故知其曾被清代著名藏書家袁廷檮（1762—1809）收藏；又有“葉向春印”“完初”二印，則知其曾爲清末的醫家葉向春（字“完初”，著有《痘科紅爐點雪》）所收藏；首頁另有篆滿並刻的大印“學部圖書之印”，篆文的“京師圖書館收藏之印”，這兩枚印都是清末京師圖書館專用的藏書章，説明該書曾收藏於京師圖書館。該本卷數不缺，只是第八卷缺第三、四兩個半葉（合一個筒子葉），而其下重複了五、六兩個半葉（合一個筒子葉），可能在當初裝訂時就因爲誤放進一個重複葉，看起來紙數正好，所以未發現缺葉。另外第八卷最後一葉散缺，書末還有幾葉上方有殘缺，但只有一個筒子葉兩面殘損傷及文字。因而，總體上接近於完整。

明萬曆二年（1574）“李栻—劉自化本”。如前所説，該本亦以道藏本爲底本。該本現存僅數部。國内有兩本，藏於中國中醫科學院和國家圖書館。人民衛生出版社 1956 年曾影印李栻—劉自化本（删去版口），但所用具體底本不詳。日本有日本國立公文書館藏内閣文庫本爲其同版，日本東洋出版社 1992 年曾據以影印出版。該本在刊刻時，校正了道藏本的部分錯字，刻板較爲精美。實際上，"李栻—劉自化本"是以"呂顒本"爲底本翻刻的，二本行款方面都是每葉十行，每行二十字。但在個別地方發生了變化，如第八卷第二十個半葉，大概是補刻，字跡與他頁有所不同，各行比全書各少了三兩字，因而當頁向下頁溢出了三十字，但下一半頁又回到了原行款和字體，只是下面的幾個頁面都比呂本推後了一行字。因爲此本與"呂顒本"行款一致，所以"呂顒本"缺損之處，可以用此本補足。

　　明萬曆三年(1575)陳霽岩本。該本是陳氏督學荆楚時命其子携李栻本回鄉刊刻而成。後明末清初時，有胡孟晉氏，又用陳霽岩本翻刻成一本。《中國中醫古籍總目》中未明晰的"明刻本"(僅天津圖書館一家收藏)，或是這兩種中的一種。該二種筆者未見。

　　清乾隆年間《四庫全書》本。《四庫全書》編修於 18 世紀後半葉。《四庫全書》中的本書紀昀等《提要》謂："此本爲明嘉靖中襄陽知府呂顒所刻，始並列葛、陶、楊三序於卷首……書凡分五十一類，有方無論，不用難得之藥，簡要易明。雖頗經後來增損，而大旨精切，猶未失稚川本意云。乾隆四十六年九月恭校上。"據此，《肘後方》收入《四庫全書》時在乾隆四十六年(1781)，以嘉靖呂顒本爲底本。現傳本主要爲《文淵閣四庫全書》本。

　　清乾隆五十九年(1794)六醴齋醫書本。清乾隆年間，清代醫家程永培編成《六醴齋醫書十種》，其中含有《肘後方》一書。該本據考係以陳霽岩本爲底本翻刻而成，現存中國中醫科學院。《中國中醫古籍總目》記載的清乾隆五十九年甲寅(1794)於

然室刻本修敬堂藏板，係六醴齋本的單行本。（圖 17）

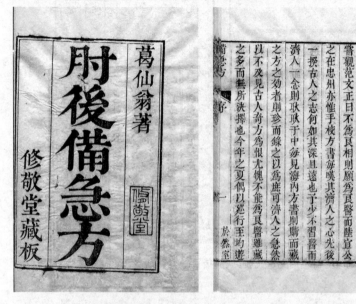

圖 17：清乾隆五十九年甲寅（1794）於然室刻本修敬堂藏板

　　四庫本和六醴齋本各自對原本錯字有所校正，當然都出於理校，沒有版本依據，但大多校勘是正確的，有參考價值。此外清代、民國間還有若干種刻本，多以六醴齋本爲底本。

　　日本翻刻《肘後方》書名爲《肘後百一方》，具體有兩種：延享三年（1746）本和寶曆七年（1757）本。都是由沼晉（文進）負責校勘。沼晉在校書之外，還在諸序之後寫了一篇《肘後百一方凡例》十條，實際是寫出了對《肘後方》一書的認識。延享本先成，但沼晉說當時未得到好的"華版"對校而心存遺憾；在前版刊行十多年後，沼晉又得到中國胡孟晉本，據以復校前書，再版時封面在頁眉上加注"重訂"二字，卽寶曆本。（圖 18—圖 20）

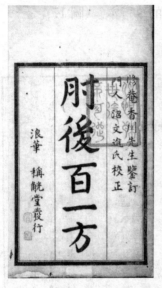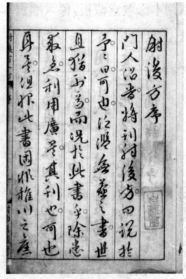

圖 18：日本沼文進氏校刻《肘後百一方》（延享三年稱觥堂版）

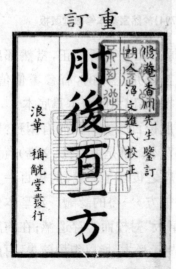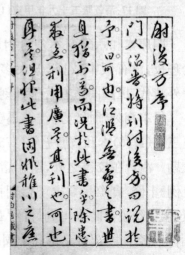

圖 19：日本沼文進氏校刻《重訂肘後百一方》（寶曆七年稱觥堂版）

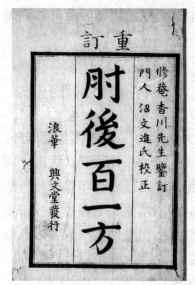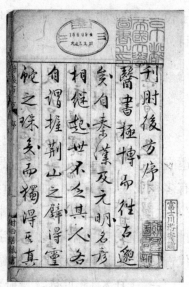

圖20：日本沼文進氏校刻《重訂肘後百一方》（寶曆七年興文堂版）

沼晉在寶曆本後序中寫道："余嚮刊《肘後百一方》,其始以數本校讐,且旁考諸家所引之書,但恨華本至稀……最後得華本於東都之市,再校原本,殆無大異,更請香川修庵先生之鑒訂。""至今十有三年,復得胡孟晉重鑴之本於西京,欣然讐之,前所疑者,十辨六七,於是乎乃重訂以廣其傳。"是以兩本爲一人先後所校。之前所用底本和校本未予說明,而後據以再校的爲中國胡孟晉本。

《中國中醫古籍總目》列日本寶曆七年本有三種:浪華書林屋新次郎藏板、書林澀川清右衛門刻本（扉頁題浪華稱觥堂）、浪華興文堂刻本（浪華,是日本大阪的古別名）。實際主體可算是同一版,都是上述延享三年本的"重訂"本。筆者看到了三種中的後二種（如圖）,該二種只是書前的兩個序言（香川修德太沖《肘後方序》和宇野致遠忠治《刊肘後方序》）互乙了位置，其他都一樣。延享三年本大概國内無收藏，因而《總目》中没有出現。

附：整理、研究著作

作爲一部重要的中醫歷史文獻，除了古代有多輪翻刻外，還有不少研究專書。古代主要有日本的一種；現當代則中國有多種校注、研究本。如 20 世紀 60 年代，商務印書館發行的《葛洪肘後備急方》，以《道藏》本爲基礎，匯集七種校本校正而排印，且部分地方附有隨文小字校語，但整體工作方式不合現代古籍整理規範，這裏不予介紹。

一、［日本］藍川慎：《讀肘後方》

藍川慎（？—1842）：日本江户醫家。1805 年成爲藩醫。長於古醫籍文獻考證。著作有：《胡氏醫案》《太素經考異》《外臺秘要方藍川標記》《讀甲乙經丙卷要略》《針灸甲乙經孔穴主治》等。《讀肘後方》一書是作者據《外臺秘要方》《證類本草》《備急千金要方》等書對《肘後備急方》作文字校勘和輯佚的專書。該書的基本體式是日本江户之後流行的札記式，按原書篇次，列出原文中的短語，加注他書異文；若原書所無，則做"補亡"（相當於輯佚），録出他書中所存《肘後方》條文。

本書原爲抄本，藏於臺灣"故宫博物院"。國内今有范欣生等校注本，上海科學技術出版社 2014 年出版。

此外，日本早稻田大學圖書館還藏有一種《葛氏方·醫心方采輯本》，即匯録了從《醫心方》一書中輯出的《葛氏方》條文，爲抄本，分上、中、下三卷，爲森立之舊藏。抄寫字跡似由森立之和山田業廣二人抄成。輯稿約三萬字，有一定的參考價值。

二、尚志鈞：《補輯肘後方》

尚志鈞（1918—2008）是現代著名本草文獻學家，長期從事中藥文獻研究，出版多種本草學輯復著作和研究專著。生前爲安徽皖南醫學院教授。尚先生在研究本草著作時，旁及《肘後備急方》，發現該書散佚嚴重，遂運用其熟悉的輯復方法，從《備急千金要方》《外臺秘要方》《醫心方》和《太平御覽》等書中，搜出相關佚方，加入現存的《肘後方》中，整理成《補輯肘後方》，於 1983 年出初版。據介紹，現存本有方一千三百九十二條，尚氏輯補達一千二百六十五條之多。但由於缺少經驗，此次輯本存在一些不足，如文字誤識、句讀不當、誤字失校、輯源失當、輯補有漏、現存與輯佚混排、强合“百一”舊制等，收到一些批評。尚先生因而再做整理，恢復了前版删除的“附方”，輯佚條文分篇內輯佚和另立新篇兩種情況，其他方面也有一定改進。尚先生是在幾十年前手工檢索完成輯佚的，工作難度可想而知。因而，雖然改版依然存在一定不足，前版有些失誤也未得修正，但成績是主要的。尚先生所用底本可能是商務印書館 1963 年校排本。其著以“補輯”標目，當然也做了校勘與標點工作，但基本未加注。《補輯肘後方》由安徽科學技術出版社出版，1983 年第 1 版，1996 年第 2 版。

三、王均寧：《肘後備急方》（點校）

王均寧爲山東中醫藥大學教師。他對《肘後備急方》的研究標目爲“點校”，另外對書中“少量生僻字、詞酌加簡明訓釋”。雖然校注量不多，但該書是國內第一種校注本。

王均寧所用底本爲“明萬曆劉自化刊本”。天津科學技術出版社 2005 年出版。

四、胡冬裴:《附廣肘後方》(彙輯)

胡冬裴爲上海中醫藥大學教師。她使用的書名是《附廣肘後方》,《肘後方》近代以來傳本都是楊用道"附廣"之後的本子,從内容説實際是同一書;只是由於歷史傳承,該書仍以稱"肘後備急方"者爲多。胡氏工作標目爲"匯輯",她在尚先生"補輯"的基礎上擴充了輯源範圍,補得了更多條文(新增輯源主要是《醫方類聚》),爲該書研究作出了新的推進。新輯條文,有的補入原篇,與原書條文混排,條文下注明"輯自某書",但輯文的起點未有標識,不易分辨。有的條文不能入原篇,則另立新篇,新篇有標題,但不編篇序;婦人病和小兒病兩部分,各成新编卷,續於原卷四之後,爲第五、第六卷,原第五卷以下順延,全書成十卷本。

胡冬裴彙輯本基於尚志鈞 1983 年輯復本擴充而成,輯源基本都用了現代整理本,在源書選本方面不是很恰當;另外,在文字的處理上也失誤偏多。如"乾統"(遼代年號)誤作"干統","互"識作"牙"(底本作"㸦",是"互"的俗字,此字尚先生誤認在先)之類。該書上海科學技術出版社 2009 年出版。

五、劉小斌、魏永明:《〈肘後備急方〉全本校注與研究》

本書爲鄭洪教授主编的"嶺南珍本古醫籍校注與研究叢書"中的一種。整理者爲廣州中醫藥大學教師。

該書分兩部分。第一部分標目爲"正文校注"。選用清光緒辛卯年(1891)廣州儒雅堂本(屬六醴齋本系統)爲底本,具體工作一方面是全書校注,一方面做了補輯。實際校注内容並不多,操作上也有不得法之處;補輯類似其他補輯書,但補輯内容皆用楷體,便於區分,此體例設計優於他書。第二部分標目爲"研究"。主要分以下几題：第一篇：葛洪生平及《肘後備急方》研究；第二篇：《肘後備急方》臨證診治經驗研究；第三篇：《肘後備急方》與相關病證文獻比較研究；第四篇：《肘後備急方》學術特點。此書由廣東科技出版社 2018 年出版。

六、沈澍農：《肘後備急方》（校注）、《肘後備急方校注》、《肘後備急方》（點評）

筆者三次做過《肘後方》一書的整理，三次的工作方式各不相同。

第一次是在影印本基礎上加校注，校注量相對較小；第二次是基於繁體本校注；第三次是基於簡體本校注並加點評。

三書出版信息分别是：第一種，湖南科學技術出版社 2014 年出版；第二種，人民衛生出版社 2016 年出版；第三種，中國醫藥科技出版社 2021 年出版。

還有其他簡單校注本，以及一些相關的研究類著作，這裏不予贅説。

沈澍農

2022 年 10 月

輯佚與校注體例説明

一、底本與校本

本書現存最早又是祖本的古本爲道藏本，單行本中最早本是吕顒本（略有殘缺），最早的全本爲"李杖—劉自化本"。我們選取時代較早、流傳最廣、品質最好的"李杖—劉自化本"爲本次校注的底本，具體工作本爲日本オリエント出版公司《東洋醫學善本叢書》中該本之影印本。

李杖—劉自化本與之前的道藏本、吕顒本以及之後的四庫本、六醴齋本都有一些小的差異。爲了更好地整理本書，我們對四本都作了通校，即四本都選作主校本。

本書被歷代方書引用較多。爲了提高整理質量，本次整理中較多地使用了他校。主要使用了《外臺秘要方》《醫心方》，其次有《備急千金要方》《普濟方》《醫方類聚》等。全書校勘參考了日本沼晉校本和日本學者藍川慎《讀肘後方》一書。

二、佚文輯補

《肘後方》散見於後世書的條文很多。此前已有數家輯校

本或包含輯校工作在內的整理本，各本互有優缺。本書的輯
校工作有自己的考慮和設計。

（一）輯補文獻的來源

存有《肘後備急方》佚文的書較多，其中收載較多、且能確
認是直接採自《肘後備急方》原書的引錄書，主要有《備急千金
要方》《外臺秘要方》《醫心方》《證類本草》《醫方類聚》（其中
《千金要方》爲最早收載書，但其書不標示引文出處，所以只是
以宋臣對比校語來確定），本次輯佚以此數種爲採集源，另外
還少量收載了《幼幼新書》《婦人大全良方》《永樂大典醫藥編》
《太平御覽》中所存的佚文。

輯源各書以較爲常見的人民衛生出版社影印本爲主，有
時核對了更早的古本。具體所用底本爲：

《備急千金要方》，用人民衛生出版社影印日本江户醫學
館校勘影摹宋本；

《外臺秘要方》，用人民衛生出版社影印明程敬通刻本，必
要時用日本靜嘉堂宋本核校；

《醫心方》，用人民衛生出版社影印日本安政本，必要時用
日本半井卷子本核校；

《證類本草》，用人民衛生出版社影印《重修政和經史證類
備用本草》；

《醫方類聚》，用日本江户時期仿朝鮮原本活字鉛印本（參
用人民衛生出版社 1981 年出版之點校本）；

《幼幼新書》，用日本宮内廳藏明人影宋抄本（參用人民衛
生出版社 1987 年出版之點校本）；

《婦人大全良方》，用人民衛生出版社 1992 年版余瀛鰲等

校注本,並用四庫本核對;

《永樂大典》以人民衛生出版社排印本《永樂大典醫藥集》爲搜檢綫索,並以中華書局影印本《永樂大典》及其他來源的原書圖册核校,另補入《永樂大典》第十一册中的佚文;

《太平御覽》用中華書局 1962 年用上海涵芬樓影印宋本複製重印本,參用四庫本。

此外,唐歐陽詢等編纂的《藝文類聚》引有《肘後方》一方,爲他書所無,亦輯補入本書,用上海古籍出版社 1982 年出版之汪紹楹校本爲底本;朝鮮許浚原著,成書於我國明萬曆四十一年(1613)的《東醫寶鑑》,收《肘後方》二條、《百一方》一條,亦爲他書所無,併輯補入本書,用 1991 年韓國南山堂影印清嘉慶十九年(1814)甲戌(朝鮮純祖十四年)完營重刊本爲底本。

(二) 輯源文獻的性質

保存《肘後方》佚文的上述幾種輯源中,《醫心方》保存的是宋校以前的舊抄本,《備急千金要方》《外臺秘要方》引載的亦是舊本但經宋臣校改(《備急千金要方》保存的主要是宋臣作的異同校文),《證類本草》引用底本難以確定(經對比,主體上似與今傳本一致),《醫方類聚》《永樂大典》則確定採集自楊用道“附廣”以後的本子,理論上與現存本爲同源傳本或是直接以傳世本爲源本,因而與現存本更爲接近。

(三) 輯入内容録入格式

各條佚文在存有佚文的源書中出現的情況不一樣:有的是直接引,條文開頭就注明引自某書(以下按本書情況,直接用"肘後"爲例），格式是"《肘後》＋條文"，少數情況下標明爲轉引，格式是"引肘後書名＋肘後＋條文"，這兩種情況表明源書是直接引用了《肘後方》，因而原則上應與《肘後方》原有條文一致；另一種情況是源書中引載相關佚文並未標明引自《肘後》，而是標明引自他書，但在條文末記有《肘後》等其他書所載同條或類似條文與被引條文的對比，卽記述爲"肘後同""肘後少某藥""肘後多某藥""肘後治某種病"等附注。在後種情況下，往往只是根據一些重要點的對比說事，"同"未必全同，"不同"也未必是全部列出，因而條文的存真程度有所不同。有的輯佚書將直接引和間接引都不加區分地提取成《肘後方》條文，本書則忠實地抄錄輯佚條文在源書中的存在情況，以反映其歷史真貌。

　　本書輯佚條文按源書原有樣貌忠實抄錄。源書中同篇條文輯佚中有時有未連續抄錄（主要原因，一是當中有些條文因重複而刪除，二是同篇中有直接引與間接引條文原本未連續出現）時，在續後的條文前加圈號"○"，表示與前條不連續。

　　各輯入條文統一格式爲：在所輯入的條文前標明原書書名、卷次、篇名，然後錄入原書條文，在輯入條文末尾用括號注明條文在源書的頁碼（連續出現的條文注在最末條之後），以便復查。《醫方類聚》雖然工作本爲日本古排印本，但該書古本一般讀者不易見到，故引載條文後的頁碼兼取人民衛生出版社出版、浙江省中醫研究所與湖州中醫院點校本中所在冊數、頁數（同一題下後部引文與前部引文所出卷數不同者，後部引文再加注卷數）；《永樂大典》輯自相關圖冊，標示了人民衛生出版社《永樂大典醫藥集》和中華書局《永樂大典》第十一冊（該冊後出，內容超出前書範圍）兩書頁碼。

（四）輯入條文的分類處理

分以下三種情況：

一是從他書輯得之傳世本所佚條文，據内容判斷當從屬於傳世本現有篇下的，則在篇下設"輯佚"小題，補在當篇原文之下。傳世本各篇下多有"附方"，内容雖然大部分不是《肘後方》原書内容，但歷來附隨原書並行，所以在當篇有"附方"時，"輯佚"條文附置於"附方"之後，而不打亂原書原篇結構；有些原篇題指向的内容有多門，則當篇"輯佚"酌情再分數個小題，標示爲"輯佚［××］（方括號中爲病證名）"。

在第一種條文輯佚中，有些條文較難判别歸屬篇次。如《醫心方》卷廿《治服石口乾燥方第八》中，引有"《葛氏方》治口中熱，乾燥"之方，以原書篇題看，因服石而得之疾，似可歸於傳世《肘後方》"治服散卒發動困篤方第二十""治卒服藥過劑煩悶方第六十七"之下；但具體到其方，重點是解決口渴，所以，現置於新輯之《治患消渴小便利數方·類聚佚篇》下的"輯佚"中。類似的不易判定歸屬的輯文有不少，需要綜合酌定。

二是從《醫方類聚》輯得之傳世本所佚之篇，其特徵是大多保留着《肘後方》原書標題，篇下内容雖可能有删移，但總體尚屬完整，故直接引録原篇；他書輯得的佚文合於《醫方類聚》佚篇的，仍如上述第一種情況分屬於各篇下的"輯佚"小題。

三是部分輯得的條文，既不能歸入原篇題，又不能歸入《醫方類聚》所存佚篇，内容屬於兩類篇題之外者，按佚文主旨、源書歸屬酌情另立"新輯佚篇"，酌擬新篇題。

第二、第三種單立之新篇，篇題前加"※"號；第二種在標題後加注"·類聚佚篇"，第三種在標題後加注"·新輯佚篇"，均不加篇序。

"類聚佚篇"和"新輯佚篇"的編排方面,儘量將各篇插附於內容相近或同系列現存某篇之後,由此新增兩類佚篇及其載入位置爲:

在卷一《救卒客忤死方第三》後,增"新輯佚篇"五篇:

　　　　救自縊死方

　　　　救溺死方

　　　　救入井塚悶死方

　　　　救熱暍死方

　　　　救凍死方

在卷四《治卒絕糧失食飢憊欲死方第三十五》後,增"類聚佚篇"八篇、"新輯佚篇"一篇(以下第四篇):

　　　　治卒吐血唾血大小便血方

　　　　治患消渴小便利數方

　　　　治卒患諸淋不得小便方

　　　　治下痢赤白病方

　　　　治大便秘澀不通方

　　　　治卒關格大小便並不通方

　　　　治夢交接泄精及溺白濁方

　　　　治患寸白蚘蟲諸九蟲病方

　　　　治患五痔及脫肛諸病方

在卷五《治卒陰腫痛頹卵方第四十二》後,新增"新輯佚篇"（前篇）、"類聚佚篇"（後篇）各一篇：

> 治外傷諸病方
> 治手足諸病方

在卷六《治目赤痛暗昧刺諸病方第四十三》後，新增"新輯佚篇"五篇：

> 治鼻諸病方
> 治唇吻諸病方
> 治口舌諸病方
> 治齒諸病方
> 治咽喉諸病方

在第六卷後，新增《婦人病卷》一卷，其卷下補篇，前三篇爲"新輯佚篇"，後三篇爲"類聚佚篇"：

> 治婦人月水不通帶下崩漏方
> 治婦人陰脱陰癢陰瘡等病方
> 婦人求子法
> 治妊娠胎動下血等病方
> 治産難橫生逆生胎死胞不出
> 治産後諸色諸患方

此六篇中，前三篇爲新輯佚篇，五、六兩篇爲《醫方類聚》原題原篇，中間第四篇《醫方類聚》有内容較爲完整的原篇但無題，整理者新擬題名，但也計入"類聚佚篇"。

在《婦人病卷》之後，新增《小兒病卷》，内含"新輯佚篇"十二篇：

> 小兒初生將護臍瘡口瘡吐乳方
> 小兒變蒸方
> 治小兒驚癇夜啼客忤病方
> 治小兒疳癖羸瘦霍亂發黄病方
> 治小兒解顱齒不生惛塞盗汗方
> 治小兒目赤痛鼻衄重舌方
> 治小兒寒熱瘧疾中風諸病方
> 治小兒心腹脹痛吐血咳嗽病方
> 治小兒大小便病淋病赤白痢方
> 治小兒諸蟲癩疝脱肛病方
> 治小兒頭面身體諸瘡方
> 治小兒墮落刺傷湯火瘡方

小兒病，《醫方類聚》引用《肘後方》三十餘處，但都散見而不成篇，也没有篇題。本卷主要參考《醫方類聚》收載條文的内容與原書編入位置重行分篇並擬篇題。

以上，共二十七篇"新輯佚篇"，十二篇"類聚佚篇"。

與前引《經籍訪古志補遺》所説十四篇相比，"治婦人漏下月水不通"篇，《醫方類聚》没有以此爲題的完整篇章，以新輯佚篇三篇代替；"治小兒諸病諸方"，《醫方類聚》中全無完整篇章，因而重新組合釐分爲十二篇：故小兒卷現爲十二篇"類聚佚篇"。

(五) 輯入佚文的排序

本書輯入佚文有兩種情況：

其一，在零散條文輯入時，原則上按源書的形成先後亦卽上述説明第一點諸書排序爲序。

其二，《醫方類聚》整篇輯入者，視同傳世《肘後方》原文，獨立成篇，由他書輯補的相關内容仍按上一點卽源書形成先後原則補輯於後。

其三，多書輯得條文組合成篇時，條文一般亦按源書形成的時代先後排列。

另外，内容單一的門類一般將各别源書内容整體輯入；同一篇内容涉及多門者，不都按輯源文獻原文前後排布，適當調整編排順序，使同一主旨的條文排在一起。

(六) 重複條文的處理

輯佚旨在補現存本所缺，因而輯得的條文與傳世本條文重複或不同來源的輯得條文相互重複者，原則上會甄别剔除。但有些内容相近條文文本不盡相同，經對比存在著有意義的差别時（通常是用藥相同，主治不同），也酌情收載。此外，不排除未發現的重複引録。

《醫心方》中的佚文反映的是唐以前《肘後方》舊貌，原則上盡予保存；《醫方類聚》中的佚文視同傳世本《肘後方》文獻，成篇保存以及據以新輯成篇者盡予保存，散見條文則避免重複出現。

（七）關於《醫心方》輯佚的特別説明

鑒於《醫心方》一書的《肘後方》條文最接近該書的歷史原貌，爲了更好存真，從該書輯得的佚文，采取了一些不同的處理方式：

其一，條文基本全收，不甄別重複情況。當然事實上完全重複的條文不多；

其二，該書俗字、誤字、脱字等情況較爲多見，爲了儘量保留原書用字面貌，又不繁冗出注，本書對該書輯入條文中這類文字情況多採用文中括注的方式，基本做法是，在某字後加注"A[B]"，表示前字"A"爲俗字、誤字，括號中的"B"爲規範正字，"A"應按"B"讀解；在某字後加注"A【B】C"，表示在 AC二字間有脱文，以方頭括號補入，"ABC"當連讀。主要出現第一種情況，後者出現很少。

此外，《醫心方》一書原附日本江户時代所作"札記"，主要是對比當時所存他本（仁和寺本、舊鈔零本）做的校勘記録。這些記録有一定的參考價值，本書輯佚時將涉及輯入條的相關札記附收在本書校注中。

（八）關於《醫方類聚》輯佚的特別説明

《醫方類聚》引用的《肘後方》與傳世本《肘後方》同出一本，因而可以視同傳世本《肘後方》。但《醫方類聚》所載《肘後方》，有很多内容爲今本所無。有連篇題整篇引用者，本書照原樣整篇輯入；有未出篇題但内容已經相對完整者，參考内容另擬標題整篇輯入；另有散在條文可以整合成篇（如《醫方類聚》引《肘後方》兒科内容散見於三十多處，將其整合爲十二篇)者,另擬標題收載。

　　本書輯佚時將由《醫方類聚》輯得的各篇視同傳世本各篇,他書所輯相近内容,仍以"輯佚"的附目歸於各輯佚篇之下。

　　《醫方類聚》卷帙浩繁,引用《肘後方》條數衆多,除了直接引達一百多處,還有不少間接引(包括他書轉引及他書條文後附注異同)。直接引可以循標題查出,而間接引分布廣泛,難於索求,由於時間、精力有限,本次輯校主要輯入了直接引條文(十二篇以外,與傳世本共有條文用其校勘,自不待言),但也在隨機發現的情況下收載了少量間接引條文。

　　《醫方類聚》收録《肘後方》時,連同"附方"一起收入,但各篇内容不分原方與附方,一概算成《肘後方》内容。本書輯入時,按傳世本慣例,在原方與附方間酌加"附方"二字,如果是整篇輯入,則"附方"二字單佔一行,且列爲三級標題;如果是少量條文輯入,"附方"二字亦佔一行,並另加方頭括號"【 】",只是不列爲標題。需要説明的是,由於《醫方類聚》原篇正文與附方内容混一,條文屬於正篇還是附方的判斷主要靠整理者主觀判斷,部分篇次加入"附方"題記的位置有可能不一定正確。

　　此外,《醫方類聚》所收《肘後方》少數方中出現了圈號再後接條文,據該書《凡例》,圈後條文係該書編纂時所附比較條文,故本書輯補時不予引録。

　　《醫方類聚》輯入條文部分地方也採用了上述加注"A[B]"以説明字際關係的做法。

三、文字處理

本次整理使用規範繁體字。對原書文字使用不規範、不統一等情況，參考《異體字整理表》《2021—古籍印刷通用字規範字形表》等文件，兼顧中醫古籍的用字狀況，作了一定調整。

其一，有些出現較多而字際關係相對單一的俗字、異體字，一般統一爲傳統正體字，包括有些舊字形改用新字形。如：

栢—柏，痺—痹，徧—遍，愽—博，蘗—檗，釞—釵，産—產，舩—船，甆—瓷，刾、刺—刺，蔥、茐—葱，噉—啖，擣—搗，蔕—蒂，妬—妒，悪、惡—惡，兒—兒，蜂—蜂，干（乾燥）—乾，皷—鼓，苽—瓜，乁—互，裹—裏，姜（生薑）—薑，觧—解，経—經，頚—頸，韮—韭，㲋—㲉，渇—渴，欵—款，蔾—藜，癈—癘，錬—鍊，録—錄，緑—綠，莽—莽，脈—脉，覔—覓，祕—秘，靣—面，麫—麵，妳—奶，膹—腦，䏻—能，煖—暖，蚼—蚍，竒—奇，軽—輕，熟—熱，澁—澀，煞—殺，葹—篩，虵、蚖—蛇，疏、踈—疏，爽—爽，処—所，台、薹—臺，桜—桃，温—溫，爲—爲，臥—臥，无—無，癎、癇—癇，効—效，蠍—蝎，洩—泄，湏—須，塩—鹽，痒（瘙癢）—癢，粘—飴，胆—胰，陰—陰，遊—遊，蛹—蛹，申—申，黄—黄，扵—於，皁—皂，輙—輒，詠—診，荩—蒸，猪—豬，緫—總等。

此外，“剉”在中醫古籍中義爲切段，不同於“銼”，所以未按《異體字整理表》統作“銼”。還有，《醫方類聚》藥量、水量等計量數字常用大寫，如“壹”“貳”“叁”等，悉按常規改從簡。

其二，通假字、古字、訛誤字一般都不改動原文，而在校注中説明（但有少數筆劃小訛的字亦徑改爲通行規範正字。如已改作已）。全書中有幾個通假字、古字出現較多，不便一一出注，兹列出相關字與其主要用法：薄、勃，多用同"傅"，即後世"敷"；差，多用同"瘥"；赤，多用同"尺"；内，多用同"納"；人，多用同"仁"（種仁義）；矢，多用同"屎"；搜，多用同"溲"（拌和）；已，有時用同"以"（已上、已下、已來。反之，亦有"以"通"已"者）；咽，多用同"嚥"（在繁體系統中，"咽"爲名詞，"嚥"爲動詞，原書多有"咽"作動詞的亂例用法，但"嚥"没有出現名詞用法）；支，一是"肢"的古字，二是"梔"（藥名梔子）的俗字。這幾個字在全書中出現較多，不能逐一出注，需要特別留意。此外，表附着義，原書及各輯源多作"著"，少數幾處作"着"，悉遵原貌，未作統一。

其三，《醫心方》輯入的條文因俗字、訛字較多，因而採用了"括注"即字後括號中識讀的做法，《醫方類聚》少數字也有這樣做的。

由於全書文獻多源，用字情況複雜，本書編纂時雖立有以上規則，但操作時或不免有違例情況，敬請諒解。

四、格式與標點

本書爲方書，中醫的"方"，本質上指治療方法。一首方可由三個要素構成：其一，用於什麽（治什麽病）；其二，用什麽治（藥物組成或咒語、手法之類）；其三，怎麽使用（藥物炮製、服法、調養、預後與調整以及手法等特定要求等）。簡稱爲主治、用藥、節度[1]。傳世本《肘後方》以及引用《肘後方》的他書排版格式大不一致，往往是三要素同行連寫。本書根據條文的具體情況區別處理：對一部分內容完整且結構清晰的方子，按三要素各成一小節編排；對於內容緊湊、語句前後交織，因而不便、不可分拆的方子（特別是"又方"），錄爲兩層或一層。

字體選用方面，在各篇正文中（包括原書原篇和輯佚各篇），主治與方名用黑體，方名下的用藥與節度（包括非藥物的治法內容）用宋體。原書《附方》以下內容統一用宋體。

散見條文輯佚內容統一用宋體，條文所出各書書名、卷次與篇名加粗。

按古文獻排印的通行做法，爲本書加上規範的標點符號。各方主治內容一律以冒號結尾，引起下文；同方中平行的各藥名之間空開一格（相當於一個頓號），藥物下附劑量與炮製記載，一般按方書慣例排成小號宋體（但有些方子所用藥物未按三要素格式單立，則不區分內容，皆用大字）；原書正文中有些內容判斷屬後人批語，亦改成小號宋體。

古代以人名（或姓氏等稱呼）指代書的情況很多，本質上這些名稱就是借稱書名的，所以，當這些稱名是代指書時，本次整理也給加上了書名號。

五、校勘與注釋

除上面說到的文字統一的基本情況外，本次整理中一般

---

[1]　節度：本義指規則、調度，古代中醫用於方藥的製作、炮製、服法、調理、應變調整等義。最早用例見於《三國志·華佗傳》："語其節度，舍去輒愈。"後世中醫古籍用例很多。

不改底本。

　　對校本正確、底本錯誤的情況，據校本提出校改意見。

　　對校本和底本互異、難定是非優劣者，兩存，或提出傾向性看法。

　　懷疑底本有誤，但無版本依據者，據理提出揣測性見解。

　　對全書中的疑難字詞作注解，有時旁及歷史典故等相關説明。冷僻字用漢語拼音注音；疑難字詞簡明注釋其含義，一般不用書證。

　　校、注置於當頁頁脚，混合編排，校注語用小號宋體字。

六、其他説明

　　爲尊重古書原貌，原書禁咒等涉及迷信的内容，未予删减。

刻葛仙翁《肘後備急方》序 （李序）

　　嘗觀范文正①曰：不爲良相，則願爲良醫。而陸宣公②之在忠州，亦惟手校方書。每歎其濟人之心，先後一揆③，古人之志，何如其深且遠也！予少不習醫，而濟人一念，則耿耿於中。每見海內方書，則購而藏之；方之效者，則珍而錄之：以爲庶可濟人之急。然以不及見古人奇方爲恨，尤愧不能爲良醫。雖藏之多，而無所決擇④也。今年之夏，偶以巡行至均⑤，遊武當⑥，因閱《道藏》⑦，得《肘後備急方》八卷，乃葛稚川⑧所輯，而

---

　　①　范文正：范仲淹（989—1052）。北宋著名政治家、思想家、軍事家和文學家。卒謚"文正"。
　　②　陸宣公：唐代名相陸贄（754—805）。晚年被貶充忠州（今重慶忠縣）別駕（州主管官的佐吏），因當地氣候惡劣，疾疫流行，遂編錄《陸氏集驗方》五十卷，供人們治病使用。永貞元年（805）卒於任所，謚號宣。
　　③　揆：道理。
　　④　決擇：同"抉擇"。選擇。
　　⑤　均：古均州。治在今湖北省丹江口市境内。
　　⑥　武當：明洪武二年武當併入均州。
　　⑦　道藏：道家文獻總集。現傳本爲明代永樂年間編修。
　　⑧　葛稚川：葛洪（284—343），字稚川，自號抱朴子。東晉道教學者、著名煉丹家、醫藥學家，著有《神仙傳》《抱朴子》《肘後備急方》《西京雜記》等。

陶隱居①增補之者，其方多今之所未見。觀二君之所自爲序，積以年歲，僅②成此編，一方一論，皆已試而後錄之，尤簡易可以應卒③。其用心亦勤，其選之亦精矣。矧④二君皆有道之士，非世良醫可比，得其方書而用之中病，固不必爲醫可以知藥，不必擇方可以知醫。其曰：苟能起信，可免夭橫。信其不我欺也！因刻而布之，以快予濟人之心云。

　　　　萬曆二年甲戌⑤秋仲巡按湖廣監察御史劍江李栻⑥書

---

　　①　陶隱居：陶弘景（456—536），字通明，號華陽隱居，丹陽秣陵（今屬江蘇南京）人。南朝齊、梁時期的道教思想家、醫藥家、煉丹家、文學家，卒謚貞白先生。著有《真誥》《陶氏效驗方》《補闕肘後百一方》《陶隱居本草》《藥總訣》等。

　　②　僅：才。

　　③　卒："猝"的古字。謂倉猝。

　　④　矧：何況。

　　⑤　萬曆二年甲戌：萬曆爲明神宗年號。萬曆二年爲公元1574年。

　　⑥　李栻：字孟敬，江西豐城（舊稱"劍江"）人，生卒年不詳。嘉靖乙丑（1565）進士，歷任魏縣知縣、湖廣巡撫、浙江按察司副使。

葛仙翁《肘後備急方》序 （段序）

醫有方古也。古以來著方書者，無慮①數十百家，其方殆未可以數計，篇帙浩瀚，苟無良醫師，安所適從？況窮鄉遠地，有病無醫，有方無藥，其不罹②夭折者幾希。丹陽葛稚川，夷考③古今醫家之說，驗其方簡要易得，鍼灸分寸易曉，必可以救人於死者，爲《肘後備急方》。使有病者得之，雖無韓伯休④，家自有藥；雖無封君達⑤，人可爲醫。其以備急固宜。華陽陶弘景曰：葛之此製，利世實多，但行之旣久，不無謬誤。乃著《百一方》，疏⑥于《備急》之後，訛者正之，缺者補之，附以炮製、服食諸法，纖悉備具，仍⑦區別內外他犯爲三條，可不費討尋，開卷見病，其以備急益宜。葛、陶二君，世共知爲有道之士，於學無所不貫，於術無所不通，然猶積年僅成此編，蓋一方一論，已

---

① 無慮：大約。
② 罹（lí）：遭受。
③ 夷考：考察。
④ 韓伯休：韓康，東漢京兆郡灞陵（今西安市灞橋區）人，字伯休，一名恬休。長年隱居，採藥到長安集市上出售。
⑤ 封君達：傳說中的神醫。常騎青牛行，人號青牛道士。
⑥ 疏：分條記述。
⑦ 仍：再。

試而後錄之，非徒採其簡易而已。人能家置一帙①，遇病得方，方必已②病。如歷卞和③之肆④，舉皆美玉；入伯樂⑤之廐⑥，無非駿足。可以易而忽之邪⑦？

葛自序云：人能起信，可免夭橫。意可見矣。自天地大變⑧，此方湮没幾絕，間一存者，閟⑨以自寶，是豈製方本意？連帥⑩烏侯，夙多疹疾⑪，宦學之餘，留心於醫藥。前按察⑫河南北道，得此方於平鄉郭氏，郭之婦翁⑬得諸汴之掖庭⑭，變亂之際，與身存亡，未嘗輕以示人，迨今而出焉，天也！侯命工刻之，以趣⑮其成，唯恐病者見方之晚也。雖然，方之顯晦，而人之生死休感⑯係焉。出自有時，而隱痛惻怛⑰，如是其急者，不

---

① 帙：書匣。借指"本"。
② 已：治癒。
③ 卞和：春秋時荆楚之人，著名的和氏璧的發現者。
④ 肆：店鋪。
⑤ 伯樂：原爲天星名，主典天馬。相傳秦穆公時人孫陽善相馬，故稱之爲伯樂。
⑥ 廐(jiù)：馬圈。
⑦ 可以易而忽之邪：可以因爲其方簡易而輕視它嗎？邪，用同"耶"。
⑧ 天地大變：此指朝代更替。
⑨ 閟：古通"秘"。隱藏。
⑩ 連帥：泛稱地方高級長官。唐代多指觀察使、按察使。
⑪ 疹(chèn)疾：疾病。疹，同"疢"。疹(疢)、疾同義複用。
⑫ 按察：巡察；考查。
⑬ 婦翁：謂妻父。卽岳父。
⑭ 汴之掖庭：謂汴京的後宮。汴，古地名，卽今開封。北周始名"汴州"，金攻陷開封後又改稱汴京。掖庭，宫中旁舍，嬪妃居所。
⑮ 趣(cù)：同"促"；催促。
⑯ 休感：同"休戚"，喜樂與憂慮。
⑰ 惻怛(dá)：哀傷。

忍人之心也。有不忍人之心，斯有不忍人之政矣，則侯之仁①斯民也，豈直②一方書而已乎？方之出，乃吾仁心之發見者也，因以序見命，特書其始末，以告夫未知者。

　　　　　　　　　　至元丙子③季秋稷亭段成己④題

---

　　① 仁：仁愛。用作動詞，對"斯民"仁愛。

　　② 直：特，僅僅。

　　③ 至元丙子：公元 1276 年。至元，元世祖和元順帝均用至元年號，此指前者。

　　④ 段成己(1199—1279)：金代名士。金正大元年(1224)進士，人稱菊軒先生。

葛仙翁《肘後備急方》序 　(葛序)

　　抱朴子丹陽葛稚川曰:余既窮覽墳索①,以著述餘暇,兼綜術數,省②仲景、元化、劉戴《秘要》《金匱》《綠秩》《黃素》方,近將千卷。患其混雜煩重,有求難得,故周流華夏九州之中,收拾奇異,捃拾③遺逸,選而集之,使種類殊分,緩急易簡④,凡爲百卷,名曰《玉函》⑤,然非有力不能盡寫。又見周、甘、唐、阮諸家,各作備急,既不能窮諸病狀,兼多珍貴之藥,豈貧家野居所能立辦? 又使人用鍼,自非⑥究習醫方,素識明堂流注⑦者,則身中榮衛⑧尚不知其所在,安能用針以治之哉? 是使鳥雁摯擊⑨,牛羊搏噬⑩,無以異也,雖有其方,猶不免殘害之疾。余

---

　　① 墳索:三墳五典、八索九丘的省稱。指古代典籍。
　　② 省:看;閱讀。
　　③ 捃(jùn)拾:收集。
　　④ 緩急易簡:謂遇急事時容易尋求。簡,尋檢、選用。
　　⑤ 玉函:指葛洪撰集的《金匱藥方》,又名《玉函》。久佚。
　　⑥ 自非:倘若不是。
　　⑦ 明堂流注:指經絡氣血運行與腧穴分布。明堂,指人體經絡、穴位的循行分布;流注,經絡中氣血按時循行規律的學説。
　　⑧ 榮衛:後世多作"營衛",指血氣。
　　⑨ 摯擊:搏擊。
　　⑩ 搏噬:搏擊吞噬。

今採其要約，以爲《肘後救卒》三卷，率多易得之藥，其不獲已須買之者，亦皆賤價草石，所在皆有。兼之以灸，灸但言其分寸，不名孔穴。凡人覽之，可了其所用，或不出乎垣籬①之內，顧眄②可具。

苟能信之，庶免橫禍焉。世俗苦於貴遠賤近，是古非今，恐見此方無黃帝、倉公、和、鵲、踰跗之目③，不能採用，安可強乎？

---

① 垣籬：院牆和籬笆。此指院落。
② 顧眄(miǎn)：回視和斜視。此指看。
③ 目：名稱。本句謂本方書沒有假託聖賢之名。

華陽隱居《補闕肘後百一方》序　(陶序)

太歲庚辰①,隱居曰:余宅身幽嶺,迄將十載。雖每植德施功,多止一時之設,可以傳方遠裔②者,莫過於撰述。見葛氏《肘後救卒》③,殊足申一隅之思④。

夫生人所爲大患,莫急於疾,疾⑤而不治,猶救火而不以水也。今輦掖⑥左右,藥師易尋;郊郭⑦之外,已似難值⑧。況窮村迥野⑨,遥山絶浦⑩,其間枉夭,安可勝言?

方術之書,卷軸徒煩,拯濟殊寡,欲就披覽,迷惑多端,抱

---

① 太歲庚辰:公元500年。太歲,即木星,約十二歲而一周天,古人以之紀年。
② 遠裔:後世子孫。
③ 肘後救卒:《肘後備急方》的別稱。參見《綜論》。卒,同"猝",急事,特指急病。
④ 一隅之思:指一個方面的想法。
⑤ 疾疾:歐陽詢《藝文類聚》卷七十五《養生部》作"疾疢,疾疢"。義勝。
⑥ 輦掖:"輦"指帝王后妃所乘的車,"掖"指宮殿側門。合指皇宮。
⑦ 郊郭:城郊。
⑧ 值:遇上。
⑨ 迥野:曠遠的原野。"迥"同"迴"。歐陽詢《藝文類聚》卷七十五《養生部》作"迥陌"。陌,小路。
⑩ 遥山絶浦:指遥遠的山水。浦,水流。

朴此製，實爲深益。然尚闕漏未盡①，輒更採集補闕，凡一百一首，以朱書②甄別，爲《肘後百一方》，於雜病單治，略爲周遍矣。昔應璩③爲《百一詩》，以箴規心行。今余撰此，蓋欲衛輔我躬④。且佛經云：人用四大⑤成身，一大輒有一百一病，是故深宜自想，上自通人⑥，下達衆庶，莫不各加繕寫而究括之。余又別撰《效驗方》⑦五卷，具論諸病證候⑧，因藥變通，而並是大治⑨，非窮居所資，若華軒⑩鼎室⑪，亦宜修省耳。葛序云：可以施於貧家野居，然亦不止如是。今搢紳⑫君子，若常處閑佚，乃可披檢方書。或從禄外邑⑬，將命遐征⑭；或宿直禁闈⑮，晨宵

------

① 尚闕漏未盡：歐陽詢《藝文類聚》卷七十五《養生部》作“尚有闕漏，未盡其善”。

② 朱書：以朱砂書寫。

③ 應璩（190—252）：三國時曹魏文學家，字休璉。汝南（今河南汝南東南）人。博學好作文，曾因大將軍曹爽擅權，作《百一詩》以諷勸。

④ 衛輔我躬：謂維護自我的身體。躬，身體。

⑤ 四大：佛教以地、水、火、風爲四大元素。認爲四者分別包含堅、濕、暖、動四種性能，人身即由此構成。因亦用作人身的代稱。

⑥ 通人：學識淵博的通達之人。

⑦ 效驗方：方書名，即陶弘景所撰之《陶氏效驗方》。

⑧ 證候：中醫術語。自我感知和在外可見的病痛爲“證”，醫者由外而內、見微知著的診察爲“候”。後世合指病情。

⑨ 大治：指用大方治療疾病。

⑩ 華軒：飾有文采的曲欄。借指華美的殿堂。

⑪ 鼎室：指顯赫高貴的家族。

⑫ 搢紳：插笏於紳（古代士大夫束腰的大帶子）。後爲官宦或儒者的代稱。亦作“縉紳”。

⑬ 從禄外邑：謂在地方（遠離京城之處）做官。

⑭ 遐征：遠道出征。

⑮ 禁闈：宮廷門户。指宮内或朝廷。

隔絕；或急速①戎陣，城柵嚴阻，忽遇疾倉卒，唯拱手相看。曷若探之囊笥②，則可庸豎③成醫？故備論證候，使曉然不滯，一披條領，無使過差④也。

尋葛氏舊方，至今已二百許年，播於海内，因而濟者，其效實多。余今重以該要，庶亦傳之千祀，豈止於空⑤衛我躬乎！舊方都有八十六首，檢其四蛇兩犬，不假殊題⑥；喉舌之間，亦非異處；入塚御氣，不足專名；雜治一條，猶是諸病部類，強致殊分，復成失例。今乃配合爲七十九首，於本文究具，都無忖減；復添二十二首，或因葛一事，增構成篇⑦；或補葛所遺，準文更撰，具如後錄。詳悉自究，先次比⑧諸病，又不從類，遂具復勞⑨在傷寒前，霍亂置耳目後，陰易之事，乃出雜治中。兼題與篇名不盡相符，卒急之時，難於尋檢。今亦改其銓次⑩，庶歷然⑪易曉。其解散、脚弱、虛勞、渴痢、發背、嘔血，多是貴勝⑫之疾；其傷寒中風，診候最難分別，皆應取之於脉，豈凡庸能

----

①　急速：歐陽詢《藝文類聚》卷七十五《養生部》作"羈束"，義勝。

②　囊笥：（裝書的）袋子與箱籠。

③　庸豎：鄙陋之人。此指普通人。

④　過差：過失；差錯。

⑤　空：徒，只。

⑥　四蛇……殊題：指《肘後方》第七卷中有四篇治蛇病，兩篇治犬病，陶氏認爲不必細分。今傳其所訂本蛇病爲三篇，犬病爲一篇。

⑦　或因……成篇：謂有時葛洪只有一條，據以增補成單篇。

⑧　次比：排列編次。

⑨　復勞：當作"勞復"。按《傷寒論》中，勞復是傷寒後期衍生病證，故排序當在傷寒之後。

⑩　改其銓次：修改原書的編排次序。改，原作"汝"，爲"改"的草書。

⑪　歷然：清晰貌。

⑫　貴勝：貴族。尊貴而有權勢者。

究？今所載諸方，皆灼然①可用，但依法施治，無使違逆。其癰疽金瘡，形變甚衆，自非具方，未易根盡。其婦女之病、小兒之病，並難治之，方法不少，亦載其綱要②云。

凡此諸方，皆是撮其樞要，或名醫垂記，或累世傳良，或博聞有驗，或自用得力，故復各題秘要之説，以避文繁。又用藥有舊法，亦不復假事事詮詔③，今通立定格，共爲成準：

凡服藥不言先食④者，皆在食前；應食後者，自各言之。

凡服湯云三服、再服者，要視病源准候，或疏或數，足令勢力相及⑤。毒利藥，皆須空腹；補瀉其間⑥，自可進粥。

凡⑦散日三者，當取旦、中、暮進之；四五服，則一日之中，量時而分均也。

凡下丸散，不云酒水飲者，本方如此；而别説用酒水飲，則是可通用三物服也⑧。

凡云分等⑨，即皆是丸散，隨病輕重，所須多少，無定銖兩，三種五種，皆分均之分兩。凡云丸散之若干分兩者，是品諸藥宜多宜少之分兩，非必止於若干分兩；假令日服三方寸匕⑩，須

---

① 灼然：明顯貌。

② 綱要：大綱要領。

③ 詮詔：解釋與教導。

④ 先食：先於食，即後云"食前"。

⑤ 令勢力相及：謂後服與前服藥物作用時間相接。

⑥ 補瀉其間：《醫心方》卷一《服藥節度》作"補湯間中"（"間中"屬下），"補湯"與前句毒利藥相對，似義長。

⑦ 凡：《醫心方》卷一《服藥節度》作"丸"，義長。

⑧ 凡下……服也：疑有誤倒。當作："凡下丸散，别説用酒水飲者，本方如此；而不云酒水飲者，則是可通用三物服也。"别，分别。

⑨ 分等：謂諸藥分量相同。

⑩ 方寸匕：一寸（約2.3釐米）見方的藥匕，平抄所取藥末不滑落的藥量。

差止①,是三五兩藥耳。

凡云末之,是搗篩如法②。㕮咀③者,皆細切之。凡云湯煮,取三升,分三服,皆絞去滓,而後酌量也。

字,方中用鳥獸屎作"矢"字,尿作"溺"字,牡鼠亦作"雄"字,乾作"干"字。

凡云錢匕④者,以大錢上全抄之;若云半錢⑤,則是一錢抄取一邊爾,並用五銖錢⑥也;方寸匕,即用方一寸抄之可也;刀圭⑦,准如兩大豆。

炮、熬、炙、洗治諸藥。凡用半夏,皆湯洗⑧五六度,去滑;附子、烏頭、炮,去皮,有生用者,隨方言之⑨;礬石,熬令汁盡;椒,皆出汗⑩;麥門冬,皆去心;丸散用膠,皆炙;巴豆,皆去心、

---

①　須差止:要至病愈即停服。差,同"瘥",病愈。

②　凡云……如法:《醫心方》卷一《合藥料理法》作:"凡直云末者,皆是搗篩。"

③　㕮咀:古代藥物破碎加工法,主要用於乾、硬的植物藥。秦漢簡帛中作"父且",指刀斧斫劈;東漢時期主要用杵搗。陶弘景提議改爲以刀細切。《醫心方》卷一《合和料理法第六》:"《新注》云:㕮咀者,粗搗之義。《葛氏方》:㕮咀者,皆應細切。"反映了詞義的先後演變。

④　錢匕:借古五銖錢所作之"匕",用爲取散藥之具。按:本條都是論取散藥之法。

⑤　半錢:謂半錢匕。即取錢面所盛之藥的一半之量。

⑥　五銖錢:《醫心方》卷一《合藥料理法》今案引《葛氏方》釋云:"五銖錢,重五銖也。"

⑦　刀圭:古器物名,古人用其尖處挑取藥物,其量甚小。陶弘景《本草經集注·序錄》規定:"凡散藥有云刀圭者,十分方寸匕之一,準如梧桐子大也……一撮者,四刀圭也。"

⑧　湯洗:猶言"燙洗"。"湯","燙"的古字。

⑨　隨方言之:按方中注明的要求使用。

⑩　出汗:謂微炒使水氣滲出。

皮熬,有生用者,隨而言之;杏人①,去尖皮熬,生用者言之;葶
藶,皆熬;皂莢,去皮、子;藜蘆、枳殼、甘草,皆炙;大棗、支子②,
擘③破;巴豆、桃杏人之類,皆別研搗如膏乃和之;諸角,皆屑
之;麻黃,皆去節。

　　凡湯中用芒硝、阿膠、飴糖,皆絞去滓④,内⑤湯中,更微煮
令消,紅雪、朴硝等皆狀此而入藥也;用麻黃即去節,先煮三五
沸,掠去沫後,乃入餘藥。凡如上諸法,皆已具載在余所撰《本
草》上卷中⑥。今之人有此《肘後百一方》者,未必得見《本草》,
是以復疏⑦方中所用者載之,此事若非留心藥術,不可盡知,則
安得使之不僻繆⑧也?

　　案病雖千種,大略只有三條而已:一則府藏經絡因邪生
疾,二則四支⑨九竅内外交媾,三則假爲他物橫來傷害。此三
條者,今各以類而分別之,貴圖倉卒之時,披尋簡易故也。今
以内疾爲上卷,外發爲中卷,他犯爲下卷。具列之云:

　　上卷三十五首治内病。

　　中卷三十五首治外發病。

　　下卷三十一首治爲物所苦病。

---

　　① 　人:果仁。古多作"人",唐代始改用"仁",明代以後多作"仁"。本書
並見。當是後人改易所致。

　　② 　支子:卽"梔子"俗寫。

　　③ 　擘(bò):剖開,分開。按"擘"今北方語作"掰",音轉形亦變。

　　④ 　滓:此指湯藥中先前他藥煎後的藥渣。

　　⑤ 　内:同"納",納入。

　　⑥ 　余所撰本草上卷中:指陶弘景所著《本草經集注·序錄》,在三卷本中
爲上卷。

　　⑦ 　疏:分條記述。

　　⑧ 　僻繆:乖僻荒謬,違背正理。"繆"通"謬"。

　　⑨ 　四支:卽"四肢"。

鹿鳴山續古序①

　　觀夫古方②藥品分兩、灸穴分寸不類者，蓋古今人體大小或異，藏府血脉亦有差焉，請以意酌量。藥品分兩，古序已明，取所服多少配之，或一分③爲兩，或二銖④爲兩，以盞當升可也。如中卷末紫丸⑤方，代赭、赤石脂各一兩，巴豆四十⑥，杏人五十枚，小兒服一麻子，百日者一小豆且多矣。若兩用二銖

　　① 鹿鳴山續古序：鹿鳴山，爲本序作者的號，具體人不詳（南宋王應麟《玉海》卷四十二記有“懷安軍鹿鳴山人黃敏[《書目》云‘黃敏求’]”，大中祥符五年“嘗著《九經餘義》”，疑爲此人）。本“序”實爲對“古序”即陶弘景序的幾點補論。文章應成於宋初。

　　② 觀夫古方：日抄本《幼幼新書》卷二《敘小兒方可酌量藥品分兩第三》同。明本《幼幼新書》卷二《敘小兒方可酌量藥品分兩第三》作“古今方”，有“今”字與下文相合，義長。

　　③ 分：當作“錢”。“錢”俗字與“分”形似。

　　④ 二銖：似當作“兩銖四象”，參見下文。日抄本《幼幼新書》卷二《敘小兒方可酌量藥品分兩第三》作“一銖”。

　　⑤ 紫丸：傳世《肘後方》本方已失，《醫心方》《醫方類聚》中見存，參本書輯佚兒科卷。

　　⑥ 巴豆四十：《備急千金要方》卷五第一、《千金翼方》卷十一第一、《外臺秘要方》卷三十五《小兒變蒸論》（引崔氏）、《醫心方》卷二十五第十四引《僧深方》並作“巴豆三十枚”，可從。《幼幼新書》卷二《敘小兒方可酌量藥品分兩第三》作“巴豆四十粒”，亦綴有量詞。

四絫①，巴豆四②、杏人五枚③，可療十數小兒，此其類也。

灸之分寸，取其人左右中指中節可也。

其使有毒狼虎性藥，乃急救性命者也；或遇發毒，急掘地作小坑，以水令滿，熟攪稍澄④，飲水自解，名爲地漿。特加是説於品題之後爾。

---

① 兩用二銖四絫：古重量單位，十黍（小米）爲一絫（後或作"累"），十絫爲一銖，二十四銖爲一兩。南北朝後衡制變大，唐代同一衡量名約相當於漢代三倍量，則古一兩可取三分之一兩。作者此處提議將古一兩改用二銖四絫，卽用十分之一的量，這應是受宋代煮散用藥量大減的影響。參見沈澍農《古方書量詞"盞"的用法變化——兼論〈金匱要略〉煮散方與版本問題》一文，《中華醫史雜誌》2002 年第 1 期。

② 巴豆四：《幼幼新書》卷二《敘小兒方可酌量藥品分兩第三》作"巴豆四粒"，義長。

③ 杏人五枚：《幼幼新書》日抄本同，明本無此句，義長。蓋後文論用量主要受巴豆影響，與杏人關係不大。

④ 稍澄：漸漸澄清。稍，逐漸。

《附廣肘後方》序 （楊序）

　　昔伊尹著《湯液》之論①，周公設醫師之屬②，皆所以拯救民疾，俾得以全生而盡年也。然則古之賢臣愛其君以及其民者，蓋非特生者遂之而已；人有疾病，坐視其危苦，而無以救療③之，亦其心有所不忍也。仰惟國家受天成命，統一四海，主上以仁覆天下，輕稅損役，約法省刑，蠲積負④，柔遠服⑤，專務以德養民，故人臣奉承于下，亦莫不以體國愛民爲心。惟政府內外宗公，協同輔翼，以共固天，保無疆之業，其心則又甚焉於斯時也。蓋民罷兵火，獲見太平，邊境寧而盜賊息矣，則人無死於鋒鏑⑥之慮；刑罰清而狴犴⑦空矣，則人無死於桎梏之憂；年穀豐而蓄積富矣，則人無死於溝壑之患。其所可虞者，獨民之有疾病夭傷而已。思亦有以救之，其不在於方書矣乎？

---

　　① 伊尹著湯液之論：伊尹，夏末商初人，曾爲商湯輔相。相傳伊尹把烹飪的經驗用於煎藥，並寫成《湯液本草》一書，闡明了四氣五味配方的理論。

　　② 周公設醫師之屬：《周禮·天官》記載，周時有醫師之官，主管食醫、疾醫、瘍醫、獸醫。

　　③ 瘵：同"療"。

　　④ 蠲積負：謂免除積欠之債。

　　⑤ 柔遠服：謂安撫遠土外族。

　　⑥ 鋒鏑(dí)：刀刃和箭鏃。借指兵器。

　　⑦ 狴犴(bì àn)：指牢獄。

然方之行於世者多矣，大編廣集，奇藥羣品，自①名醫貴胄，或不能以兼通而卒具，況可以施於民庶哉！於是行省②乃得乾統間③所刊《肘後方》善本，即葛洪所謂皆單行徑易，約而已驗，籬陌④之間，顧眄皆藥，家有此方，可不用醫者也。其書經陶隱居增修而益完矣。既又得唐慎微《證類本草》，其所附方，皆洽見精取，切於救治，而卷帙尤爲繁重，且方隨藥著，檢用卒難。乃復摘錄其方，分以類例，而附於《肘後》隨證之下，目之曰《附廣肘後方》。下監⑤俾更加讎次⑥，且爲之序而刊行之。方雖簡要，而該⑦病則衆；藥多易求，而論效則遠。將使家自能醫，人無夭橫，以溥⑧濟斯民於仁壽⑨之域，以上廣國家博施愛物之德，其爲利豈小補哉！

　　皇統四年⑩十月戊子儒林郎汴京國子監博士楊用道謹序

---

① 自：即使。

② 行省：古代中央政府派省官出使地方稱行省。此即代指行省長官。

③ 乾統間：公元 1101—1110 年。乾統，遼天祚帝耶律延禧年號。

④ 籬陌：謂籬邊和田頭。按：此引文出自葛洪《抱朴子·雜應》。

⑤ 下監(jiàn)：謂交國子監(刊刻)。

⑥ 讎(chóu)次：校讎和編次。讎，校對文字。

⑦ 該：同“賅”，包賅。

⑧ 溥(pǔ)：大，廣。

⑨ 仁壽：長壽。語本《論語·雍也》：“知者樂，仁者壽。”

⑩ 皇統四年：公元 1144 年。皇統，金熙宗完顏亶年號。

肘後備急方　卷一

救卒中惡死方第一

　　救卒死①,或先病痛,或常居寢臥②,奄忽③而絶,皆是中死④,救之方:

　　一方⑤:取葱黄心刺其鼻,男左女右,入七八寸。若使目中血出,佳。扁鵲法同,是後吹耳條中⑥。葛當言此云吹鼻,故別爲一法。

　　又方:令二人以衣壅口,吹其兩耳,極則易⑦。又可以筒⑧

---

　　①　卒死:突然昏死。卒,突然。
　　②　常居寢臥:《外臺秘要方》卷二十八《卒死方》、《醫心方》卷十四《治卒死方》作"居常倒仆",義長。
　　③　奄忽:病重垂危或昏迷不覺貌。
　　④　中死:突然中邪而昏死之證。四庫本、《醫方類聚》卷一六一《中惡門二》、《證類本草・雞子》、《醫心方》卷十四《治卒死方》作"中惡",《外臺秘要方》卷二十八《卒死方》作"中惡之類"。
　　⑤　一方:二字疑衍。或前有脱文。
　　⑥　是後吹耳條中:似指以下第三方。本句和下句"吹"字,似當作"刺"。
　　⑦　極則易:謂吹耳之人疲勞時則更換他人繼續。極,疲勞。《醫心方》卷十四《治卒死方》、《永樂大典》卷一〇三六《小兒卒暴中惡候》作"極則易人",義足。
　　⑧　筒:《外臺秘要方》卷二十八《卒死方》作"葦筒",《醫心方》（轉下頁）

吹之，並捧其肩上，側身遠之，莫臨死人上。

又方：以葱葉刺耳。耳中、鼻中血出者莫怪，無血難治，有血是候①。時②當捧兩手忽③放之，須臾死人自當舉手撈人④，言痛乃止。男刺左鼻，女刺右鼻中，令入七八寸餘，大效。亦治自縊死，與此扁鵲方同。

又方：以綿漬好酒中，須臾，置死人鼻中，手按令汁入鼻中，并持其手足，莫令驚。

又方：視其上唇裏絃絃者⑤，有白如黍米大，以針決去之。

又方：以小便灌其面，數迴，即能語。此扁鵲方法。

又方：取⑥皂莢如大豆，吹其兩鼻中，嚏則氣通矣。

又方：灸其脣⑦下宛宛⑧中承漿穴，十壯⑨，大效矣⑩。

（接上頁）卷十四《治卒死方》作"竹筒"，可參。

　①　候：徵候。此指判斷有效的依據。《外臺秘要方》卷二十八《卒死方》作"活候"，《醫心方》卷十四《治卒死方》作"治候"。

　②　時：《外臺秘要方》卷二十八《卒死方》作"其欲蘇時"，可從。

　③　忽：六醴齋本作"勿"。

　④　舉手撈人：指昏迷病人初醒時無意識的動作。

　⑤　絃絃者：指弦狀物，即上唇内繫帶。"絃"同"弦"。《幼幼新書》卷三十二《中惡第四》作"絃"一字。

　⑥　取：《醫心方》卷十四《治卒死方第一》、《幼幼新書》卷三十二《中惡第四》作"末"，義長。

　⑦　脣：《永樂大典》卷一〇三六《小兒卒暴中惡候》作"頤"。

　⑧　宛宛：凹陷處。此指下唇中部與下巴上的凹陷。

　⑨　壯：艾灸的量詞。每灸一個艾炷（艾絨搓成的球體或圓錐體）爲一壯。古代艾灸時艾炷置於皮膚上，須灼傷皮膚。"壯"似爲灼、傷二字的合音。

　⑩　灸其……效矣：《永樂大典》卷一〇三六《小兒卒暴中惡候》、《幼幼新書》卷三十二《中惡第四》本條與下文灸法諸條並列。義勝。

又方：割雄雞頸①取血，以塗其面，乾復塗。并以灰營②死人一周。

又方：以管吹下部，令數人互③吹之，氣通則活。

又方：破白犬以搨④心上。無白犬，白⑤雞亦佳。

又方：取雄鴨就死人口上，斷其頭，以熱血瀝⑥口中，并以竹筒吹其下部⑦，極則易人，氣通下卽活。

又方：取牛馬糞尚濕者，絞取汁，灌其口中，令入喉。若口已禁⑧者，以物強發之；若不可強者，乃扣齒⑨下。若無新者，以人溺解乾者，絞取汁⑩。此扁鵲云⑪。

又方：以繩圍其死人肘腕，男左女右，畢，伸繩從背上大槌⑫度以下，又從此灸，橫行各半繩⑬。此法三灸各三⑭，卽起。

---

① 雞頸：《證類本草·雞子》作"雞冠"。義長。

② 灰營死人一周："營"通"縈"。圍繞。

③ 互：輪替。按：字原作"乍"，爲"互"俗字。

④ 搨：撲貼，厚敷。

⑤ 白：《幼幼新書》卷三十二《中惡第四》作"小"。

⑥ 瀝：流滴。

⑦ 下部：此指肛門。

⑧ 禁：同"噤"。牙關緊閉。下同。《幼幼新書》卷三十二《中惡第四》、《永樂大典》卷一〇三六正作"噤"。

⑨ 扣齒：此指敲去牙齒。《外臺秘要方》卷二十八《卒死方》作"扣折齒"。

⑩ 絞取汁：《永樂大典》卷一〇三六《小兒卒暴中惡候》摘引本篇開頭至此全部條文（除灸承漿穴條），歸屬於"小兒卒暴中惡候"下之方。

⑪ 云：似當作"方"。《永樂大典》卷一〇三六《小兒卒暴中惡候》作"法"。

⑫ 大槌：大椎穴。"槌"通"椎"。

⑬ 伸繩……半繩：謂以手腕周長爲尺度，從大椎下行得一點，再以此點橫量兩邊各半繩得兩點，共灸三點。

⑭ 各三：《外臺秘要方》卷二十八《卒死方》作"各灸三壯"。可從。

又方：令爪①其病人人中，取醒。不者②，捲其手，灸下文頭③，隨年④。

又方：灸鼻人中，三壯也。

又方：灸兩足大指爪甲聚毛中，七壯。此華佗法。一云三七壯。

又方：灸臍中，百壯也。

扁鵲法又云，斷狱⑤尾，取血飲之，并縛狱以枕之，死人須臾活。

又云，半夏末如大豆，吹鼻中。

又方：搗女青屑重一錢匕，開口內⑥喉中，以水苦酒⑦，立活。

按：此前救卒死四方并後尸厥⑧事，並是《魏大夫傳》⑨中

---

① 爪：謂以指甲掐。

② 不者：《外臺秘要方》卷二十八《卒死方》、《永樂大典》卷一〇三六《小兒卒暴中惡候》、《幼幼新書》卷三十二《中惡第四》並作“不起者”。可從。

③ 捲其手灸下文頭：此謂捲病人手如握拳狀，灸其掌橫紋外盡頭。“文”，同“紋”。

④ 隨年：當作“隨年壯”。《外臺秘要方》卷二十八《卒死方》、《永樂大典》卷一〇三六《小兒卒暴中惡候》、《幼幼新書》卷三十二《中惡第四》正作“隨年壯”。

⑤ 狱：同“豚”。小豬。

⑥ 內：“納”的古字。納入。

⑦ 水苦酒：以水、醋送服藥物。“苦酒”原為一種酸苦的酒類，後世混同於醋。“苦”又或當作“若”，若，或也。《醫心方》卷十四《治卒死方》作“水若酒送下”。《證類本草·女青》同方作“水或酒送下”，意同。當據補“送下”二字。

⑧ 尸厥：突然昏厥，其狀如尸之證。見《史記·扁鵲倉公列傳》。本書見於本篇下文及下篇。厥，通“厥”。

⑨ 魏大夫傳：當為《魏夫人傳》之訛。魏夫人名魏華存，西晉女道士，上清派所尊第一代太師。今存《太平御覽》和《太平廣記》兩種《南嶽夫人內傳》（即《魏夫人傳》），皆為短文，不包含本條所記內容。按：上半夏條，（轉下頁）

正一真人①所説扁鵲受長桑公子法。尋此傳出世，在葛後二十許年，無容知見②，當是斯法久已在世，故或言楚王，或言趙王，兼立語次第亦參差故也。

又，張仲景諸要方③：

搗薤④汁，以灌鼻中。

又方：割丹雄雞冠血，管吹内鼻中。

又方：以雞冠⑤及血塗面上，灰圍四邊，立起。

又方：豬脂如雞子⑥大　苦酒⑦一升

煮沸，以灌喉中。

又方：大豆二七枚

以雞子白并酒和⑧，盡以吞之。

救卒死而壯熱者⑨：

礬石半斤

（接上頁）《證類本草》卷十《半夏》引自《紫靈元君南嶽夫人内傳》女青條，《證類本草》卷十一《女青》下引自《紫靈南君南嶽夫人内傳》，二者當是同篇。據此，如舊按所説，本書部分方子出自道家文獻。（參見王家葵《陶弘景叢考》）

① 正一真人：指正一道（東漢俗稱"五斗米教"）創始人張陵，道家稱"張道陵"，尊爲天師。

② 無容知見：謂《魏大夫（夫人）傳》後出，葛洪不可能瞭解和讀到。

③ 張仲景諸要方：張仲景醫著曾用名。以下所引内容均見於《金匱要略》第二十三篇，文字基本相同。

④ 薤：《外臺秘要方》卷二十八《卒死方》作"薤若酒"。

⑤ 以雞冠：此語與上條義重。又此方義本篇前文已出。《金匱要略》卷下《雜療》第二十三作"雞肝及血"，當從。

⑥ 雞子：指雞蛋。

⑦ 苦酒：原爲一種酸苦的酒類，後世混同於醋。

⑧ 和(huò)：拌和。

⑨ 救卒死而壯熱者：本條以及下文"救卒死而目閉者""救卒死而四支不收矢便者"（用第二方即"牛洞"方），《永樂大典》卷一〇三六屬《小兒卒死》篇中。

水一斗半,煮消①以漬②脚,令没踝③。

救卒死而目閉者:

騎牛臨面,搗薤汁,灌之耳中;吹皂莢鼻中,立效。

救卒死而張目及舌④者:

灸手足兩爪⑤後十四壯了,飲以五毒諸膏散有巴豆者。

救卒死而四支⑥不收,矢便⑦者:

馬矢一升

水三斗,煮取二斗以洗之⑧。又取牛洞⑨一升,溫酒灌口中。洞者,稀糞也。

灸心下一寸,臍上三寸,臍下四寸,各一百壯,差⑩。

若救小兒卒死而吐利,不知是何病者:

馬矢一丸

絞取汁以吞之。無濕者,水煮取汁。

又有備急三物丸散及裴公膏,並在後備急藥條中,救卒死尤良,亦可臨時合用之。

---

①　消:化開。

②　漬:浸泡。《證類本草·礬石》引作"浸"。

③　令没踝:《證類本草·礬石》引作"及踝,即得甦也"。

④　張目及舌:四庫本作"張目及吐舌",《外臺秘要方》卷二十八《卒死方》作"張目反折",《金匱要略》卷下《雜療》作"張口反折",義長。

⑤　爪:此指指甲。

⑥　四支:即"四肢"。"支"同"肢"。

⑦　矢便:排便,此指二便自出。"矢",後世作"屎",下同。此作動詞,謂排泄。

⑧　洗之:《外臺秘要方》卷二十八《卒死方》作"洗足",可參。

⑨　牛洞:牛的糞便。

⑩　差:病愈。後作"瘥"。

凡卒死、中惡①及尸蹷,皆天地及人身自然陰陽之氣,忽有乖離否隔②,上下不通,偏竭所致,故雖涉死境,猶可治而生,緣氣未都竭也。當爾之時,兼有鬼神於其間,故亦可以符術而獲濟③者。

附方

扁鵲云④:中惡與卒死、鬼擊⑤亦相類,已死者,爲治皆參用此方:

搗菖蒲生根,絞汁灌之,立差。

尸厥之病,卒死脉猶動,聽其耳中如微語聲,股間暖是也,亦此方治之。

孫真人⑥治卒死方:以皂角末吹鼻中。

輯佚

《備急千金要方》卷二十五《卒死第一》

卒死無脉,無他形候,陰陽俱竭故也,治之方……又方:

牛馬矢絞取汁飲之。無新者,水和乾者亦得。《肘後方》云:乾者以人溺解之。此扁鵲法。

○卒死,針間使各百餘息。

---

① 中惡:受邪惡之氣侵犯所致的突然昏死之證。

② 乖離否(pǐ)隔:背離而隔絕不通。

③ 獲濟:《外臺秘要方》卷二十八《卒死方》作"護濟",可參。

④ 扁鵲云:本條,《證類本草·菖蒲》標明引自《肘後方》。

⑤ 鬼擊:古人指稱一些病因不明的突發危重病證。

⑥ 孫真人:卽唐代名醫孫思邈。真人,道家稱修真得道的人,亦泛稱"成仙"之人。

又灸鼻下人中。一名鬼客廳。《肘後方》云：又治尸厥。

○魘，灸兩足大指叢毛中各二七壯。《肘後方》云華佗法；又救卒死中惡。

治中惡方：

葱心黃刺鼻孔中，血出愈。《肘後方》云：入七八寸無苦，使目中血出佳。《崔氏》云：男左女右。

○又方：使人尿其面上，愈。《肘後方》云：此扁鵲法。

○治卒忤方（此病即今人所謂中惡者，與卒死、鬼擊亦相類，爲治皆參取而用之。）……又方：犢子屎半盞，酒三升，煮服之。亦治霍亂。《肘後方》云：治鬼擊。大牛亦可用。(445)

《外臺秘要方》卷二十八《卒死方》

《備急》……又卒死而口噤不開者方：

縛兩手大拇指，灸兩白肉中二十壯。《肘後》《文仲》《范汪》同。

《集驗》療卒死，無脉，無他形候，陰陽俱竭故也。方：牽牛臨鼻上二百息。

又灸熨斗以熨兩脅下，鍼兩間使各百餘息。灸人中。

又療卒死而有脉形候，陰氣先盡，陽氣後竭故也。方：

嚼薤，哺灌之。《肘後》《張文仲》《千金》《范汪》同。(755)

《醫心方》卷十四《治卒死方第一》

《葛氏方》治卒死，或先有病痛，或居常倒仆，奄忽而絕，皆是中惡。治之方：令二人以衣壅口，吹其兩耳，極則易人。亦可以竹筒吹之，并側身遠之，莫臨死人上。

又方：以葱葉刺其耳，耳中、口中、鼻中血出者莫怪，無血難治，有血是治候也。

又方：以綿漬好苦酒中，須臾出，置死人鼻中，手案令汁入鼻中，并持其手足莫令驚。

又方：以人小便灌其面數迴[回]，即能語，此扁鵲法也。

又方：末皂莢如大豆，吹其兩鼻孔中，嚏[嚏]則氣通。

又方：搗女青屑以重一錢上[匕]，開口內[納]喉中，以水若酒送之，立活。

又方：灸齊[臍]中百壯。

又方：灸其頤下宛宛中名承漿，十壯。

又方：灸心下一寸。(298)

《醫心方》卷十四《治中惡方第二》

《葛氏方》華他[佗]治卒中惡短氣欲死者方：

韭根一把　烏梅十枚　茱萸半升

以勞水一斗煮之，以病人櫛內[納]中三沸，櫛浮者生，沉者死。煮得三升飲之。

又方：灸足兩母指上甲後蕠[叢]毛中各十四壯，即愈。(299)

《證類本草》卷十九《雞子》

《肘後方》治卒死——或先病，或常居寢臥，奄忽而絕，皆是中惡：割雄雞冠，取血塗其面，乾後復塗，并以灰營死人一周。(399)

《證類本草》卷二十八《薤》

《肘後方》救死——或先病，或常居寢臥，奄忽而絕，皆是中惡：以薤汁鼻中灌。(512)

救卒死尸蹶^①方第二

尸蹶^②之病，卒死而脉猶動，聽其耳中循循^③如嘯聲，而股間暖是也。耳中雖然嘯聲而脉動者，故當以尸蹶救之。方：

以管吹其左耳中極^④三度，復吹右耳三度，活。

又方：搗乾菖蒲，以一棗核大，著其舌下。

又方：灸鼻人中，七壯；又灸陰囊下，去下部^⑤一寸，百壯。若婦人，灸兩乳中間。

又云：爪刺^⑥人中良久，又針人中至齒，立起。此亦全是《魏大夫傳》中扁鵲法，卽趙太子之患。

又，張仲景云：尸一蹶^⑦，脉動而無氣，氣閉不通，故靜然而死也。

以菖蒲屑内鼻兩孔中吹之；令人^⑧以桂屑著舌下。又云扁鵲法，治楚王效。

又方：剔左角髮，方二寸，燒末，以酒灌，令入喉，立起也。

---

① 卒死尸蹶：原書目錄作"卒尸蹶死"。

② 尸蹶：病名，厥證之一。卽"尸厥"。厥而其狀如尸者。《素問·繆刺論》："……人身脉皆動，而形無知也。其狀若尸，或曰尸厥。"

③ 循循：疑當作"脩脩"。指耳畔有輕鳴音。語本《史記·扁鵲傳》："試入診太子，嘗聞其耳鳴而鼻張。循其兩股以至於陰，當尚溫也。"

④ 極：用力至極度。

⑤ 下部：指肛門。《醫心方》卷十四《治尸厥方》作"大孔"。

⑥ 爪刺：以指甲掐壓人體腧穴。

⑦ 尸一蹶：《金匱要略方·雜療方》引作"尸蹶"，"一"字衍。

⑧ 令人：《醫心方》卷十四《治尸厥方》作"令入"，屬上，義長。

又方：以繩圍其臂腕，男左女右，繩從大椎上度①，下行脊上，灸繩頭五十壯，活。此是扁鵲秘法。

又方：熨其兩脅下。取竈中墨如彈丸，漿水和飲之，須臾三四。以管吹耳中，令三四人更互②吹之。又，小管吹鼻孔，梁上塵如豆，著中吹之令入，差。

又方：白馬尾二七莖　白馬前脚目③二枚

合燒之，以苦酒丸如小豆，開口吞二丸，須臾服一丸。

又方：針百會，當鼻中入髮際五寸，針入三分，補之；針足大指甲下肉側去甲三分；

又針足中指甲上各三分，大指之内去端韭葉④；

又針手少陰、鋭骨之端各一分。

又方：灸膻中穴，二十八壯⑤。

輯佚

《醫心方》卷十四《治尸厥方第六》

《葛氏方》云：尸厥之病，卒死而脉猶動是也。以管吹其左耳，自極三過，復吹右耳三過，即起。

又方：搗昌〔菖〕蒲以如棗核大，著耳舌下。

又方：灸鼻下人中七壯。

---

① 從大椎上度：“上度”不合情理。《外臺秘要方》卷二十八《卒死方》引“文仲”同方作“從背上大椎度”，可從。

② 更互：輪替。“互”原作“㸦”，同“互”。

③ 馬前脚目：傳說馬有夜眼，長在馬足膝上，有此而能夜行。《外臺秘要方》卷二十八《尸厥方》作“馬前脚甲”。

④ 韭葉：謂一韭葉之寬。《外臺秘要方》卷二十八《尸厥方》作“韭葉許”。

⑤ 二十八壯：此數不合常規。《外臺秘要方》卷二十八《尸厥方》、《醫心方》卷十四《治尸厥方》並作“二七壯”。

又方：灸亶［膻］中穴二七壯。

又方：灸陰囊下，去大孔一寸，百壯；若婦人者，灸兩乳之中間。

又方：以昌［菖］蒲屑著鼻兩孔中，吹之令人，以桂屑著舌下。云扁鵲治楚王法也。以上二方，《集驗方》《龍門方》同之。(302)

救卒客忤死方第三

客忤①者，中惡之類也，多於道門②門外得之，令人心腹絞痛脹滿，氣衝心胸，不卽治，亦殺人。救之方：

灸鼻人中三十壯，令切鼻柱下也，以水漬粳米，取汁一二升，飲之。口已禁者，以物強發之。

又方：搗墨，水和，服一錢匕。

又方：以銅器若③瓦器，貯熱湯④，器著腹上；轉冷者，撤去衣，器親肉；大冷者，易以熱湯，取愈則止。

又方：以三重衣著腹上，銅器著衣上，稍稍⑤少許茅於器中燒之，茅盡益之，勿頓多也，取愈乃止。

又方：以繩橫度其人口，以度其臍，去四面各一處，灸各三

---

①　客忤：古病名。又稱卒忤、中惡。泛指感受外來不正之氣侵擾，突然厥逆不省人事的病證。多見於小兒被生人、奇物、異聲驚駭致病。參見專題輯復《小兒病卷》。

②　道門：《外臺秘要方》卷二十八《客忤方》、《醫心方》卷十四《治客忤方第四》、《證類本草·鉛丹》、《證類本草·墨》並作“道間”，義長。

③　若：或。

④　熱湯：熱水。

⑤　稍稍：漸漸。

壯,令四火①俱起,差。

又方:橫度口,中折之,令上頭著心下②,灸下頭五壯。

又方:真丹③方寸匕 蜜三合 和服。口噤者,折齒下④之。

扁鵲治忤,有救卒符⑤并服鹽湯法,恐非庸世所能⑥,故不載。而此病即今人所謂中惡者,與卒死、鬼擊亦相類,爲治參取而用之。

已死者,搗生菖蒲根,絞取汁,含之,立差。

卒忤,停尸不能言者:

桔梗(燒)二枚末之,服。

又方:末細辛、桂分等⑦,内口中。

又方:雞冠血和真朱⑧,丸如小豆,内口中,與三四枚,差。

若卒口噤不開者:

末生附子,置管中,吹内舌下,即差矣。

又方:人血和真朱,如梧桐子大,二丸,折齒納喉中,令下。

華佗卒中惡、短氣欲死:

灸足兩母指⑨上甲後聚毛中,各十四壯,即愈。未差,又灸

---

① 四火:本灸法是取口寬爲尺度,用以在臍上下左右量取四個點,同時施灸,是爲“四火”。

② 心下:指劍突下。

③ 真丹:好丹砂。《證類本草》卷五引本條附於“鉛丹”條下,誤。

④ 下:《證類本草·鉛丹》作“灌”。

⑤ 救卒符:《外臺秘要方》卷二十八《客忤方》引《文仲》作“救卒死符”,義長。

⑥ 所能:《外臺秘要方》卷二十八《客忤方》引《文仲》作“所能用”,義長。

⑦ 分等:謂諸藥分量相同。

⑧ 真朱:好丹砂。

⑨ 母指:即拇指。

十四壯。前救卒死方，三七壯，已有其法。

又，張仲景諸要方：

麻黃四兩　　杏人七十枚　　甘草一兩

以水八升，煮取三升，分令咽之。通治諸感忤①。

又方②：韭根一把　　烏梅二十個　　茱萸半斤③

以水一斗煮之。以病人櫛④内中三沸，櫛浮者生，沉者死。煮得三升，與飲之。

又方：桂一兩　　生薑三兩　　梔子十四枚　　豉五合

搗，以酒三升，攪，微煮之，味出去滓，頓服⑤，取差⑥。

飛尸走馬湯

巴豆二枚　　杏人二枚

合綿纏，椎⑦令碎，著熱湯二合中，指捻⑧令汁出，便與飲之，炊間頓下飲差小量之⑨。通治諸飛尸⑩鬼擊。

---

① 感忤：指感受外邪或受驚嚇所致之病。按：《金匱要略·雜療方》載本方爲"救卒客忤死方"，方名"還魂湯"。

② 又方：本方，《醫心方》卷十四《治中惡方第二》引自《葛氏方》轉引"華佗"。

③ 斤：《金匱要略·雜療方》、《醫心方》卷十四《治中惡方第二》作"升"，當從。

④ 櫛：梳頭用具梳子或箆子（一種密齒梳）的統稱。

⑤ 頓服：一次服完所有藥液。與分次服相對應。

⑥ 取差：《外臺秘要方》卷二十八《中惡方》作"取吐爲差"。

⑦ 椎（chuí）：用椎打擊。椎，捶擊的工具。

⑧ 捻（niē）：同"捏"，以指壓。

⑨ 頓下飲差小量之：《金匱要略》卷上《腹滿寒疝宿食病脉證》作"當下，老小量之"，《醫心方》卷十四《治鬼擊病方》作"如食頃下便差，老小量之"，《外臺秘要方》卷十三《飛尸方》作"食頃當下，老小量服之"，皆謂老人小孩酌量取用。"差"當作"老"。

⑩ 飛尸：參見本書卷一第六。

又有諸丸散，並在備急藥中。

客者，客也①；忤者，犯也，謂客氣犯人也。此蓋惡氣②，治之多愈。雖是氣來鬼鬼③毒厲之氣，忽逢觸之，其衰歇，故不能如自然惡氣治之，入身而④侵尅藏府經絡，差後，猶宜更爲治，以消其餘勢。不爾，亟終爲患，令有時輒發。

附方

《外臺秘要方》治卒客忤停尸不能言：

細辛、桂心等分，内口中。⑤

又方：燒桔梗二兩，末，米飲⑥服；仍吞麝香如大豆許，佳。

《廣利方》治卒中客忤垂死：

麝香一錢，重研，和醋二合，服之即差。

輯佚

《備急千金要方》卷二十五《卒死第一》

還魂湯，主卒感忤、鬼擊、飛尸，諸奄忽氣絶無復覺，或已死，絞口噤不開，去齒下湯；湯入口不下者，分病人髮左右捉踏肩引之藥下，復增，取盡一升，須臾立蘇。方⑦：

麻黄三兩　桂心二兩　甘草一兩　杏人七十粒

---

①　客也：《外臺秘要方》卷二十八《客忤方》引作"客氣也"。義長。

②　惡氣：《外臺秘要方》卷二十八《客忤方》引作"惡鬼毒厲之氣"。

③　鬼鬼：六醴齋本作"鬼魅"，義勝。

④　雖是……人身而：《外臺秘要方》卷二十八《客忤方》無此三十字，作"亦有"二字。

⑤　外臺……口中：本條本篇正文已出，不當補。

⑥　米飲：米飲汁。米粥上面的清湯。

⑦　本方：已見於《肘後方》原書第三篇，本佚文主治描述較詳。

右四味,㕮咀,以水八升,煮取三升,分三服。《肘後方》云:
《張仲景方》無桂心,用三味。(445—446)

《醫心方》卷十四《治客忤方第四》

《葛氏方》客忤死者,中惡之類也,喜於道間門外得之,令
人心腹絞痛,脹滿,氣衝心胸,不卽治亦殺人,治之方:

以水漬粳米,取汁一二升飲之,口已噤者,以物強發内
[納]之。

又方:銅器若瓦器盛熱湯,先以衣三重藉腹上,乃舉湯器
著衣上;湯轉冷者去衣,器親穵[肉];大冷者易以熱湯,取
愈也。

又方:搗書墨,水和服一錢上[匕]。

又方:以繩橫度其人口,以度度臍,去四面各一處灸,各三
壯,令四火俱起。

又方:灸鼻下人中卅壯,令切鼻柱下。

又方:橫度口,中折之,令上頭著心下,灸下頭五壯。

又云,已死者:搗生昌[菖]蒲根,絞取汁含之,立愈。
(300—301)

《證類本草》卷二十《真珠》

《肘後方》卒忤停尸不能言:真珠①末,以雞冠血和丸小豆
大,以三四粒内口中。

又方,主鎮安魂魄,珠蜜方:煉真珠如大豆,以蜜一蜆殼
和,一服與一豆許,日三。大宜小兒矣。(414)

---

① 真珠:真的珍珠。要求不用僞品,故冠以“真”。古方書中多有此稱。
但本條與下條之“珠”,頗疑是“朱”之俗字。朱者朱砂,古俗亦作“珠”。下條
“真珠”,《幼幼新書》卷四《朱蜜法第十六》卽作“真朱”。參本書小兒病卷第一
篇輯引。

※救自縊死方·新輯佚篇

《外臺秘要方》卷二十八《自縊死方》

《肘後》葛氏療自縊死,心下尚微溫,久[①]猶可活方:

徐徐抱解其繩,不得斷之,懸其髮,令足去地五寸許,塞兩鼻孔,以蘆管內其口中至咽,令人噓之,有頃,其腹中礱礱轉,或是通氣也。其舉手撈人,當益堅捉持,更遞噓之,若活了能語,乃可置。若不得懸髮,可中分髮,兩手牽之。

又方:皂莢末,葱葉吹其兩鼻孔中,逆出,復內之。《千金》《備急》《文仲》同。

又方:以蘆管吹其兩耳,極則易人吹,取活乃止。若氣通者,以少桂湯稍稍嚥之,徐徐乃以少粥清與之。

仲景云:自縊死,旦至暮,雖已冷,必可療;暮至旦,小難也。恐此當言陰氣盛故也。然夏時夜短於晝,又熱,猶應可療。

又云,心下若微溫者,一日以上猶可活。皆徐徐抱解,不得截繩。上下安被臥之,一人以腳踏其兩肩,手小挽其髮,常弦弦,勿縱之;一人以手按據胸上,微動之;一人摩捋臂脛,屈伸之。若已殭,但漸漸強屈之,並按其腹。如此一炊頃,氣從口出,呼吸,眼開,而猶引按莫置,亦勿苦勞之。須令可,少桂心湯及粥清含與之,令濡喉,漸漸能嚥,乃稍止。兼令兩人各

---

① 心下尚微溫久:《醫心方》卷十四《治自縊死方》作"雖已久,心下尚微溫",義長。

以管吹其兩耳彌好，此最善，無不活者，並皆療之。《肘後》《備急》《文仲》《古今錄驗》同。

《備急》方：

以羈衣若氍毹①、厚氈物覆其口鼻，抑之，令兩人極力吹其兩耳，一炊頃可活也。《肘後》《千金》《文仲》《集驗》《小品》同。

○《范汪》療自縊死方：

懸其髮，令足裁至地，一時許即活。

又方：急手掩其口鼻，勿令內氣稍出，二時許，氣至即活。《備急》《文仲》《古今錄驗》《肘後》同。(771)

《醫心方》卷十四《治自縊死方第十》

《葛氏方》云：自經②死，雖已久，心下尚微溫，猶可治也。治之方：

末皂莢，以葉吹內[納]其兩鼻孔中。

又方：以蘆管吹其兩耳，極則易人，取活乃止。若氣通者，少以桂湯稍稍咽，徐徐乃以少少粥清與之。(305)

《證類本草》卷十九《雞子》

自縊死，定安心神，徐緩解之，慎勿割繩斷，抱取。心下猶溫者，刺雞冠血滴口中即活，男雌女雄。

又方：以雞屎白如棗大，酒半盞和灌之，及鼻中佳。(398)

---

① 羈(jì)衣若氍(qú)毹(sōu)：毛氈、毛褥之類。

② 自經：同"自縊"。

※救溺死方・新輯佚篇

《外臺秘要方》卷二十八《溺死方》

《肘後》療溺死一宿者，尚可活方：

以皂莢末，綿裹，内下部中，須臾出水則活。《古今錄驗》同。

又方：倒懸、解衣，挑去臍中垢，極吹兩耳即活。《集驗》《千金》《小品》《文仲》《備急》同。

又方：倒懸死人，以好酒灌鼻中，立活。《千金》《備急》《文仲》《古今錄驗》同。

又方：取甕傾之，以死者伏甕上，令口臨甕口，燃以蘆火二七把，燒甕中，當死人心下，令煙出，小人死者鼻口中，鼻口中水出盡則活。蘆盡，更益爲之，取活而止。常以手候死人身及甕，勿令甚熱，冬天常令火氣能使死人心下得暖。若卒無甕，可就岸穿地，令如甕，燒之令暖，乃以死人著上，亦可用車轂爲之，當勿隱①其腹，及令得低頭，使水出，並熬灰數斛，以粉身，濕即易。《千金》同。

《小品》療溺死，若身尚暖者方：

取竈中灰兩石餘，以埋人，從頭至足，水出七孔，即活。《備急》《千金》《肘後》同。

又方：便脱取暖釜覆之，取溺人伏上，腹中出水便活也。《肘後》同。並出第十卷中。

○《備急》療溺死方：

---

① 隱：突出。此指突入，硌壓。

屈死人兩脚，著人肩上，以死人背向生人，背負持走，吐出水便活。《肘後》云"亦治凍死"。《千金》《肘後》《文仲》《集驗》《小品》《古今錄驗》同。出第八卷中。(773)

《醫心方》卷十四《治溺死方第七》

《葛氏方》溺死一宿者，尚可活，治之方：

倒懸死人，以好酒灌其鼻，立活。《龍門方》同之。

又云，身尚溫者：取竈中灰二石餘，埋人，從頭到足，卽活。

又方：便脫取暖釜覆之，取溺人伏其上，腹中水出便活。(303)

《太平御覽》卷七十四《沙》

葛洪《肘後方》曰：治溺水方：

熬沙以覆死人，使上下有沙，但①出口鼻。(348)

※救入井塚悶死方·新輯佚篇

《外臺秘要方》卷二十八《入井塚悶方》

《肘後》云：此事他方少有其說，且人爲之寡，不俟別條，今於水凍之後附此。乃是地氣薰蒸，蓋亦障霧之例，服諸解毒犀角、雄黃、麝香之屬，豉豆、竹瀝、升麻諸湯，亦應爲佳。

《小品》療入井塚悶冒方：

凡五月、六月，井中及深塚中皆有伏氣，入中令人鬱悶殺人。如其必須入中者，先以雞、鴨、雜鳥毛投之，直下至底，則無伏氣；毛若徘徊不下，則有毒氣也。亦可内生六畜等置中，

---

① 沙但：四庫本《太平御覽》作"水俱"，二字屬下。

若有毒，其物卽死；必須入不得已，當先以酒（若無，以苦酒）數升，先灑井塚中四邊畔，停少時，然後可入。若覺中有些氣鬱悶，奄奄欲死者，還取其中水灑人面，令飲之，又以灌①其頭及身體，卽活。若無水，取他水用也。《肘後》《千金》《古今錄驗》同。(774)

《醫心方》卷十八《治入塚毒方第五十三》

《葛氏方》治入井及塚中，遇毒氣，氣息奄奄，便絕方：

以水漢其面，并令含水；又，便汲其所入井若塚中水數斛以灌之，從頭至足，須臾活。

又方：服諸解毒屖[犀]角、雄黃、麝香之屬，豉豆、竹瀝、升麻諸湯。(421)

※救熱暍死方·新輯佚篇

《外臺秘要方》卷二十八《熱暍方》

《肘後》夏月中熱暍死，凡中暍死，不可使得冷，得冷便死。療之方：

以屈革帶繞暍人臍，使三、四人尿其中，令溫。亦可用泥土屈草，亦可扣瓦碗底，若脫車釭，以著暍人臍上，取令尿不得流去而已，此謂道路窮急無湯，當令人尿其中。

仲景云：欲使多人尿，取令溫；若有湯，便可與之。

仲景云：不用泥及車釭，恐此物冷暍。既在夏月，得熱土泥、暖車釭，亦可用也。《備急》《文仲》《集驗》《小品》《千金》同。

---

① 灌：澆淋。

又方：灸兩乳頭各七壯。《千金》同。

又方：取道中熱塵土，以積喝人心下，多爲佳，少冷卽易，通氣也。《千金》同。

又方：搗菖蒲汁，飲之一二升。

〇《文仲》療夏月喝死方：

濃煮蓼汁，灌三升，不差更灌之。《肘後》《千金》同。

《古今錄驗》療熱喝方：

令人口噓心前令暖，易人爲之。《肘後》同。(772)

《醫心方》卷十四《治熱喝死方第八》

《葛氏方》凡中熱喝死，不可使卒得冷，得冷便仍死矣。治之方：

以泥作缶，繞喝人齊[臍]，使三四人更溺其中。

又方：亦可屈革帶，亦可扣瓦埦底若脫車釭，以著喝人齊[臍]上，取令溺不得流去而已。此道路窮急無湯，當令人溺；若有湯，便可以與之。

又方：乾薑　橘皮　甘草

末，少少内[納]熱湯中，令稍稍咽，勿頓多，亦可煮之。

(303—304)

※救凍死方·新輯佚篇

《醫心方》卷十四《治凍死方第九》

《葛氏方》治冬天墮水凍四支[肢]直、口噤，裁[才]有微氣方：

以大器多熬灰使暖，囊盛，以薄其心上，冷復易。心暖氣通,目則轉,口乃得開。溫酒及作粥清稍稍含之,即活。若不先溫其心,便持火灸其身,冷氣與火并[倂],則死,勿爲也。《千金方》《救急單驗方》皆同之。(304/又見《外臺秘要方》卷二十八《凍死方》774)

《外臺秘要方》卷二十八《溺死方》

《備急》療溺死方:

屈死人兩脚,著人肩上,以死人背向生人,背負持走,吐出水便活。《肘後》云"亦治凍死"。《千金》《肘後》《文仲》《集驗》《小品》《古今錄驗》同。出第八卷中。(773)

治卒得鬼擊方第四

鬼擊①之病,得之無漸②,卒著如人③刀刺狀④,胸脅腹内,絞急⑤切痛,不可抑按,或即吐血,或鼻中出血,或下血,一名鬼排⑥。治之方:

灸鼻下人中一壯,立愈。不差,可加數壯。

又方:升麻　獨活　牡桂分等

末,酒服方寸匕,立愈。

---

①　鬼擊:病名。胸腹部突然絞痛或伴有出血的疾患。因卒中鬼氣,忽如刀刃刺擊,或如杖打之狀,故名。

②　無漸:謂突然發生。

③　如人:《證類本草·酒》乙作"人如",義長,可從。

④　刀刺狀:《外臺秘要方》卷二十八《鬼擊方》引作"以刀矛刺狀",義足,可從。

⑤　絞急:《證類本草·艾葉》作"疗刺",《證類本草·酒》作"疗結"。

⑥　鬼排:與"鬼擊"意同。"排"同"捭",擊打。

又方：灸臍下一寸，三壯。

又方：灸臍上一寸，七壯，及兩踵白肉際，取差。

又方：熟艾如鴨子①大三枚

水五升，煮取二升，頓服之。

又方：鹽一升

水二升，和攪飲之，并以冷水噀②之，勿令即得吐，須臾吐，即差。

又方：以粉一撮，著水中攪飲之。

又方：以淳酒③吹内兩鼻中。

又方：斷白犬一頭，取熱犬血一升，飲之。

又方：割雞冠血以瀝口中，令一咽，仍破此雞以搨④心下，冷乃弃之於道邊。得烏雞彌佳妙。

又方：牛子矢一升

酒三升，煮服之。大牛亦可用之。

又方：刀鞘三寸

燒末，水飲之。

又方：燒鼠矢，末，服如黍米。不能飲之，以少水和，内口中。

又有諸丸散，並在備急藥條中。

---

① 鴨子：鴨蛋。

② 噀（xùn）：液體含在口中而噴出。《外臺秘要方》卷二十八《鬼擊方》引作“潠”，同。

③ 淳酒：《外臺秘要方》卷二十八《鬼擊方》、《醫心方》卷十四《治鬼擊病方》引作“淳苦酒”。

④ 搨（tà）：同“搨”。撲貼，厚敷。

今巫①實見人忽有被鬼神所擺拂②者，或犯其行伍，或遇相觸突，或身神散弱，或愆負③所貽。輕者因而獲免，重者多見死亡。猶如燕簡輩④事，非爲虛也。必應死，亦不可⑤，要自不得不救爾。

附方

《古今錄驗》療妖魅猫鬼，病人不肯言鬼方：

鹿角屑搗散，以水服方寸匕，卽言實也。

輯佚

《醫心方》卷十四《治鬼擊病方第三》

《葛氏方》治鬼擊病方：

以醇苦酒吹内［納］兩鼻孔中。

又方⑥：灸鼻下人中一壯，立愈。不愈可加壯數也。

又云，治諸飛尸鬼擊走馬湯方：

---

①　巫：《外臺秘要方》卷二十八《鬼擊方》作“巫覡”。女巫爲巫，男巫爲覡，合稱“巫覡”。亦泛指以裝神弄鬼替人祈禱爲職業的巫師。

②　擺拂：擊打。“擺”同“捭”，《説文》：“捭，兩手擊也。”“拂，過擊也。”“拂”又同“攢”。《醫心方》引作“攢”。《集韻》：“攢，擊僕也。”“擺拂”，《外臺秘要方》卷二十八《鬼擊方》引作“擊刺擺損”。

③　愆負：過失。按以上四句總謂人遭意外災禍，都因自己有某種過錯。

④　燕簡輩：《外臺秘要方》卷二十八《鬼擊方》引作“周宣燕簡”。按，燕簡，據《史記》可能應是燕惠公。周宣公、燕惠公都因自己亂政而最終猝死。輩，“輩”的異體字。

⑤　必應死亦不可：四庫本、《外臺秘要方》卷二十八《鬼擊方》並作“必應死者，亦不可療”，可從。

⑥　又方：《醫心方·札記》謂，仁和寺本此前有“又方灸齊［臍］上一寸七壯”九字。

卒魘不覺

灸足下大指聚毛中，二十一壯。

人喜魘及惡夢者

取火死灰①，著履中，合②枕。

又方：帶雄黃，男左女右。

又方：灸兩足大指上聚毛中，灸二十③壯。

又方：用真麝香一子④於頭邊。

又方：以虎頭枕尤佳。

辟魘寐方：

取雄黃如棗核，繫左腋下。令人終身不魘寐。

又方：真赤罽⑤方一赤⑥，以枕之。

又方：作犀角枕佳。以青木香內枕中，并帶⑦。

又方：魘治卒魘寐久，書此符於紙，燒令黑，以少水和之，內死人口中，懸鑑⑧死者耳前打之，喚死者名，不過半日，即活。

魘臥寐不寤者，皆魂魄外遊，爲邪所執錄⑨，欲還未得所。忌火照，火照遂不復入。而有燈光中魘者，是本由明出，但不

---

① 取火死灰：《外臺秘要方》卷二十八《卒魘方》作"取燒死人灰"。

② 合：《外臺秘要方》卷二十八《卒魘方》作"令"。義長。

③ 二十：《外臺秘要方》卷二十八《卒魘方》作"二十一"，合古灸法常規。

④ 用真麝香一子：《醫心方》卷十四《治魘不寤方》作"枕真麝香一子"。"一子"或指一塊。《外臺秘要方》卷二十八《卒魘方》作"枕麝香一分"。一子，六醴齋本作"一字"。按古人以銅錢抄取散藥，錢面抄滿藥不滑脫爲一錢匕，取其四分之一爲一字。

⑤ 罽(jì)：毛織物。

⑥ 赤：通"尺"。

⑦ 帶：《外臺秘要方》卷二十八《卒魘方》作"帶之亦佳"。義勝。

⑧ 鑑：銅鏡。

⑨ 執錄：拘捕收留。

反身中故耳。

附方

《千金方》治鬼魘不悟：皂莢末刀圭，起死人①。

輯佚

《醫心方》卷十四《治魘不寤方第五》

《葛氏方》云：臥魘不寤，勿以火照之，照之殺人。但痛齧其踵及足母指甲際，而多唾其面。治之方：

末皂莢，以管吹内[納]兩鼻孔中，卽起。已三四日猶可吹之。

又方：末竈中黃土，吹内[納]兩鼻孔中。

又方：取韭菜搗，以汁吹其鼻孔中，冬月掘根可絞。

又方：以筆毛刺鼻孔，男左女右，可展轉進之。

又方：以牛若馬臨魘人上二百息，青牛尤佳。

又方：末昌[菖]蒲吹鼻中，末桂内[納]舌下。

又方：令一人坐頭首，一人於户外呼病者姓名，坐人應曰人諾在，②便卽得蘇也。今案：《救急單驗方》："井中呼之。"

又云，喜魘及惡夢者方：枕真射[麝]香一子於頭邊。

又方：帶雄黃，男左女右。

又方：作犀角枕佳。

又方：以虎頭爲枕。

---

① 本方：《備急千金要方》卷二十五《卒死第一》作："末皂莢如大豆許，吹鼻中，嚏則氣通，起死人。"

② 曰人諾在：《外臺秘要方》卷二十八《卒魘方》作"曰在"，《肘後方》作"曰諾在"，《醫心方》"人"字似衍。

又方：以青木香内［納］枕中，帶之①。(301)

治卒中五尸方第六

五尸者(飛尸、遁尸、風尸、沉尸、尸注也，今所載方兼治之)，**其狀腹痛脹急，不得氣息，上衝心胸，旁攻兩脅，或礧塊②涌③起，或攣引腰脊，兼治之。方：**

灸乳後三寸，十四壯，男左女右。不止，更加壯數，差。

又方：灸心下三寸，六十壯。

又方：灸乳下一寸，隨病左右，多其壯數，卽差。

又方：以四指尖其痛處，下灸指下際數壯；令人痛，上④爪其鼻人中；又爪其心下一寸，多其壯，取差。

又方：破雞子白，頓吞之。口閉者，内喉中，搖頓令下⑤，立差。

又方：破雞子白，頓吞七枚。不可⑥，再服。

---

① 帶之：《外臺秘要方》卷二十八《卒魘方》引《文仲方》作"并帶之，亦佳"，義足，可從。

② 礧塊：亦作"累塊"，指有形物塊。

③ 涌：《外臺秘要方》卷十三《五尸方》作"踴"，義勝。

④ 上：《聖濟總錄》卷一九四《治卒中五尸灸法》、《普濟方》卷四二三《治卒中五尸》並無"上"字(前句亦無"下"字)，以"令人痛爪其鼻人中"爲句，義長。

⑤ 口閉者内喉中搖頓令下：《外臺秘要方》卷十三《五尸方》作"困者搖頭令下"。義長。"頓"當作"頭"。

⑥ 不可：未好轉。

又方：理①當陸②根，熬，以囊貯，更番熨之，冷復易。

雖有五尸之名，其例皆相似，而有小異者。飛尸者，游走皮膚，洞穿藏府，每發刺痛，變作無常也；遁尸者，附骨入肉，攻鑿血脉，每發不可得近，見屍喪、聞哀哭便作也；風尸者，淫躍四肢③，不知痛之所在，每發昏恍，得風雪便作也；沉尸者，纏結藏府，衝心脅，每發絞切，遇寒冷便作也；尸注者，舉身沉重，精神錯雜，常覺惛廢，每節氣改變，輒致大惡。此一條，別有治後熨也。

凡五尸，卽身中屍鬼接引也，共爲病害，經術甚有消滅之方，而非世徒能用④，今復撰其經要，以救其敝⑤，方：

雄黃一兩　大蒜一兩

令相和似彈丸許，内二合熱酒中，服之須臾差。未差，更作。已有瘺⑥者，常畜⑦此藥也。

又方：乾薑　桂分等

末之，鹽三指撮，熬令青，末，合水服之，卽差。

又方：搗蒺藜子，蜜丸，服如胡豆二丸，日三。

又方：粳米二升，水六升，煮一沸服之。

又方：豬肪八合，銅器煎，小沸，投苦酒八合相和，頓服卽差。

---

①　理：治，加工。本當作"治"，避唐李治諱而改。《外臺秘要方》卷十三《遁尸方》作"搗"。

②　當陸：卽"商陸"。

③　淫躍四肢：似當作"四肢淫躍"。淫躍，皮膚肢體麻木痛癢貌。

④　而非世徒能用：《永樂大典》卷九一〇作"後世不能用"。世徒，指普通人。

⑤　敝：同"弊"。弊病，弊端。

⑥　已有瘺(chèn)：《外臺秘要方》卷十三《五尸方》、《醫心方》卷十四《治諸尸方第十二》作"有尸疹"。"瘺"卽"疹"，"疹"之俗字。此處借作"疢"，指疾病。

⑦　畜：同"蓄"。儲存。

又方：掘地作小坎①，水滿中，熟攪，取汁服之。

又方：取屋上四角茅，內銅器中，以三赤布覆腹，著器布上，燒茅令熱，隨痛追逐，蹠②下癢即差。若瓦屋，削取四角柱燒之亦得，極大神良者也。

又方：桂一赤　薑一兩　巴豆三枚

合搗末，苦酒和如泥，以傅③尸處，燥卽差。

又方：烏臼根（剉④）二升

煮令濃，去滓，煎汁凡五升，則入水一兩⑤，服五合至一升，良。

又方：忍冬莖葉（剉）數斛

煮令濃，取汁煎之，服如雞子一枚，日二三服，佳也。

又方：燒亂髮、熬杏人等分⑥，搗膏，和丸之，酒服桐子大三丸，日五六服。

又方：龍骨三分　藜蘆二分　巴豆一分

搗和，井花水⑦服如麻子大，如法丸。

---

① 坎：坑。

② 蹠（zhí）下：腳底。

③ 傅：敷藥。後世作“敷”。

④ 剉：鍘切，碎切。

⑤ 則入水一兩：“水”爲“朱”之誤。《永樂大典》卷九一〇用水“入水五升”，亦誤。《太平聖惠方》卷五十六《治諸尸諸方》本條作：“烏臼根皮一斤（剉），朱砂二兩（細研，水飛過）。右件藥，用水五升，先煮烏臼根令濃，去滓，不計時候【服】。用汁一合，調下朱砂一錢。”《太平聖惠方》加朱是臨服加用，每用一錢；本書是製作時統加，總量一兩。

⑥ 等分：義同“分等”。諸藥分量相同。

⑦ 井花水：亦作“井華水”。每日清晨水井中打出的第一桶水。《本草綱目·井泉水》引汪穎曰：“井水新汲，療病利人。平旦第一汲，爲井華水，其功極廣，又與諸水不同。”

又方：漆葉暴①乾，搗末，酒服之。

又方：鼉肝一具，熟煮，切食之令盡，亦用蒜虀②。

又方：斷鼉頭，燒末，水服，可分爲三度，當如肉者，不盡，後發更作。

又方：雄黃一分　梔子十五枚　芍藥一兩

水三升，煮取一升半，分再服。

又方：梔子二七枚，燒末服。

又方：乾薑　附子各一兩　桂二分　巴豆三十枚去心。並生用搗篩，蜜和，搗萬杵，服二丸，如小豆大。此藥無所不治。

又，飛尸入腹刺痛死方：

凡犀角、射罔③、五注丸，並是好藥，別在大方中。

治卒有物在皮中如蝦蟆④，宿昔下入腹中，如杯⑤不⑥，動搖掣痛不可堪，過數日卽殺人。方：

巴豆十四枚　龍膽一兩　半夏　土瓜子各一兩　桂一斤半

合搗碎，以兩布囊貯，蒸熱，更番⑦以熨之，亦可煮飲，少少服之。此本在雜治中，病名曰陰尸，得者多死。

---

① 暴：同“曝”，曝曬。

② 虀(jī)：同“齏”，碎切的菜。《證類本草·鮀魚甲》此下有“食之”二字。

③ 射罔(wǎng)：中藥名。常例作“射菵”。草烏頭或其煎汁。此指烏頭丸。

④ 蝦蟆：卽蟾蜍。今習作“蛤蟆”。

⑤ 杯：同“杯”。

⑥ 不：《諸病源候論》卷二十三《陰尸候》作“大”，可從。

⑦ 更番：輪番。

輯佚

《醫心方》卷十四《治諸尸方第十二》

《葛氏方》云：雖有五尸之名，其例皆相似，而小有異者。一飛尸（變作無常）、二遁尸（聞哀哭便作）、三風尸（得風便作）、四沉尸（遇寒冷便作）、五尸經①（變轉致大惡）。

又云，凡五尸，即是身中尸鬼接引外邪共爲病害，《經術》其有消滅之方，而非世徒能用。今復撰諸經要，以救其弊。方：

雄黃一兩　大蒜一兩

搗令相和如彈丸者，内二合熱酒中服之，須臾差［瘥］。未差［瘥］，更一服便止。有尸疹者，常宜蓄此藥也。

又方：桂　乾薑分等

末之，鹽三指撮，熬令青，末，合水服二方寸匕。(308—309)

治尸注鬼注方第七

尸注、鬼注病者，葛云即是五屍②之中尸③注，又挾諸鬼邪爲害也。其病變動，乃有三十六種至九十九種④。大略使人寒

---

① 經：本書前文、《外臺秘要方》卷十三《五尸方》作"注"，當據改。

② 屍：底本原書如此。據原病通例，當作"尸"。《證類本草·獺肝》《證類本草·桃核人》正作"尸"。

③ 之中尸：《證類本草·獺肝》《證類本草·桃核人》作"一"一字。又《醫心方》卷十四《治注病方第十一》"之中"作"中之"。

④ 其病……九種：《醫心方》卷十四《治諸尸方》無此十五字。此十五字似爲衍入。

熱、淋瀝①、恍恍默默②,不的③知其所苦,而無處不惡。累年積月,漸就頓滯④,以至於死。死後復傳之⑤旁人,乃至滅門。覺知此候⑥者,便宜急治之。方:

取桑樹白皮,曝乾,燒爲灰,得二斗許,著甑中蒸,令氣浹⑦便下,以釜中湯三四斗,淋之又淋,凡三度,極濃止,澄清,取二斗,以漬赤小豆二斗,一宿⑧,曝乾,乾復漬,灰汁盡止。乃濕蒸令熟,以羊肉若鹿肉作羹,進此豆飯。初食一升至二升,取飽滿。微者三四斗愈,極者⑨七八斗。病去時,體中自覺疼癢淫淫⑩。或若根本⑪不拔,重爲之。神驗也。

又方:桃人五十枚,破研,以水煮取四升,一服盡,當吐⑫;吐病不盡,三兩日更作。若不吐,非注。

---

① 淋瀝:原指小便滴瀝不爽或水液滴落貌,引申指遷延不愈。

② 恍(huǎng)恍默默:《諸病源候論》卷二十三《尸注候》、《外臺秘要方》卷十三《尸疰方》、《醫心方》卷十四《治諸尸方》、《永樂大典》卷九一〇《尸注》並作"沉沉嘿嘿"。可從。恍恍,同"怳怳",恍惑迷亂,神志不清;嘿嘿,同"默默"。又,《證類本草·獺肝》《證類本草·桃核人》四字作"沉沉默默"。

③ 的:確實。

④ 頓滯:困頓滯重。謂病重臥牀。

⑤ 傳之:《醫心方》卷十四《治諸尸方》作"注易"。注易,傳注換易,猶今言"傳染"。義長。

⑥ 候:《醫心方》卷十四《治諸尸方》作"疾"。義長。

⑦ 浹:滿。

⑧ 一宿:《永樂大典》卷九一〇《尸注》、《醫方類聚》卷一六一《中惡門二》並作"一宿出",義長。

⑨ 極者:病重者。

⑩ 淫淫:皮下游走性痛癢貌。

⑪ 根本:此指病根。

⑫ 當吐:《醫心方》卷十四《治諸尸方》作"當吐病",義長。

又方：杜蘅一兩　莖①一兩　人參半兩許　瓠子②二七枚　松蘿六銖　赤小豆二七枚

搗末散，平旦③溫服方寸匕，晚當吐百種物。若不盡，後更服之也。

又方：獺肝一具，陰乾，搗末，水服方寸匕，日三。一具未差，更作。《姚》④云神良。

又方：朱砂　雄黃各一兩　鬼臼　莴草各半兩　巴豆四十枚（去心、皮）　蜈蚣兩枚

搗，蜜和丸，服如小豆；不得下，服二丸。亦長將行之。

《姚氏》：燒髮灰、熬杏人紫色，分等搗如脂，豬脂和，酒服梧桐子大，日三服，差。

又有華佗狸骨散、龍牙散、羊脂丸諸大藥等，並在大方中，及成帝所受淮南丸，並療痎易⑤滅門。

女子小兒多注車注船⑥，心悶亂，頭痛，吐，有此痀⑦者，宜辟方：

車前子、車下李根皮、石長生、徐長卿各數兩，分等。麤⑧

---

①　莖：當作"豆豉"。"豆（荳）"形近誤作"莖"，"豉"字脫。《普濟方》卷二三七《尸痀》引《肘後方》"莖"下有"豉"字，"莖"屬上，爲量詞；《永樂大典》卷九一〇《尸注》中正作"豆豉"，可從。

②　瓠（hù）子：瓠瓜的種子。

③　平旦：清晨。古時段名。

④　姚：北周醫家姚僧垣（499—586），曾任梁代太醫正，撰有《集驗方》13卷，原書已佚，其内容散見於《外臺秘要方》等後世醫書。

⑤　痎易：指勞瘵（類似現代結核病）一類傳染病。

⑥　注車注船：即暈車暈船。

⑦　痀：同"疢"，疾病。

⑧　麤：同"粗"。

搗作方，囊貯半合，繫衣帶及頭；若注船，下①暴慘，以和此共帶
之；又臨入船，刻取此船自②燒作屑，以水服之。

附方

《子母秘錄》治尸注：

燒亂髮，如雞子大，爲末，水服之，差。

《食醫心鏡》主傳尸鬼氣③、咳嗽、痃癖④、注氣、血氣不通、
日漸羸瘦。方：

桃人一兩（去皮尖，杵碎）

以水一升半煮汁，著米煮粥，空心⑤食之。

輯佚

《醫心方》卷十四《治注病方第十一》

《葛氏方》云：注病，卽是五尸中之尸注，又狹［挾］諸鬼耶
［邪］爲害也。大略令人寒熱淋瀝，沉沉嘿嘿，不的知所苦，而
無處不惡，累年積月，漸以至死。死後復注易旁人，乃致滅門。
覺似此疾者，便宜急治之，方：

桃核人五十枚，研之。以水一斗，煮取四升，一服盡，當吐
病。病不盡，二三日更作。若不吐者非注。（308）

---

① 下：暈船主見"吐"，"下"字似衍。
② 自：《永樂大典》卷九一〇《尸注》作"木"，義明。
③ 傳尸鬼氣：指勞瘵（類似現代結核病）一類傳染病。
④ 痃癖：古病名，以臍腹或脅肋部有痞塊爲主症。
⑤ 空心：空腹。

治卒心痛方第八

治卒心痛①

桃白皮煮汁。宜空腹服之。

又方：桂末若②乾薑末，二藥並可單用。溫酒服方寸匕，須臾六七服，差。

又方：驢矢，絞取汁③五六合，及熱頓服，立定。

又方：東引④桃枝一把，切，以酒一升，煎取半升，頓服，大效。

又方：生油半合，溫服，差。

又方：黃連八兩，以水七升，煮取一升五合，去滓，溫服五合，每日三服。

又方：當戶⑤以坐，若男子病者，令婦人以一桮水以飲之；若婦人病者，令男子以一桮水以飲之，得新汲水尤佳。又，以

---

①　卒心痛：突發心胸痛。按古稱心痛包括真心痛、胃痛、心絞痛及其他上腹突發疼痛。

②　若：或者。

③　絞取汁：取藥汁的方法之一。將新鮮藥材洗淨、搗爛後，用潔淨的布包裹，擰絞取汁的方法。

④　東引：東向生長。古人用樹枝、樹根多要求取東引者。蓋東屬木，在東者木氣足。

⑤　當戶：對著門。戶，門。《醫方類聚》卷九三《心腹痛門二》此上有“令病人”三字。《證類本草·泉水》引《百一方》無“當戶以坐”四字，本方用治“患心腹冷病者”。

蜜一分,水二分,飲之益①良也。

又方:敗布裹鹽如彈丸,燒令赤,末,以酒一盞服之。

又方:煮三沸湯一升,以鹽一合攪飲之。若無火作湯,亦可用水。

又方:閉氣忍之數十度,并以手大指按心下宛宛中,取愈。

又方:白艾(成熟者)三升

以水三升,煮取一升,去滓,頓服之。若爲客氣②所中者,當吐之蟲物③。

又方:苦酒一柸　雞子一枚

著中合攪,飲之。好酒亦可用。

又方:取竈下熱灰,篩去炭,分以布囊貯,令灼灼爾④。便更番以熨痛上,冷,更熬熱。

又方:蒸大豆若煮之,以囊貯,更番熨痛處,冷復易之。

又方:切生薑若乾薑半升,以水二升,煮取一升,去滓,頓服。

又方:灸手中央長指端,三壯。

又方:好桂,削去皮,搗篩,溫酒服三方寸匕。不差者,須臾可六七服。無桂者,末乾薑佳。

又方:橫度病人口,折之以度心厭下⑤,灸度頭⑥三壯。

---

①　益:更。
②　客氣:外來之邪氣。
③　吐之蟲物:六醴齋本作"吐出蟲物",義勝。《外臺秘要方》卷七《卒心痛方》作"吐蟲物出"。《證類本草·艾葉》作"吐蟲物"。
④　灼灼爾:熱貌。
⑤　心厭下:卽劍突下。
⑥　度頭:謂以口寬的一半,從劍突處下量所得的點。

又方:畫地作五行字①,撮中央土,以水一升,攪飲之也。

又方:吳茱萸二升　生薑四兩　豉一升

酒六升,煮三升半。分三服。

又方:人參　桂心　栀子(擘)　甘草(炙)　黃芩各一兩

水六升,煮取二升,分三服,奇效。

又方:桃人七枚,去皮尖,熟研,水合頓服,良。亦可治三十年患。

又方:附子二兩(炮)　乾薑一兩

搗,蜜丸,服四丸,如梧子大,日三②。

又方:吳茱萸一兩半　乾薑准上③　桂心一兩　白术二兩
人參　橘皮　椒(去閉④口及子、汗⑤)　甘草(炙)　黃芩　當歸
桔梗各一兩　附子一兩半(炮)

搗篩,蜜和爲丸,如梧子大。日三,稍加至十丸、十五丸,
酒飲下,飯前食後任意,效驗。

又方:桂心八兩

水四升,煮取一升。分三服。

又方:苦參三兩

苦酒升半,煮取八合,分再服,亦可用水。無煮者,生亦
可用。

---

①　畫地作五行字:一般作“五畫地”或“午畫地”,在地上畫“十”字(也有
說其他符形)。

②　日三:六醴齋本、《外臺秘要方》卷七《心下懸急懊痛方》作“日三服”。
《外臺秘要方》此上有“酒飲並得”一句。

③　准上:同上,同前藥。准,同“準”。

④　閉:同“閉”。四庫本作“閉”。

⑤　汗:謂烤出藥物中水分。

又方:龍膽四兩

酒三升,煮取一升半。頓服。

又方:吳茱萸五合　桂一兩

酒二升半,煎取一升,分二服,效。

又方:吳茱萸二升　生薑四兩　豉一升

酒六升,煮取二升半,分爲三服。

又方:白雞一頭,治之如食法,水三升,煮取二升,去雞煎汁,取六合,内苦酒六合,入真珠①一錢②,復煎取六合,内末麝香如大豆二枚,頓服之。

又方:桂心　當歸各一兩　栀子十四枚

搗爲散,酒服方寸匕,日三五服。亦治久心病發作有時節者也。

又方:桂心二兩　烏頭一兩

搗篩,蜜和爲丸。一服如梧子大三丸,漸加之。

暴得心腹痛如刺方:

苦參　龍膽各二兩　升麻　栀子各三兩

苦酒五升,煮取二升,分二服。當大吐,乃差。

治心疝③發作有時,激痛難忍方:

真射罔④　吳茱萸分等

搗末,蜜和丸,如麻子。服二丸,日三服。勿喫熱食。

又方:灸心鳩尾下一寸,名巨闕,及左右一寸,並百壯。又

---

①　真珠:蚌珠。按,疑當作"真朱",即朱砂。

②　一錢:似當作"一錢匕"。

③　心疝:古病名。證見腹部疼痛隆起、氣上沖心等。

④　真射罔:即前"射罔",此指烏頭。

與物度頸及度脊如之，令正相對也，凡灸六處①。

治久患常痛②，不能飲食，頭中疼重方：

烏頭六分　椒六分　乾薑四分③

搗末，蜜丸。酒飲服，如大豆四丸，稍加之。

又方：半夏五分　細辛五分　乾薑二分　人參三分　附子一分

搗末，苦酒和丸，如梧子大。酒服五丸，日三服。

治心下牽急懊痛方：

桂三兩　生薑三兩　枳實五枚

水五升，煮取三升，分三服。亦可加术二兩、膠飴半斤。

治心肺傷動冷痛方：

桂心二兩　豬腎二枚

水八升，煮取三升。分三服。

又方：附子二兩　乾薑一兩

蜜丸，服四丸，如梧子大，日三服。

治心痹④心痛方：

蜀椒一兩（熬令黃）

末之，以狗心血丸之如梧子。服五丸⑤，日五服。

---

①　又與……六處：謂以物量取頸部周長，再轉向背部量取定位，與前句腹部三穴相對應亦取三穴。“與”，同“以”。

②　久患常痛：《外臺秘要方》卷七《心痛不能飲食方》作“常患心痛”，義明。

③　乾薑四分：《外臺秘要方》卷七《心痛不能飲食方》引本方此下多“桂心四分”，共四味藥，名烏頭丸。

④　心痹：古病名。證見胸中窒悶、氣喘心痛等。

⑤　服五丸：《永樂大典》卷一三八七七《心痹》此下有“生薑湯下”一句。可參。

治心下堅痛，大如椀①，邊如旋柈②，名爲氣分，飲水③所結。方：

枳實七枚（炙）　术④三兩

水一斗，煮取三升。分爲三服。當稍軟⑤也。

若心下百⑥結積，来去痛者，方：

吳茱萸（末）一升　真射罔如彈丸一枚

合搗，以雞子白和丸，丸如小豆大。服二丸，卽差。

治心痛多唾，似有蟲方：

取六畜心⑦，生切作十四臠刀⑧，縱橫各割之，以真丹一兩，粉肉⑨割中，旦悉吞之，入雄黃、射香⑩，佳。

饑而心痛者，名曰饑疝。

龍膽　附子　黃連分等　搗篩，服一錢匕，日三度服之。

---

① 椀：同"碗"。《金匱要略》水氣病篇作"盤"。

② 柈：同"盤"。盤子。《金匱要略》水氣病篇作"杯"。

③ 飲水：《金匱要略》水氣病篇、《外臺秘要方》卷七《心痛癥塊方》作"水飲"，義勝，可從。

④ 术：《外臺秘要方》卷七《心痛癥塊方》作"白术"。

⑤ 稍軟：逐漸變軟。《外臺秘要方》卷七《心痛癥塊方》作"腹中軟，卽當散"，義明。

⑥ 百：當爲"有"之誤。六醴齋本、《醫方類聚》卷九三《心腹痛門二》並作"有"。按：本方與同篇前文"治心疝發作有時激痛難忍方"係異文同方，可參彼文。

⑦ 六畜心：牛、馬、豬、雞、羊、犬，合爲"六畜"。《外臺秘要方》卷七《多唾停飲心痛方》"心"下有"隨得"二字，可從。

⑧ 十四臠刀：《外臺秘要方》卷七《多唾停飲心痛方》引《集驗》作"四臠刀"。四臠刀，卽下句之"縱橫各割之"，俗亦謂"十字刀"。文中之"十"當是注文衍入正文。臠，肉塊。

⑨ 肉：四庫本作"内"，《外臺秘要方》卷七《多唾停飲心痛方》附校同，"内"同"納"，當從。

⑩ 射香：卽"麝香"。

附方

《藥性論》主心痛、中惡或連腰臍者：

鹽如雞子大，青布裹，燒赤，内酒中。頓服，當吐惡物。

《拾遺·序》：

延胡索止心痛，末之，酒服。

《聖惠方》治久心痛，時發不定，多吐清水，不下飲食：

以雄黃二兩，好醋二升，慢火煎成膏，用乾蒸餅①丸如梧桐子大。每服七丸，薑湯下。

又方，治九種心痛妨悶②：

用桂心一分，爲末，以酒一大盞，煎至半盞，去滓，稍熱服，立效。

又方，治寒疝心痛，四肢逆冷，全不飲食：

用桂心二兩，爲散。不計時候③，熱酒調下一錢匕。

《外臺秘要方》治卒心痛：

乾薑爲末，水飲調下一錢。

又方，治心痛：

當歸爲末，酒服方寸匕。

又，《必效》治蛔心痛④：

熊膽如大豆，和水服，大效。

又方：取鰻鱺魚，淡炙令熟，與患人食一二枚，永差，飽食彌佳。

---

① 蒸餅：即今饅頭。方中用乾饅頭作賦形劑，製作藥丸。
② 妨悶：同"煩悶"。
③ 不計時候：指不分時間，覺病即服。
④ 蛔心痛：當作"悁心痛"，憂悶心痛。

《經驗方》治四十年心痛不差：

黍米淘汁，溫服，隨多少。

《經驗後方》治心痛：

薑黃一兩　桂穰三兩

爲末，醋湯下一錢匕。

《簡要濟眾》治九種心痛及腹脅積聚滯氣：

筒子乾漆①二兩搗碎，炒煙出，細研，醋煮，麵糊和丸如梧桐子大。每服五丸至七丸，熱酒下，醋湯亦得，無時②服。

《姚和眾③》治卒心痛：

郁李人三七枚爛嚼，以新汲水下之，飲溫湯尤妙。須臾痛止，却④煎薄鹽湯⑤熱呷⑥之。

《兵部手集》治心痛不可忍十年五年者，隨手效：

以小蒜釅醋⑦煮，頓服之，取飽，不用著鹽。

輯佚

《備急千金要方》卷十三《心腹痛》

治心中痞，諸逆懸痛，桂心三物湯方：

桂心二兩　膠飴半斤　生薑二兩

右㕮咀，以水六升，煮取三升，去滓内飴，分三服。仲景用枳

---

① 筒子乾漆：以竹筒承取漆樹汁凝成的乾漆片。

② 無時：與“不計時候”義同，指服藥不分時間，覺病卽服。

③ 姚和眾：《新唐書・藝文志》載：“《姚和眾童子秘訣》三卷，又《眾童延齡至寶方》十卷。”後世目錄學文獻或記其名爲“姚和”。原書已佚。

④ 却：再。

⑤ 薄鹽湯：謂淡鹽水。

⑥ 呷(xiā)：吸飲；喝。

⑦ 釅(yàn)醋：淳濃的醋。

實五枚,不用膠飴;《肘後》用枳實五枚,白术二兩,爲伍味。(240)

《外臺秘要方》卷七《寒疝心痛方》

《小品》解急蜀椒湯,主寒疝氣,心痛如刺,繞臍腹中盡痛,白汗出,欲絶,方:

蜀椒二百枚(汗)　附子一枚(炮)　粳米半升　乾薑半兩　半夏十二枚(洗)　大棗二十枚　甘草一兩(炙)

右七味,切,以水七升,煮取三升,澄清,熱服一升,不差更服一升,數用療心腹痛,困急欲死,解結逐寒上下痛良。忌豬羊肉、餳、海藻、菘菜。《肘後》《古今錄驗》《范汪方》無甘草,餘同;《經心錄》同。(219)

《醫心方》卷六《治胸痛方第一》

《葛氏方》:治胸痹之病,令人心中堅痞急痛,肌中苦痹,絞急如刺,不得俛[俯]仰。其胸前皮皆痛,手不得犯。胸滿短氣,咳唾引痛,煩悶,白汗出。或徹引背脊,不知治之,數日殺人。方:

橘皮一升　枳實四枚　生薑半斤

水四升,煮取二升,分爲再服。今案:《小品方》:枳實三兩,水五升。

又云,若已差[瘥]復更發者:

取韭根五斤,搗絞取汁飲之,立愈。(150)

《醫心方》卷六《治脅痛方第二》

《葛氏方》治脅卒痛如得打方:

以繩橫度兩乳中間,屈繩從乳橫度,以起①痛脅下,灸繩下屈處卅壯。(151)

---

① 起:《肘後方》作"趨",義勝。

《醫心方》卷六《治心痛方第三》

《葛氏方》治卒心痛方：

當力以自坐。若男子病者，令婦人以一坏[1][杯]水與飲之；若婦人病者，令男子以一坏[杯]水與飲之。得新汲井水尤佳。

又方：吳茱萸五合　桂一兩

酒二升，煮取一升，分二服。

又方：吳茱萸二升　生薑四兩　豉一升

酒六升，煮取二升半，分三服[2]。

又方：切生薑[3]若乾薑半升，以水二升，煮得一升，去滓，頓服之。

又方：取竈中熱灰，篵[篩]去炭芥，熘慰心上，冷復易。(151)

《證類本草》卷十二《沉香》

《圖經》：又葛稚川《百一方》有治暴氣刺心切痛者：

研雞舌香酒服，當差。(308)

《證類本草》卷十九《雞子》

《肘後方》治心痛：

以卵一個，打破，頭醋二合，和攪令勻，暖過，頓服。(398)

---

① 坏："杯"的俗字。按：此字《醫心方》原書如此(不作"壞")，且數見，蓋書者以土製之杯立意，故有改從土旁的俗字。

② 分三服：《醫心方・札記》附記："仁和寺本此下有'又方三沸湯一斗，以鹽一升合撓飲之。若無火以作湯，仍可用水'二十六字。"按：此爲二十五字，疑文末缺"漬"字。

③ 又方：切生薑：五字《醫心方》原書點删，《醫心方・札記》謂"仁和寺本不抹"。據文義保留。

治卒腹痛方第九

治卒腹痛。方：

書舌上作"風"字，又畫紙上作兩蜈蚣相交，吞之。

又方：搗桂，末，服三寸匕。苦酒、人參上好，乾薑亦佳①。

又方：粳米二升，以水六升，煮二七沸，飲之。

又方：食鹽一大把。多飲水送之，忽當吐，即差。

又方：掘土作小坎，水滿坎中，熟攪取汁，飲之。

又方：令人騎其腹，溺臍中。

又方：米粉一升，水二升，和飲。

又方：使病人伏臥，一人跨上，兩手抄舉其腹，令病人自縱重輕②，舉抄之，令去牀三尺許，便放之，如此二七度止，拈取其脊骨皮深取痛引③之，從龜尾至頂④乃止。未愈，更爲之。

又方：令臥，枕高一尺許，拄膝，使腹皮蹴⑤，氣入胸，令人抓其臍上三寸，便愈。能乾咽吞氣數十遍者彌佳。此方亦治心痛，此即伏氣。

---

① 本方：《外臺秘要方》卷七《腹痛方》轉引作："桂末三匕，酒服。人參上好，乾薑亦佳。忌生蔥。"《醫心方》卷六《治腹痛方》引作"搗桂下篩，服三方寸匕，苦參亦佳，乾薑亦佳。"

② 自縱重輕：謂不用力自我控制，而是自由落體式下落。

③ 痛引：謂極度拉伸。

④ 頂：《醫方類聚》卷九三《心腹痛門二》作"項"，義長。蓋"拈取其脊骨皮"只能到"項"。

⑤ 使腹皮蹴：收腹，擠壓腹部。蹴，通"蹙"。皺縮。

治卒得諸疝,小腹及陰中相引痛如絞,自汗出欲死。方:

搗沙參末,篩,服方寸匕,立差。

此本在雜治中,謂之寒疝,亦名陰疝,此治不差,可服諸利丸下之,作走馬湯亦佳。

治寒疝腹痛,飲食下,唯①不覺其流行。方:

椒二合　乾薑四兩

水四升,煮取二升,去滓,内飴一斤,又煎取半②,分再服,數數服之。

又方:半夏一升　桂八兩　生薑一升

水六升,煮取二升,分爲三服。

治寒疝來去③,每發絞痛。方:

吳茱萸三兩　生薑四兩　豉二合

酒四升,煮取二升。分爲二服。

又方:附子一枚　椒二百粒　乾薑半兩　半夏十枚　大棗三十枚　粳米一升

水七升,煮米熟,去滓,一服一升,令盡。

又方:肉桂一斤　吳茱萸半升

水五升,煮取一升半,分再服。

又方:牡蠣　甘草　桂各二兩

水五升,煮取一升半,再服。

又方:宿烏雞④一頭(治如食法)　生地黃七斤

---

① 唯:《醫方類聚》卷九〇《諸疝門二》作"喉",屬上,義長。

② 半:謂一半。按:本方與《金匱要略方》大建中湯相似(少人參),彼方"煎取一升半",可參。

③ 來去:謂疾病反復發作,時發時止。

④ 宿烏雞:指老烏雞。宿,年歲多的。

合細剉之，著甑蔽①中蒸，銅器承。須取汁，清旦②服，至日晡③令盡。其間當下諸寒癖④訖，作白粥漸食之。久疝者，下三劑。

附方

《博濟方》治冷熱氣不和，不思飲食，或腹痛疠⑤刺：

山梔子　川烏頭等分

生搗爲末，以酒糊丸如梧桐子大。每服十五丸，炒生薑湯下。如小腸氣痛，炒茴香、葱、酒任下二十丸。

《經驗方》治元藏氣發，久冷腹痛虛瀉。應急大效玉粉丹：

生硫黃五兩　青鹽一兩

已上衮⑥細研，以蒸餅爲丸如菉豆大。每服五丸，熱酒空心服，以食壓之。

《子母秘錄》治小腹疼，青黑，或亦不能喘：

苦參一兩，醋一升半，煎八合，分二服。

《聖惠方》治寒疝，小腹及陰中相引痛，自汗出：

以丹參一兩，杵爲散。每服熱酒調下二錢匕，佳。

---

① 甑蔽：卽蒸箅，甑中蒸食物用的隔屜。此指蒸飯之具。
② 清旦：同"平旦"，清晨時分。
③ 日晡：時段名。下午三至五時許。
④ 寒癖：古人稱過食水漿與寒氣相結所成之病，腹部似有癥結，有時而痛。亦有偏熱、偏痰、偏食等不同屬性者。
⑤ 疠（jiǎo）：絞痛。卽後世"絞"字。
⑥ 衮：同"滾"，翻轉。

輯佚

《外臺秘要方》卷七《卒腹痛方》

《張文仲》療卒腹痛方……又方：

灸兩足指頭各十四壯，使火俱下良。《備急》《肘後》同。（207）

《醫心方》卷六《治腹痛方第四》

《葛氏方》治卒腹痛方：

書舌上作"風"字。

又方：食鹽一大握，多飲水送之，當吐卽差［瘥］。

又方：搗桂下篩［篩］，服三方寸匕。苦參亦佳，乾薑亦佳①。

又方：堀［掘］土作小坎，以水滿坎中，熟攪取汁取之。

又方：令人騎其腹，尿齊［臍］中之［也］。

又方：米粉一升，水一升，和飲之。

《如意方》治卒腹痛術：

書紙作兩蜈蚣相交，吞之。今案：《葛氏方》同之。（153）

治心腹俱痛方第十

治心腹俱脹痛，短②氣欲死或已絶。方③

取梔子十四枚，豉七合

---

① 本條：已見於正文。略有小異，可互參。

② 短：《外臺秘要方》卷七《心腹痛及脹滿痛方》引本方"短"上有"煩滿"二字，可從。"煩滿"，同"煩悶"。

③ 方：本方卽是《傷寒論》之"梔子豉湯"。《傷寒論》用治"心中結痛""虛煩不得眠""心中懊憹"等證。

以水二升,先煮豉,取一升二合,絞去滓,内梔子,更煎取八合,又絞去滓,服半升;不愈者,盡服之。

又方:浣小衣①,飲其汁一二升,即愈。

又方:桂二兩(切)

以水一升二合,煮取八合,去滓,頓服。無桂者,著乾薑亦佳。

又方:烏梅二七枚

以水五升,煮一沸,内大錢二七枚,煮得二升半,強人可頓服,羸人可分爲再服,當下便愈。

又方:茱萸一兩　生薑四兩　豉三合

酒四升,煮取二升,分爲三服,即差。

又方:乾薑一兩　巴豆二兩

搗,蜜丸。一服如小豆二丸,當吐下,差。

治心腹相連常脹痛。方:

狼毒二兩　附子半兩

搗篩,蜜丸如梧子大。日一服一丸,二日二丸,三日後,服三丸;再一丸,至六日服三丸。自一至三②以常服,即差。

又方:吳茱萸一合　乾薑四分　附子　細辛　人參各二分

搗篩,蜜丸如梧子大。服五丸,日三服。

凡心腹痛,若非中惡、霍亂,則是皆宿結冷熱所爲,今此方可採以救急。差後,要作諸大治③,以消其根源也。

---

① 小衣:内褲。

② 自一至三:謂一日服一丸,二日服二丸,三日服三丸。其後每三日爲一周期依此例變化。前云"再一丸",即指第四日再從一丸起。

③ 大治:指相對於"救急"法更爲複雜的治法。也就是"大方"。

附方

《梅師方》治心腹脹,堅痛,悶不安,雖未吐下,欲死:

以鹽五合,水一升,煎令消,頓服,自吐下,食出即定,不吐更服。

《孫真人方》治心腹俱痛:

以布裹椒薄①注上火熨,令椒汗出,良。

《十全方》心脾痛:

以高良薑細剉,炒,杵末,米飲調下一錢匕,立止。

輯佚

《備急千金要方》卷十三《心腹痛第六》

治心中疼,諸逆懸痛,桂心三物湯方:

桂心二兩　膠飴半斤　生薑二兩

右㕮咀,以水六升,煮取三升,去滓,內飴,分三服。《仲景》用枳實五枚,不用膠飴。《肘後》用枳實五枚,白术二兩,爲伍味。(240)

《醫心方》卷六《治心腹痛方第五》

《葛氏方》云:凡心腹痛,若非中惡霍亂,則皆是宿結冷熱所爲也。治心腹俱脹痛,短氣欲死或已絕,方:

桂三兩,切,以水一升八合,煮得八合,去滓頓服。無桂,煮乾薑亦佳。

又云,若心腹痛急似中惡者,方:

搗生昌[菖]蒲根汁服,少少令下咽,即差。(154)

---

① 薄:通“傅”,敷藥。後世作“敷”。

治卒心腹煩滿方第十一

治卒心腹煩滿①,又胸脅痛②欲死。方:

以熱湯令灼灼爾③,漬手足,復易④。秘方。

又方:青布⑤方寸　鹿角三分　亂髮灰二錢匕

以水二升,煮令得一升五合,去滓,盡服之。

又方:剉薏苡根,濃煮取汁,服三升。

又方:取比輪錢⑥二十枚,水五升,煮取三沸,日三服。

又方:搗香菜⑦汁,服一二升。水煮乾薑亦佳。

又方:即用前心痛支子豉湯⑧法,差。

又方:黃芩一兩　杏人二十枚　牡蠣一兩

水三升,煮取一升,頓服。

治厥逆煩滿常欲嘔。方:

小草⑨　桂　細辛　乾薑　椒各二兩　附子二兩(炮)

---

① 煩滿:同“煩懑”,晉以後作“煩悶”。

② 又胸脅痛:當作“叉胸脅痛”,即胸肋刺痛。

③ 灼灼爾:熱貌。

④ 復易:《醫心方》卷六《治心腹脹滿方》引作“冷復易”,義長,當從。

⑤ 青布:布用藍靛染青者。曲折地取青靛清熱解毒的藥用功效。

⑥ 比輪錢:三國東吳孫權稱帝後,曾先後鑄造“大泉當千”“大泉二千”“大泉五千”,這種直徑較大的錢被稱爲“比輪錢”,謂其“大如車輪”。

⑦ 香菜:《醫心方》卷六《治心腹脹滿方》作“香柔”,即香薷,義長。

⑧ 前心痛支子豉湯:指上篇第一方,方用梔子、豉二味。前篇未出方名。支子,即梔子。

⑨ 小草:遠志的小苗。

搗，蜜和丸，服如桐子大四丸。

治卒吐逆。方：

灸乳下一寸，七壯，即愈。

又方：灸兩手大拇指內邊爪後第一文頭各一壯。

又，灸兩手中央長指爪下一壯，愈。

此本雜治中，其病亦是痰癰①霍亂之例，兼宜依霍亂條法治之。人卒在此上條②患者亦少，皆因他病兼之耳。或從傷寒未復，或從霍亂吐下後虛燥，或是勞損服諸補藥痞滿，或觸寒熱邪氣，或食飲恊③毒，或服藥失度，並宜各循其本源爲治，不得專用此法也。

附方

《千金方》治心腹脹，短氣：

以草豆蔻一兩，去皮，爲末。以木瓜生薑湯下半錢④。

《斗門方》治男子女人久患氣脹心悶，飲食不得，因食不調，冷熱相擊，致令心腹脹滿，方：

厚朴，火上炙令乾，又蘸薑汁炙，直待焦黑爲度。搗篩，如麵。以陳米飲調下二錢匕，日三服，良。亦治反胃、止瀉，甚妙。

---

① 癰：《外臺秘要方》卷七《卒心腹脹滿方》作"飲"。

② 人卒在此上條：《外臺秘要方》卷七《卒心腹脹滿方》作"人平居有"四字。"卒"當作"平"，"在"當作"有"。《外臺秘要方》無"上條"二字。"上條"實指本條主治"卒吐逆"。按：本條全文爲後人批語。

③ 恊：通"挾"。夾帶。

④ 本方：《備急千金要方》未查得。《圖經衍義本草》卷之三十五《豆蔻》條引有該條，"心腹脹"作"心腹脹滿"。"半錢"，疑當作"半錢匕"。

《經驗方》治食氣遍身黃腫，氣喘，食不得，心胸滿悶。

不蛀皂角（去皮子，塗好醋，炙令焦，爲末）一錢匕　巴豆七枚（去油膜）

二件，以淡醋及研好墨爲丸，如麻子大。每服三丸，食後陳橘皮湯下，日三服，隔一日增一丸，以利爲度。

如常服，消酒食。

《梅師方》治腹滿不能服藥。

煨生薑，綿裹，内下部中，冷卽易之。

《聖惠方》治肺藏壅熱煩悶。

新百合四兩，蜜半盞，和蒸令軟，時時含一棗大，嚥津①。

輯佚

《外臺秘要方》卷七《卒心腹脹滿方》

《備急》療卒心腹脹滿，又②胸脅痛欲死，方：

熱煮湯令灼灼爾，以漬手足，冷則易，秘之。《肘後》《張文仲》同。

又桂心散方：

枳實（炙）　桂心

右二味，等分，下篩，以米汁服一匕。忌生葱。《肘後》《張文仲》同。並出第一卷中。（212）

《醫心方》卷六《治心腹脹滿方第六》

《葛氏方》治卒苦心腹煩滿，又③胸脅痛欲死，方：

以熱湯令的的④爾漬手足，冷復易。秘方。

---

① 津：汁液。

②③ 又：疑當作"叉"。又，叉刺。

④ 的的：同"灼灼"，熱貌。"的"古作"旳"，"日"旁"火"旁義近，故得換用。

又方：灸乳下一寸，七壯。

又方：搗香菜①汁，服一二升。

又方：剉薏苡根煮取汁，服三升。(154)

《證類本草》卷十七《羚羊角》

《肘後方》血氣逆心煩滿：

燒羚羊角若水羊角末，水服方寸匕。(382)

---

① 香菜：中藥香薷的別名。

肘後備急方　卷二

治卒霍亂諸急方第十二

　　凡所以得霍亂者，多起飲食，或飲食生冷雜物①，以肥膩酒
鱠，而當風履濕，薄衣露坐或夜臥失覆②之所致。

　　初③得之，便務令暖，以炭火布其所臥下④，大熱減之。
又，並蒸被絮若衣絮自苞⑤，冷易熱者。

　　亦可燒地，令熱水沃⑥，敷薄布席⑦，臥其上，厚覆之。

　　亦可作灼灼爾熱湯著甕中，漬足，令至膝；并銅器⑧貯湯，

---

①　雜物：《醫心方》卷十一《治霍亂方》作"物雜"，"雜"字屬下，義長。
②　失覆：(身體)露出被蓋。
③　初：《醫心方》卷十一《治霍亂方》此上有"治之方"三字。
④　下：《醫心方》卷十一《治霍亂方》作"牀下"。義足。
⑤　苞：通"包"。包裹。《醫心方》卷十一《治霍亂方》作"抱"，"包"俗字。
⑥　沃：澆灌。
⑦　敷薄布席：《醫心方》卷十一《治霍亂方》作"敷蔣席"。義勝。"敷"
"薄"同義，"敷"字似爲注文衍入正文。蔣席，爲蔣草所織之席。
⑧　銅器：《醫心方》卷十一《治霍亂方》此下有"若瓦器"三字。

以著腹上，衣藉①之，冷復易。

亦可以熨斗貯火著腹上。

如此而不淨②者，便急灸之③；但明案④次第，莫爲亂灸。須有其病，乃隨病灸之。未有病莫預灸。灸之雖未卽⑤愈，要萬不復死矣。莫以灸不卽⑤而止⑥。灸霍亂，艾丸苦不大⑦，壯數亦⑧不多，本方言七壯，爲⑨可四五十⑩，無不便火下得活⑪。

服舊方，用理中丸及厚朴大豆豉通脉半夏湯。先輩所用藥皆難得，今但疏良灸之法及單行⑫數方，用之有效，不減於貴藥。已死未久者，猶可灸⑬。

餘藥乃可難備，而理中丸、四順、厚朴諸湯，可不預合？每向秋月，常買⑭自隨。

卒得霍亂，先腹痛者：

灸臍上十四壯。名太倉，在心厭下四寸，更度之。

---

① 藉：襯墊。

② 淨：《醫心方》卷十一《治霍亂方》作"靜"，指病愈，義長。

③ 灸之：《醫心方》卷十一《治霍亂方》二字重文。

④ 案：通"按"。

⑤ 卽：四庫本作"卽愈"，當從補。六醴齋本作"却"。

⑥ 未有……而止：《醫心方》卷十一《治霍亂方》無此四句。

⑦ 苦不大：《醫心方》卷十一《治霍亂方》同此，六醴齋本作"不用大"，義相反。

⑧ 亦：《醫心方》卷十一《治霍亂方》作"若"，應同前句作"苦"，義長。

⑨ 爲：或。

⑩ 十：《醫心方》卷十一《治霍亂方》作"壯"，義長。

⑪ 無不便火下得活：《醫心方》卷十一《治霍亂方》作"無不活，便火下得眠"。

⑫ 單行：用單味藥的方子。

⑬ 服舊……可灸：《醫心方》卷十一《治霍亂方》無本條。

⑭ 買：《醫心方》卷十一《治霍亂方》引作"齎"，義長。

先洞下①者：

灸臍邊一寸②，男左女右，十四壯，甚者至三十四十壯。名大腸募。洞者，宜瀉。③

先吐者：

灸心下一寸，十四壯。又，并治下痢④不止⑤。上氣，灸五十壯。名巨闕，正心厭尖頭下一寸是也。

先手足逆冷者：

灸兩足內踝上一尖骨⑥是也，兩足各七壯，不愈加數。名三陰交，在內踝尖上三寸是也。

轉筋者：

灸蹶⑦心當拇指大聚筋上，六七壯，名涌泉。

又，灸足大指下約中一壯，神驗。

又方：灸大指上爪甲際，七壯。

轉筋入腹痛者：

令四人捉手足，灸臍左二寸，十四⑧，灸股中大筋上去陰一寸。

---

① 洞下：卽洞瀉。此指霍亂病水注樣瀉下。《説文·水部》：“洞，疾流也。”

② 一寸：《外臺秘要方》卷六《霍亂雜療法》引作“二寸”。

③ 洞者宜瀉：《外臺秘要方》本句不接上文，見於《外臺秘要方》卷六《霍亂不止及洞下泄痢方》引《删繁方》之附注：“《肘後》云：洞者宜瀉也。”“宜”當作“宜”。

④ 痢：同“利”，泄瀉。“痢”爲“利”的後起字，與“利”本同義，後世以“痢”專指痢疾。本書也有少數“痢”同後世用法。

⑤ 不止：《醫方類聚》卷一〇八《霍亂門二》無本條此下內容。

⑥ 一尖骨：藍川慎認爲：“恐‘一夫骨際中也，’誤。”可參。《醫心方》卷十一《治霍亂手中冷方》作“一夫”。

⑦ 蹶：《醫心方》卷十一《治霍亂轉筋方》作“蹠”，當從。蹠，脚掌。《外臺秘要方》卷六《霍亂雜灸法》作“脚”。

⑧ 十四：四庫本、《醫心方》卷十一《治霍亂轉筋方》下有“壯”字，當據補。

若哕①者：

灸手腕第一約理②中，七壯。名心主，當中指。

下利不止者：

灸足大指本節内側寸白肉際③，左右各七壯，名大都。

乾嘔者：

灸手腕後三寸兩筋間是，左右各七壯。名間使。若正厥嘔絶，灸之便通。

《小品方》起死，吐且下利者：

灸兩乳連黑外近腹白肉際④，各七壯，亦可至二七壯。

若吐止而利不止者：

灸臍一夫納⑤中，七壯，又云臍下一寸，二七壯。

若煩悶湊滿⑥者：

灸心厭下三寸，七壯，名胃管。

---

① 哕（yuě）：同"噦"。乾嘔。南方發音類似"挖"，入聲。本條《醫心方》在卷十一，篇題正作"治霍亂嘔噦方"。

② 約理：約紋。關節内側的紋理。

③ 寸白肉際：《外臺秘要方》卷六《霍亂雜灸法》作"一寸白肉際"，義長。

④ 兩乳連黑外近腹白肉際：《外臺秘要方》卷六《霍亂雜灸法》作"兩乳邊連黑外近腹白肉際"，《醫心方》卷十一《治霍亂下利不止方》作"兩乳邊里［黑］外近腋白肉際"，《醫心方·札記》謂仁和寺本"邊"下有"運"字，"運"同"暈"。全句似應爲"兩乳邊暈黑外近腋白肉際"。

⑤ 臍一夫納：《醫心方》卷十一《治霍亂下利不止方》作"臍下一夫約"，義長。一夫，中醫針灸用長度單位。以四指合併，第二指節橫寬爲一夫。約，即上注中的"約理"，此指下腹皮紋。

⑥ 湊滿：（氣）會聚脹滿。湊，聚合。《外臺秘要方》卷六《霍亂雜灸法》作"急滿"。

又方：以鹽内臍中，上灸①二七壯。

若遠②臍痛急者：

灸臍下三寸三七壯，名關元，良。

治霍亂神秘起死灸法：

以物横度病人人③，中屈之，從心鳩尾飛度④以下灸。先灸中央畢，更横灸左右也⑤。又灸脊上，以物圍，令正當心厭⑥，又夾脊左右一寸，各七壯，是腹背各灸三處也。

華佗治霍亂已死，上屋唤魂，又以諸治皆至，而猶不差者：

捧病人腹⑦臥之，伸臂對⑧，以繩度兩頭肘尖頭⑨，依繩下

---

① 上灸：《外臺秘要方》卷六《霍亂雜灸法》、《醫心方》卷十一《治霍亂心腹脹滿方》並作"灸上"，較是。

② 若遠：《外臺秘要方》卷六《霍亂雜灸法》作"苦繞"。"遠"同"繞"。

③ 人：《醫心方》卷十一《治霍亂欲死方》、《外臺秘要方》卷六《霍亂雜灸法》並作"口"，是。

④ 飛度："飛"字疑衍。《外臺秘要方》卷六《霍亂雜灸法》、《醫心方》卷十一《治霍亂欲死方》無"飛"字。

⑤ 先灸……右也：《外臺秘要方》卷六《霍亂雜灸法》作："灸度下頭五壯，横度左右，復灸五壯。此三處並當先灸中央畢，更横度左右也。"

⑥ 以物圍令正當心厭：謂以物量取脊中與腹前心厭平齊處。

⑦ 腹：《外臺秘要方》卷六《霍亂雜灸法》、《醫心方》卷十一《治霍亂心腹脹滿方》並作"覆"，義長。

⑧ 伸臂對：《備急千金要方》卷二十《霍亂第六》作"申兩手著身"，度量方法有别。

⑨ 兩頭肘尖頭：上"頭"字衍。《備急千金要方》卷二十《霍亂第六》、《外臺秘要方》卷六《霍亂雜灸法》皆無此字。《醫心方》卷十一《治霍亂欲死方》作"兩肘頭"。

夾背脊大骨宂①中，去脊各一寸，灸之百壯，不治者②，可灸肘椎③。已試數百人，皆灸畢即起坐。佗以此術傳子孫，代代皆秘之。

右此前並是灸法。

治霍亂心腹脹痛，煩滿短氣，未得吐下。方：

鹽二升，以水五升，煮取二升，頓服，得吐愈。

又方：生薑若乾薑一二升，㕮咀，以水六升，煮三沸，頓服。若不即愈，更可作。無新藥，煮滓亦得。

又方：飲好苦酒三升，小老、羸者，可飲一二升。

又方：溫酒一二升，以蠟如彈丸一枚，置酒中，消乃飲。無蠟，以鹽二方寸匕代，亦得。

又方：桂屑半升，以暖飲二升和之，盡服之。

又方：濃煮竹葉湯五六升，令灼已轉筋處④。

又方：取楠若樟木大如掌者，削之，以水三升，煮三沸，去滓，令灼之也。

又方：服乾薑屑三方寸匕。

又方：取蓼若葉⑤，細切二升，水五升，煮三沸，頓服之。

---

① 宂：此爲“肉”俗字。四庫本作“穴”，《外臺秘要方》卷六《霍亂雜灸法》作“空”，《醫心方》卷十一《治霍亂欲死方》無此字，並可通。

② 不治者：《外臺秘要方》卷六《霍亂雜灸法》作“無不活者”，自爲一句，當從。

③ 可灸肘椎：《外臺秘要方》卷六《霍亂雜灸法》作：“所謂灸肘椎，空囊歸。”

④ 令灼已轉筋處：《外臺秘要方》卷六《霍亂煩躁方》作“令灼灼爾以淋轉筋處”。按：本方在《證類本草·竹葉》中的主治爲“霍亂轉筋心腹脹痛”，當有“轉筋”。

⑤ 葉：《醫心方》卷十一《治欲作霍亂方》附“今案”引《葛氏方》作“香菜”，即“香薷”，可從。

煮乾蘇若生蘇汁,卽亦佳。

又方:小蒜一升,哎咀,以水三升,煮取一升,頓服之。

又方:以暖湯漬小蒜五升許,取汁服之,亦可。

又方:以人血合丹服,如梧子大,二丸。

又方:生薑一斤,切,以水七升,煮取二升,分爲三服。

又方:取賣解家①机上垢如雞子大,溫酒服之,差。

又方:飲竹瀝少許,亦差。

又方:乾薑二兩　甘草二兩　附子一兩

水三升,煮取一升,内豬膽一合相和,分爲三服。

又方:蘆蓬茸一大把,濃煮,飲二升,差。

若轉筋,方:

燒鐵令赤,以灼踵白肉際上近後,當縱鐵,以隨足爲留停②,令成瘡,兩足皆爾,須臾間,熱入腹,不復轉筋,便愈。可脱刀燒蝦尾用之,卽差。

又方:煮苦酒三沸以摩之③,合少粉尤佳。以絮胎縛,從當膝下至足④。

又方:燒梔子二七枚,研末服之。

又方:桂　半夏等分

---

①　賣解家:通常指表演雜耍、拳术等江湖賣藝的人。但此詞出現較晚。下云用"机上垢","机"同"几",桌几。而古醫籍中用"机(几)上垢"較多爲肉案上垢,此"賣解家"或指賣肉人家?

②　當縱……留停:似指將烙鐵浮動於足部熱灼。"縱鐵",《普濟方》卷二〇三作"從鐵"。

③　煮苦酒三沸以摩之:《外臺秘要方》卷六《霍亂轉筋方》作"煮苦酒三沸,浸氈裹轉筋上"。

④　以絮……至足:《外臺秘要方》卷六《霍亂轉筋方》作:"又以綿纏膝,下至足。""從當"二字似當乙作"當從"。

末,方寸匕,水一升和,服之差。

又方:生大豆屑,酒和服,方寸匕。

又方:燒蜈蚣膏,傅之即差。

若轉筋入腸[1]中,如[2]欲轉者:

取雞矢白一寸[3],水六合,煮三沸,頓服之,勿令病者知之。

又方:苦酒煮衣絮,絮中令溫,從轉筋處裹之。

又方:燒編薦索[4]三撮[5],仍酒服之,即差。

又方:釜底黑末,酒服之,差。

若腹中已轉筋者:

當倒擔病人頭在下,勿使及地,腹中平乃止。

若兩臂腳[6]及胸脅轉筋:

取鹽一升半,水一斗,煮令熱灼灼爾,漬手足;在胸脅者湯洗之。

轉筋入腹中:

倒擔病人,令頭在下,腹中平乃止。若極[7]者手引陰[8],陰縮必死;猶在[9],倒擔之,可活耳。

----

① 腸:《外臺秘要方》卷六《霍亂轉筋方》、《醫心方》卷十一《治霍亂轉筋方》並作"腹"。義長。

② 如:同"若",或也。

③ 一寸:《外臺秘要方》卷六《霍亂轉筋方》作"一方寸匕"。較是。

④ 編薦索:編墊席的繩。《説文·廌部》:"薦,薦席也。"即草蓆、草墊。

⑤ 三撮:《醫心方》卷十一《治霍亂轉筋方》作"三指撮",可從。

⑥ 腳:小腿。

⑦ 極:嚴重。《外臺秘要方》卷六《霍亂轉筋方》、《醫心方》卷十一《治霍亂轉筋方》並作"劇"。

⑧ 手引陰:《外臺秘要方》卷六《霍亂轉筋方》、《醫心方》卷十一《治霍亂轉筋方》無"手"字。義長。

⑨ 猶在:謂睾丸還没有完全入腹。

若注痢^①不止,而轉筋入腹欲死:

生薑一兩累^②,擘破,以酒升半,煮合三四沸,頓服之,差。

治霍亂吐下後心腹煩滿。方:

栀子十四枚,水三升,煮取二升,内豉七合,煮取一升,頓服之。

嘔者,加橘皮二兩。若煩悶,加豉一升,甘草一兩,蜜一升,增水二升,分爲三服。

治霍亂煩躁,臥不安穩,方:

葱白二十莖　大棗二十枚

水三升,煮取二升,頓服之。

治霍亂吐下後大渴,多飲則殺人,方:

以黃米^③五升,水一斗煮之,令得三升,清澄,稍稍飲之,莫飲餘物也。

崔氏云理中丸方:

甘草三兩　乾薑　人參　白术各一兩

搗下篩,蜜丸如彈丸。覺不住^④,更服一枚,須臾不差,仍溫湯一斗,以麋肉中服之,頻頻三五度,令差。亦可用酒服。

四順湯,治吐下腹乾嘔,手足冷不止:

乾薑　甘草　人參　附子各二兩

---

① 注痢:水瀉。痢,同"利"。

② 一兩累:《外臺秘要方》卷六《霍亂轉筋方》作"三兩",《醫心方》卷十一《治霍亂欲死方》作"三累",當從《醫心方》作"累","兩"字似衍。累,自然單位量詞,生薑生長相連者爲一累。

③ 黃米:《外臺秘要方》卷六《霍亂煩渴方》、《證類本草·黃粱米》作"黃粱米"。

④ 住:似當作"佳"。

水六升,煮取三升半,分爲三服。

若下不止,加龍骨一兩。腹痛甚,加當歸二兩。《胡洽》用附子一枚,桂一兩。人霍亂亦不吐痢,但四支脉沉,肉冷汗出渴者,卽差。

厚朴湯,治煩嘔腹脹:

厚朴四兩(炙)　桂二兩　枳實五枚(炙)　生薑三兩

以水六升,煮取二升,分爲三服。

凡此湯四種,是霍亂諸患皆治之,不可不合也。霍亂若心痛尤甚者,此爲挾毒,兼用中惡方治之。

附方

《孫真人》治霍亂:

以胡椒三四十粒,以飲吞之。

《斗門方》治霍亂:

用黃杉木劈開作片一握,以水濃煎一盞服之。

《外臺秘要方》治霍亂煩躁:

燒亂髮如雞子大,鹽湯三升,和服之。不吐,再服。

又方:治霍亂腹痛吐痢:

取桃葉三升,切,以水五升,煮取一升三合,分溫二服。

《梅師方》治霍亂心痛,利,無汗:

取梨葉枝一大握,水二升,煎取一升服。

又方:治霍亂後,煩躁,臥不安穩:

葱白二十莖　大棗二十枚

以水三升,煎取二升,分服。

《兵部手集》救人霍亂頗有神效:

漿水(稍酸味者)煎乾薑屑,呷之。夏月腹肚不調,煎呷之,差。

《孫用和》治大瀉霍亂不止:

附子一枚,重七錢(炮,去皮臍,爲末)

每服四錢,水兩盞,鹽半錢,煎取一盞,溫服立止。

《集效方》治吐瀉不止,或取轉①多,四肢發厥,虛風,不省人事,服此,四肢漸暖,神識便省。回陽散:

天南星爲末,每服三錢,入京棗三枚,水一盞半,同煎至八分,溫服。未省再服。

《聖惠方》治霍亂轉筋垂死:

敗蒲席一握,細切,漿水一盞,煮汁,溫溫頓服。

又方,治肝虛轉筋:

用赤蓼莖葉,切,三合,水一盞,酒三合,煎至四合,去滓,溫分二服。

又方,治肝風虛轉筋入腹:

以鹽半斤,水煮少時,熱漬之,佳。

《孫尚藥》治脚轉筋,疼痛攣急者:

松節一兩(細剉如米粒)　乳香一錢

右件藥,用銀石器内慢火炒令焦,只留三分性,出火毒,研細,每服一錢至二錢,熱木瓜酒調下。應時筋病皆治之。

《古今錄驗》方治霍亂轉筋:

取蓼一手把,去兩頭,以水二升半,煮取一升半,頓服之。

---

① 取轉:指用泄下法。轉,運轉,引申指泄下。

輯佚

《備急千金要方》卷二十《霍亂第六》

霍亂轉筋,令病人合面正臥,申兩手著身,以繩橫量兩肘尖頭,依繩下俠脊骨兩邊相去各一寸半,灸一百壯,無不差。《肘後》云:此華佗法。(369)

《外臺秘要方》卷六《霍亂不止及洞下泄痢方》

《删繁》療霍亂洞泄不止,臍上築築,腎氣虛,人參理中湯方:

人參　乾薑　甘草(炙)各三兩　茯苓四兩　橘皮四兩　桂心三兩　黃耆二兩

右七味,切,以水九升,煮取三升,去滓,分溫三服。忌海藻、菘菜、生蔥、醋物。《肘後》云:洞者,宜瀉也。出第四卷中。(174)

《外臺秘要方》卷六《霍亂心腹痛方》

《肘後》療霍亂苦絞痛不止方:

薑二累　豉二升

合搗,中分爲兩分,手捻令如粉①,熬令灼灼爾,更番以熨臍中,取愈。(177)

《外臺秘要方》卷六《霍亂乾嘔方》

《肘後》療苦嘔不息,方:

取薤白一虎口(切)

以水三升,煮令得一升半,服之不過三度。《備急》同。

又乾薑茱萸湯方:

乾薑(切)　茱萸各二兩(熬)

---

①　粉:此據明本。宋本《外臺秘要方》作"糣"。糣(shēn),碎粒。義長。《廣韻·臻韻》:"糣,粉滓。"

右二味,以水二升,煮取一升,頓服之。

下不止,手足逆冷者:

加①椒百粒,附子一枚(炮),水三升,煮取一升,頓服。(178)

《醫心方》卷十一《治霍亂方第一》

《葛氏方》云:凡所以得霍亂者,多起於飲食,或飽食生冷物,雜以肥鮮酒膾,而當風履濕,薄衣露坐,或夜臥失覆之所致也。治之方:

初得之便務令溫暖,以火炭布其所臥牀下,大熱減,并蒸被絮若衣絮自抱②[包],冷易熱者。

又方:可燒地令熱,水沃,敷蔣席臥其上,厚覆之。

又方:可作的【的】爾③熱湯著甕中,漬足令至膝,并銅器若瓦器盛湯,以著腹上,衣藉之,冷復易湯。

又方:可以熨斗盛火著腹上,而不靜者,便急灸之。灸之但明案次第,莫爲亂灸,須有其病,乃隨病灸之。灸霍亂,艾丸苦不大,壯數若[苦]不多,本方言七壯爲可,四五壯無不活,便火下得眠。今案:《范汪方》:凡得霍亂,灸之或時雖未差[瘥],終無死憂,不可不逆灸④。

《千金方》云:凡諸霍亂;忌米飲,胃中得米卽吐不止,但得與厚朴葛根飲。今案:《葛氏方》云:可逆備厚朴,每向秋月,便賚自隨之。(237)

---

① 加:下引《醫心方》同方前爲灸方,無"加"字,故爲獨立一方;本方有"加"字,似意指在前方基礎上加味。

② 抱:"包"的增旁俗字。

③ 的爾:當作"的的爾"。《肘後方》底本作"灼灼爾","的的"通"灼灼"。

④ 不逆灸:不預灸。逆,預先。按:似當删"不"字。正文有云:"須有其病,乃隨病灸之。"故不當逆灸。

《醫心方》卷十一《治霍亂心腹痛方第二》

《葛氏方》治霍亂若心腹痛急、似中惡者方：搗生昌[菖]蒲根飲汁，少少令下咽即差[瘥]。

又云，卒得霍亂先腹痛者方：

灸齊[臍]上一夫十四壯，名大[太]倉。若繞齊[臍]痛者，灸齊[臍]下三寸，四壯，名關元。今案：《千金方》云：一夫者，以四指爲一手夫，即當大[太]倉穴。(238)

《醫心方》卷十一《治霍亂心腹脹滿方第三》

《葛氏方》治霍亂心腹脹痛，煩滿短氣，未得吐下方：

生薑若乾薑一二升，以水五六升，煮三沸，頓服，若不即愈，更可作。

又方：桂屑半升，以暖飲和之，盡服。

又方：以鹽內[納]臍中，灸上二七壯。

又云，治若[苦]煩悶湊[腠]滿者方：灸心下三寸，七壯。名上管。

又方：以鹽內[納]齊[臍]中，灸上二七壯。

又云，治煩嘔腹脹，厚朴湯方：

厚朴四兩　桂二兩　枳實五枚　生薑三兩

以水六升，煮取二升，分三服。(239)

《醫心方》卷十一《治霍亂下利不止方第五》

《葛氏方》治霍亂下利不止者方：

灸足大指本節內一寸側白宍[肉]際，左右各七壯，名大都。

又云，霍亂吐下不止方：

乾薑、茱萸各一兩，水二升，煮取一升，一服。

又云，灸兩乳邊裏外近腋白宍[肉]際各七壯。

又云,先洞下者,灸齊[臍]邊一寸,男左女右,十四壯。

又云,吐而下不止者,齊[臍]下一夫約中,七壯。(240)

《醫心方》卷十一《治霍亂嘔吐不止方第六》

《葛氏方》治霍亂嘔不止方:

生薑五兩,水五升,煮取二升半,分三服。(240)

《醫心方》卷十一《治霍亂嘔噦①方第七》

《葛氏方》:霍亂若啘者:

灸手捥②[腕]第一約理中七壯,名心主,當中指也。(241)

《醫心方》卷十一《治霍亂乾嘔方第八》

《葛氏方》霍亂乾嘔者方:

灸手捥[腕]後三指③大兩筋間,左右各七壯,名間使。

又方:取薤一虎口,以水二升,煮令得一升半,服之,不過三作。(241)

《醫心方》卷十一《治霍亂煩渴方第九》

《葛氏方》治霍亂吐下後大渴多飲則殺人方:

可以黃粱米五升,水一斗,煮得三升,澄,稍稍飲之,勿飲餘飲之[也]。(241)

《醫心方》卷十一《治霍亂轉筋方第十》

《葛氏方》霍亂轉筋者方:

灸蹠心下五六壯,名涌泉。

又方:灸大指上爪甲際,七壯。

又方:若酒和粉塗痛上。

---

① 噦(yuě):乾嘔。

② 捥:同"腕",手腕部。

③ 指:《醫心方》原書旁注:"寸歟?"

又云,轉筋入腹痛者方:令四人捉手足,灸齊[臍]左一寸,十四壯。

又云,若轉筋入腹中如欲轉者方:燒編薦索三指撮,酒服之。

又方:釜底墨末,酒服之。

又云,腹中已轉筋者方:當倒擔病人,頭在下,勿使及地,腹中平乃止。

又云,若兩臂腳及胸脅轉筋者方:取鹽一升半,水一斗,煮令熱,漬手足;在匈[胸]脅者,湯洗之;轉筋入腹中若劇者引陰,陰縮必死,猶在,倒擔之,可冀也。(242)

《醫心方》卷十一《治霍亂手足冷方第十一》

《葛氏方》先手足逆冷者方:

灸足內踝上一夫,兩足各七壯。

又云,治下不止,手足逆冷,方:

椒百枚　附子一枚

水三升,煮取一升,一服。(243)

《醫心方》卷十一《治霍亂不語方第十二》

《葛氏方》治霍亂欲死不能語方:

生薑一斤(切)

水七升,煮取二升,分三服。

又方:飲竹瀝少許。

又方:蘆蓬茸大把濃煮,飲二升,卽差[瘥]。

又方:乾薑三兩　甘草一兩　附子一兩

水三升,煮取一升,分三服。(244)

《醫心方》卷十一《治霍亂欲死方第十三》

《葛氏方》治霍亂眾治不差[瘥],煩燥欲死,脹氣急方:

燒童女月經衣血，末，以酒服少少，立差[瘥]。

又云，治霍亂神秘起死灸法：

以物橫度病人口，中屈之，從心鳩尾度以下，灸度下頭五壯，橫度左右復灸五壯。此處先灸中央。

又方：灸脊上，以物圍令正心厭。又夾脊左右一寸各七壯，是腹背各灸三處也。

又云，華他[佗]治霍亂已死，上屋喚魄者，諸治皆至而猶不差[瘥]者方：

捧病人覆臥之，伸臂對，以繩度兩肘頭，依繩下夾背脊大骨中，去脊各一寸，灸之百壯，無不活者，已試數百人，皆卽起坐。他[佗]以此術傳其子度世，祕不傳也。

又云，注利不止而轉筋入腹欲死方：

生薑三累，拍破，以酒升半，煮三四沸，頓服之。(244)

《醫心方》卷十一《治欲作霍亂方第十五》

《醫門方》療心腹脹滿堅痛，煩悶不安，雖未吐下，欲霍亂方：

取鹽五合，水一升，煮令消，頓服之，當吐，食出卽定，如不吐，更宜服。今案：《葛氏方》：鹽二升，以水五升，煮取二升，頓服。

《葛氏方》治霍亂心腹脹痛、煩滿短氣，未得吐下方：

生薑若乾薑一二升，以水五六升，煮三沸，頓服。

《小品方》治霍亂煩憂，未得吐下方：

煮香菜汁，熱飲之。今案：《葛氏方》云：取蓼若香菜，細切二升，水五升，煮再三沸，頓服。(245)

《醫心方》卷十一《治霍亂後煩燥方第十六》

《葛氏方》治霍亂後煩燥臥不安方：

葱白廿枚　大棗廿枚

水二升，煮取一升，頓服之。(245)

《證類本草》卷五《鐺墨》

《肘後方》治轉筋，入腸①中欲轉者：

釜底墨，末，和酒服之差。(125)

《證類本草》卷十三《栀子》

《肘後方》治霍亂，心腹脹痛，煩滿短氣，未得吐下若轉筋：

燒栀子二七枚研末，熟水調服。(320)

《證類本草》卷十三《栀子》

《肘後方》……肝風虚，轉筋入腹：

以屎白乾，末，熱酒調下一錢匕服。(398)

治傷寒時氣溫病方第十三

治傷寒②及時氣③溫病④及⑤頭痛壯熱脉大，始得一日，方：

取旨兌⑥根、葉合搗三升許，和之真丹一兩，水一升，合煮，絞取汁，頓服之，得吐便差。若重，一升盡服，厚覆取汗，差。

又方：小蒜一升

搗取汁三合，頓服之。不過再作，便差。

---

① 腸：《外臺秘要方》卷六《霍亂轉筋方》、《醫心方》卷十一《治霍亂轉筋方》並作“腹”，是。

② 傷寒：感受風寒之邪，以惡寒、頭身痛、脉浮緊爲主症的病證。

③ 時氣：季節性發作的傳染性疾病。

④ 溫病：多種外感熱病的總稱。

⑤ 及：此字承前衍。《證類本草·鉛丹》《證類本草·艾葉》《證類本草·白蘘荷》並無此字。

⑥ 旨兌：不詳。《普濟方》卷一四八《時氣門》同方作“小蒜”。

又方:烏梅二七枚　鹽五合

以水三升,煮取一升,去滓,頓服之。

又方:取生杼①木,削去黑皮,細切裹白②一升,以水二升五合煎,去滓,一服八合,三服,差。

又方:取术丸子二七枚,以水五升,挼③之令熟,去滓,盡服汁,當吐下,愈。

又方:雞子一枚,著冷水半升,攪與和,乃復煮三升水,極令沸,以向④所和水,投湯中,急攪令相得,適寒溫,頓服取汗。

又方:以真丹塗身令遍,面向火坐,令汗出,差。

又方:取生襄荷根、葉合搗,絞取汁,服三四升。

又方:取乾艾三斤,以水一斗,煮取一升,去滓,頓服取汗。

又方:鹽一升食之,以湯送之,腹中當絞吐,便覆取汗,便差。

又方:取比輪錢一百五十七枚,以水一斗,煮取七升,服汁盡之。須臾,復以五升水,更煮令得一升,以水二升投中,合令得三升,出錢飲汁,當吐毒出也。

又方:取豬膏如彈丸者,溫服之,日三服,三日九服。

又方:烏梅三十枚(去核),以豉一升,苦酒三升,煮取一升半,去滓,頓服。

又,傷寒有數種,人不能別,令一藥盡治之者,若初覺頭痛、肉熱、脉洪起一二日,便作葱豉湯:

用葱白一虎口,豉一升,以水三升,煮取一升,頓服取汗;

① 杼:"梓"的異體。
② 裹白:《醫方類聚》卷五七《傷寒門三十一》引本條作"裹白者",義足。
③ 挼(ruó):揉搓。
④ 向:先前。

不汗，復更作，加葛根二兩，升麻三兩①，五升水，煎取二升，分再服，必得汗。若不汗，更加麻黄二兩。又用葱湯研米二合，水一升②，煮之少時，下鹽豉，後内葱白四物③，令火煎取三升，分服取汗也。

又方：豉一升，小男溺三升，煎取一升，分爲再服，取汗。

又方：葛根四兩，水一斗，煎取三升，乃内豉一升，煎取升半，一服。搗生葛汁，服一二升，亦爲佳也。

若汗出不歇，已三四日，胸中惡，欲令吐者：

豉三升④

水七升，煮取二升半，去滓，内蜜一兩，又煮三沸，頓服，安臥，當得吐；不差，更服取差。秘法，傳於子孫也。

又方：生地黄三斤（細切）

水一斗，煮取三升，分三服。亦可服藜蘆吐散及苦參龍膽散。

若已五六日以上者：

可多作青竹瀝，少⑤煎令減，爲數數飲之，厚覆取汗。

又方：大黄　黄連　黄檗　栀子各半兩

水八升，煮六七沸，内豉一升，葱白七莖，煮取三升，分服。宜老少。

又方：苦參二兩　黄芩二兩　生地黄半斤

----

① 葛根二兩升麻三兩：《證類本草・生大豆》録《圖經》引《肘後方》作“葛根三兩”，無“升麻”。

② 一升：下文要“煎取三升”，此“一升”當爲“一斗”或數升之誤。《普濟方》卷一四七作“五升”。

③ 物：《普濟方》卷一四七作“根”。

④ 豉三升：《外臺秘要方》卷一《肘後方》引作“豉三升（綿裹），鹽一兩”，《醫心方》卷十四《治傷寒四日方第廿九》同。

⑤ 少：同“稍”。《證類本草・竹葉》作“小”。

水八升,煮取一升①,分再服。或吐下毒,則愈。

若已六七日,熱極,心下煩悶,狂言見鬼,欲起走:

用乾茱萸三升,水二升,煮取一升後,去滓,寒溫②服之,得汗便愈。此方恐不失,必可用也,秘之。

又方:大蚓一升(破去③),以人溺煮令熟,去滓服之。直④生絞汁及水煎之,並善。又,絞糞汁,飲數合至一二升,謂之黃龍湯,陳久者佳。

又方:取白犬,從背破取血,破之多多爲佳,當及熱以薄胸上,冷乃去之。此治垂死者活。無白犬,諸純色者亦可用之。

又方:取桐皮(削去上黑者,細擘之,長,斷令四寸一束)

以酒五合,以水一升,煮取一升,去滓,頓服之。當吐下青黃汁數升,即差。

又方:雞子三枚　芒硝方寸匕

酒三合,合攪,散消盡,服之。

又方:黃連三兩　黃檗　黃芩各二兩　梔子十四枚

水六升,煎取二升,分再服,治煩嘔不得眠。

治時氣行⑤,垂死,破棺千金煮湯:

苦參一兩

---

① 一升:《外臺秘要方》卷一《肘後方》引作"二升"。

② 寒溫:當作"適寒溫"。

③ 破去:藍川慎謂當作"破去土"。

④ 直:亦作"直爾"。徑直地。

⑤ 時氣行:似當作"時氣天行"。《外臺秘要方》卷三《天行病發汗等方》作"天行"。《證類本草·苦參》只作"時氣"二字。

哎咀。以酒二升半舊方用苦參酒①煮，令得一升半，去滓，適寒溫，盡服之。當間苦寒吐毒如溶膠②，便愈。

又方：大錢百文

水一斗，煮取八升，内麝香當門子③李子大，末，稍稍與飲至盡，或汗，或吐之。

治溫毒發斑，大疫難救，黑膏：

生地黄半斤（切碎）　好豉一升　豬脂二斤

合煎五六沸，令至三分減一，絞去滓，末雄黄、麝香如大豆者，内中攪和，盡服之。毒從皮中出，即愈。

又方：用生蝦蟆④，正爾⑤破腹去腸，乃搗吞食之。得五月五日乾者，燒末，亦佳矣。

黑奴丸：《胡洽》《小品》同，一名水解丸，又一方加小麥黑教⑥一兩，名爲麥奴丸。《支》⑦同此注。

麻黄二兩　大黄二兩　黄芩一兩　芒硝一兩　釜底墨一兩
竈突墨二兩　梁上塵二兩

搗，蜜丸如彈丸，新汲水五合，末一丸，頓服之。若渴，但與

---

① 苦參酒："參"字承前衍。當作"苦酒"，與上文"酒"相對。《外臺秘要方》卷三《天行病發汗等方》正作"苦酒"，《備急千金要方》卷十作"酒"。

② 當間苦寒吐毒如溶膠：《太平聖惠方》卷十五《時氣論》類似方作"服後當聞苦參氣，即吐毒如羊膽汁"，義足；前四字《證類本草·苦參》亦作"當聞苦參"。《外臺秘要方》卷三《天行病發汗等方》本句作"當吐如烊膠"。

③ 麝香當門子：呈顆粒狀的麝香仁稱"當門子"，質量較佳。

④ 蝦蟆：即"蛤蟆"。

⑤ 正爾：亦作"直爾"。徑直地。

⑥ 黑教：一名小麥奴，即霉麥。爲麥散黑粉菌寄生在麥穗上形成的孢子堆。教，同"勃"。

⑦ 支：晉代醫僧支法存。其先輩爲胡人，後移居廣州。所著有《申蘇方》五卷，已佚。

水,須臾寒,寒了汗出便解。日移五赤不覺,更服一丸。此治五六日胸中大熱,口噤,名爲壞病①,不可醫治。用此黑奴丸。

又方:大青四兩　甘草　膠各二兩　豉八合

以水一斗,煮二物,取三升半,去滓,内豉煮三沸,去滓,乃内膠,分作四服,盡,又合此。治得至七八日,發汗不解及吐下大熱,甚佳。

又方:大黄三兩　甘草二兩　麻黄二兩　杏人三十枚　芒硝五合　黄芩一兩　巴豆二十粒(熬)

搗,蜜丸和,如大豆,服三丸,當利毒。利不止,米飲止之。家人視病者,亦可先服取利,則不相染易也。此丸亦可預合置。

麻黄解肌②一二日便服之:

麻黄　甘草　升麻　芍藥　石膏各一兩　杏人三十枚　貝齒三枚(末之)

以水三升,煮取一升,頓服,覆取汗出,卽愈,便食豉粥補虚,卽宜也。

又方:麻黄二兩　芩　桂各一兩　生薑三兩

以水六升,煮取二升,分爲四服。

亦可服葛根解肌湯:

葛根四兩　芍藥二兩　麻黄　大青　甘草　黄芩　石膏桂各一兩　大棗四枚

以水五升,煮取二升半,去滓,分爲三服,微取汗。

---

①　壞病:治療不當,因而遷延難愈的病情。

②　麻黄解肌:《外臺秘要方》卷三《天行病發汗等方》作"麻黄解肌湯",當據補。

二日已上至七八日不解者，可服小柴胡湯：

柴胡八兩　人參　甘草　黃芩各三兩　生薑八兩（無者，乾薑三兩）　半夏五兩（湯洗之）　大棗十二枚

水九升，煮取二升半，分爲三服。微覆取汗半日，須臾便差。若不好，更作一劑。

若有熱實，得汗不解，復滿痛①、煩躁、欲謬語者，可服大柴胡湯。方：

柴胡半斤　大黃二兩　黃芩三兩　芍藥二兩　枳實十枚　半夏五兩（洗之）　生薑五兩　大棗十二枚

水一斗，煮取四升，當分爲四服，當微利也。

此四方最第一，急須者若幸可得藥，便可②不營③之，保無死憂。諸小治爲防以④窮極⑤耳。

若病失治，及治不差，十日已上，皆名壞病，唯應服大小鱉甲湯。此方藥分兩乃少而種數多，非備急家所辦，故不載。

凡傷寒發汗，皆不可使流離⑥過多，一服得微汗，汗絜⑦便止。未止，粉之，勿當風。

初得傷寒，便身重腰背痛，煩悶不已，脉浮，面赤斑斑如錦文，喉咽痛，或下痢，或狂言欲走，此名中陽毒，五日可治，過此死，宜用此方：

---

① 復滿痛：《外臺秘要方》卷三《天行病發汗等方》作“腹脹痛”。
② 可：《外臺秘要方》卷三《天行病發汗等方》作“不可”，義長。
③ 營：營求。
④ 防以：《外臺秘要方》卷三《天行病發汗等方》作“以防”，義長。
⑤ 窮極：指各種無醫藥的境遇。
⑥ 流離：大汗淋漓貌。
⑦ 絜：“潔”的古字。此指汗出盡。

雄黃　甘草　升麻　當歸　椒　桂各一分

水五升，煮取二升半，分三服，溫覆取汗，服後不汗，更作一劑。

若身重背強蟄蟄①**如被打，腹中痛，心下強，短氣嘔逆，唇青面黑，四肢冷，脉沉細而緊數，此名中陰毒，五日可治，過此死。用此方：**

甘草　升麻各二分　當歸　椒各一分　鼈甲一兩

以水五升，煮取二升半，分三服。溫覆取汗，汗不出，湯煮更作也。

陰毒傷②**，口鼻冷者：**

乾薑　桂各一分

末，溫酒三合，服之，當大熱，差。

凡陰陽二毒，不但初得便爾，或一二日變作者，皆以今藥治之，得此病多死。

治熱病不解，而下痢篤欲死者，服此大青湯。方：

大青四兩　甘草三兩　膠二兩　豉八合　赤石脂三兩

以水一斗，煮取三升，分三服，盡更作，日夜兩劑，愈。

又方：但以水五升，豉一升，梔子十四枚，韭白③一把，煮取三升半，分爲三服。

又方：龍骨半斤（搗碎）

以水一斗，煮取五升，使極冷，稍稍飲，其間或得汗，卽愈矣。

---

①　蟄蟄：疑當作“掣掣”。牽掣貌。

②　陰毒傷：當作“陰毒傷寒”。

③　韭白：《備急千金要方》卷十第一、《醫心方》卷十四第五十五及《外臺秘要方》卷二等並載此方，用“薤白”而非“韭白”，當從。

又方：黃連　當歸各二兩　乾薑一兩　赤石脂二兩

蜜丸如梧子，服二十丸，日三夜再。

又方：黃連二兩　熟艾如鴨卵大

以水二斗，煮取一升，頓服，立止。

天行①諸痢悉主之：

黃連三兩　黃檗　當歸　龍骨各二兩

以水六升，煮取二升，去滓，入蜜七合，又火煎取一升半，分爲三服，效。

天行毒病，挾熱腹痛，下痢：

升麻　甘草　黃連　當歸　芍藥　桂心　黃檗各半兩

以水三升，煮取一升，服之，當良。

天行四五日，大下熱痢：

黃連　黃檗各三兩　龍骨三兩　艾如雞子大

以水六升，煮取二升，分爲二服。忌食豬肉、冷水。

若下膿血不止者②：

赤石脂一斤　乾薑一兩　粳米一升

水七升，煮米熟，去滓，服七合，日三。

又方：赤石脂一斤　乾薑二兩

水五升，煮取三升，分二服。若絞臍痛，加當歸一兩，芍藥二兩，加水一升也。

若大便堅閟，令利者：

大黃四兩　厚朴二兩　枳實四枚

---

① 天行：卽時氣。多指有傳染性的季節性疾病。

② 若下膿血不止者：《幼幼新書》卷二十九《熱痢第四》置於小兒病卷。主治"赤痢下膿小兒得之三日皆死"。

以水四升，煮取一升二合，分再服，得通者，止之。

若十餘日不大便者，服承氣丸：

大黃　杏人各二兩　枳實一兩　芒硝一合

搗，蜜和丸如彈丸，和湯六七合服之，未通更服。

若下痢不能食者：

黃連一升　烏梅二十枚（炙燥）

並得搗末，蠟如棊子①大，蜜一升，合於微火上，令可丸，丸如梧子大，一服二丸，日三。

若小腹滿，不得小便，方②：

細末雌黃，蜜和丸，取如棗核大，內溺孔中，令③半寸。

亦以竹管注陰，令痛④朔⑤之通。

又方：末滑石三兩　葶藶子一合

水二升，煮取七合，服。

又方：搗生葱，薄小腹上，參⑥易之。

治胸脅痞滿，心塞氣急，喘急。方：

人參　术各一兩　枳實二兩　乾薑一兩

搗，蜜和丸，一服一枚。若嗽，加括蔞二兩；吐，加牡蠣二兩。日夜服五六丸，不愈更服。

---

① 棊子：卽棋子。"棊"同"棋"。

② 方：《外臺秘要方》卷二《傷寒小便不利方》此下有"兼療時行"四字。

③ 令：《外臺秘要方》卷二《傷寒小便不利方》、《證類本草·雌黃》作"令入"。當據補。

④ 令痛：《證類本草·雌黃》作"令緊"，屬上。

⑤ 朔：《證類本草·雌黃》作"嗍（suō）"，是。嗍，吮吸。亦作"嗽""噈"。

⑥ 參：藍川慎謂當作"燥"，"燥"爲"燥"俗字。是。《外臺秘要方》卷二《傷寒小便不利方》引《崔氏方》正作"燥"。

毒病攻喉咽腫痛,方:

切當陸,炙令熱,以布藉喉,以熨布上,冷復易。

又方:取真藺茄①爪甲大,內口中,以牙小嚼汁,以漬喉,當微覺異爲佳也。

毒病後攻目,方:

煮蜂窠以洗之,日六七度,佳。

又方:冷水漬青布以掩之。

若生瞖②者

燒豉二七粒,末,內管鼻中以吹之。

治傷寒嘔不止,方③

甘草一兩　升麻半兩　生薑三兩　橘皮二兩

水三升,煮取二升,頓服之,愈。

又方:乾薑六分　附子四分(末)

以苦酒丸如梧子大,一服三丸,日三服。

治傷寒呓不止方:

甘草三兩　橘皮一升

水五升,煮取三升,分服,日三,取差。

又方:熟洗半夏,末服之,一錢一服④。

又方:赤蘇一把

---

① 藺茄:當作"藺茹"。中藥名。《醫方類聚》卷五七《傷寒門三十一》正作"藺茹"。

② 瞖:目瞖。黑睛渾濁或有病變瘢痕。"瞖"亦作"臀"。

③ 治傷寒嘔不止方:《外臺秘要方》卷三《天行嘔啘方》作"療嘔啘不止橘皮甘草湯方"。

④ 本方:《外臺秘要方》卷二《傷寒嘔噦方》引《深師》作:"又半夏散方:半夏(洗,焙乾)。右一味,末之,生薑湯和服一錢匕。忌羊肉、餳等。"

水三升，煮取二升，稍稍飲。

又方：乾薑六分　附子四分(末)

苦酒丸如梧子大，服三丸，日三服。

比歲①有病時行，仍發瘡，頭面及身，須臾周匝②，狀如火瘡，皆戴白漿，隨決隨生，不卽治，劇者多死。治得差後，瘡瘢紫黑，彌歲方滅，此惡毒之氣。世人云：永徽四年③，此瘡從西東流，遍於海中，煮葵菜，以蒜齏啖之，卽止。初患急食之，少飯下菜亦得④。以建武⑤中於南陽擊虜所得，仍呼爲虜瘡，諸醫參詳作治，用之有效。方⑥：

取好蜜通身上摩，亦可以蜜煎升麻⑦，並數數食。

又方：以水濃煮升麻，綿沾洗之，苦酒漬彌好，但痛難忍。

其餘治猶依傷寒法，但每多作毒意防之，用地黃黑膏亦好。

治時行病發黃方：

茵蔯⑧六兩　大黃二兩　梔子十二枚

以水一斗，先洗茵蔯，取五升，去滓，内二物，又煮取三升，

---

①　比歲：近年。

②　周匝：周遍、密布。

③　永徽四年：公元 653 年。"永徽"是唐高宗年號。參見本書《綜考》。

④　永徽……亦得：《外臺秘要方》卷三《天行發斑方》引《肘後》，此數句不屬本條，而見於下文"文仲陶氏"引文中。

⑤　建武：東漢光武帝、東晉元帝、後趙石虎、晉惠帝、西燕慕容忠、齊明帝皆曾用此年號，本處所指不詳。指東漢光武帝可能性較大。參見本書《綜考》。

⑥　世人云……有效方：《醫方類聚》卷五七《傷寒門三十一》無此内容，只是在前文之下注有"方見千金方"。

⑦　蜜煎升麻："麻"下《備急千金要方》卷十《傷寒雜治》有"摩之"二字，《外臺秘要方》卷三《天行發斑方》有"數數拭之"四字，當參補。與下文"並"字相合。

⑧　茵蔯：今作"茵陳"。

分四服。亦可兼取黃疸中雜治法,差。

比歲又有虜黃病,初唯覺四體沉沉不快,須臾見眼中黃,漸至面黃及舉身皆黃,急令溺白紙,紙即如檗①染者,此熱毒已入內,急治之。若初覺,便作瓜蒂②赤豆散,吹鼻中,鼻中黃汁出數升者,多差。若已深,應看其舌下兩邊有白脉彌彌③處,蘆刀割破之,紫血出數升,亦歇。然此須慣解④割者,不解割,忽傷亂舌下青脉,血出不止,便殺人。方可燒紡軯鐵⑤,以灼此脉令焦,兼瓜蒂雜巴豆搗爲丸服之,大小便亦去黃汁,破灼已後,禁諸雜食。

又云,有依黃、坐黃,復須分別之。方:

切竹,煮飲之,如飲⑥。

又方:搗生瓜根⑦,絞取汁,飲一升至二三升。

又方:醋酒浸雞子一宿,吞其白數枚。

又方:竹葉(切)五升　小麥七升　石膏三兩(末,綿裹之)

以水一斗五升,煮取七升,一服一升,盡喫卽差也。

又方:生葛根汁二升　好豉一升　梔子三七枚　茵蔯(切)一升

水五升,煮取三升,去滓,内葛汁,分爲五服。

---

①　檗:黃檗。古人用以染黃色。

②　瓜蒂:甜瓜之蒂,具催吐之功。

③　彌彌:脹大貌。

④　解:懂;明了。

⑤　紡軯鐵:不詳,似爲紡車的零件。

⑥　如飲:道藏本、四庫本並同,與上下文不諧,疑誤。六醴齋本無"如飲"二字。《普濟方》卷一五〇引本句作"一方竹粥煮飲之"。

⑦　生瓜根:當作"土瓜根"。見本書第三十一篇原文與輯佚類似條文,又《治小兒疳癖羸瘦霍亂發黃病方》新輯佚篇相關條文。

又方：金色腳雞，雌雞血在[1]，治如食法，熟食宍[2]飲汁令盡，不過再作。亦可下少鹽豉，佳。

治毒攻手足腫，疼痛欲斷，方：

用虎杖根，剉，煮，適寒溫，以漬足[3]，令踝上有赤許水，止之。

又方：以稻穰灰汁漬足。

又方：酒煮苦參以漬足，差。

又方：鹽豉及羊尿一升，搗令熟，以漬之。

又方：細剉黃檗五斤，以水三斗，煮漬之。亦治攻陰腫痛。

又方：作坎[4]令深三赤，少容[5]兩足，燒坎令熱，以酒灌坎中，着屜踞[6]坎中，壅勿令泄。

又方：煮羊桃汁[7]漬之，雜少鹽豉尤好。

又方：煮馬矢若羊矢汁，漬。

又方：豬膏和羊矢塗之，亦佳。

又方：以牛肉[8]裹腫處，腫消痛止。

又方：搗常思草，絞取汁，以漬足[9]。

---

①　雌雞血在：文義不屬。《醫心方》卷十四第十引《小品方》有"取雞雌雄無在"語，則此亦應作"雌雄無在"，意爲不拘雌雄，雌雄皆可。參見《綜論》。

②　宍：同"肉"。

③　足：《證類本草·虎杖》作"手足"，與主治相應，義長。

④　坎：此指地坑。

⑤　少容：《外臺秘要方》卷三《天行熱毒攻手足方》作"大小容"，義長。

⑥　踞：伸腿坐。

⑦　羊桃汁：《外臺秘要方》卷三《天行熱毒攻手足方》作"羊桃葉汁"。

⑧　牛肉：《外臺秘要方》卷二《傷寒手足欲脱疼痛方》引《范汪》作"生牛肉"，義長。

⑨　足：《外臺秘要方》卷二《傷寒手足欲脱疼痛方》此下有"一名蒼耳"四字。

又方：豬蹄一具，合蔥煮，去滓，內少鹽，以漬之。

毒病下部生瘡者：

燒鹽以深導①之，不過三。

又方：生漆塗之，綿導之。

又方：大丸艾灸下部。此謂窮無藥。

又方：取蚓三升，以水五升，得二升半②，盡服之。

又方：煮桃皮，煎如飴，以綿合導之③。

又方：水中荇菜，搗，綿裹導之，日五易，差。

又方：欅皮、槲皮合煮汁，如粘④糖，以導之。又，濃煮桃皮⑤飲之，最良。

又方：搗蛇莓汁，服三合，日三。水漬烏梅令濃，並內崖蜜，數數飲。

若病人齒無色⑥，舌上白，或喜睡眠，憒憒⑦不知痛癢處，或下痢，急治下部⑧。不曉此者，但攻其上，不以下爲意，下部生蟲，蟲食其肛，肛爛見五臟，便死。治之方：

取雞子白，內漆合攪，還內殼中，仰頭吞之，當吐蟲，

---

① 導：謂將藥物注入肛門以促成排便或泄瀉。

② 得二升半："得"上當有"煮"字。

③ 之：《外臺秘要方》卷三《天行蠶瘡方》作"下部中"。此下另有"若口中生瘡，含之"一句。

④ 粘：《證類本草·欅樹皮》《證類本草·槲若》作"飴"，《醫方類聚》卷五七《傷寒門三十一》引作"粕"，"粘"當爲"飴"俗字"粕"之誤，可從改。

⑤ 又濃煮桃皮：《證類本草·欅樹皮》作"以樺皮濃煮"。

⑥ 齒無色：《外臺秘要方》卷二《傷寒蠶瘡方》作"齒齗(齦)無色"。可據補。

⑦ 憒憒：昏悶貌。

⑧ 下部：此指肛門。

則愈①。

又方：燒馬蹄作灰，細末，豬脂和，塗綿以導下部，日數度，差。

又方：桃人十五枚　苦酒二升　鹽一合

煮取六合，服之。

又方：燒艾於管中熏之，令煙入下部，中少雄黃雜，妙。此方是溪溫②故爾，兼取彼治法。

又有病䘌③下不止者

烏頭二兩　女萎　雲實各一兩　桂二分

蜜丸如桐子，水服五丸，一日三服。

治下部卒痛，如鳥啄之。方：

赤小豆　大豆各一升

合搗，兩囊貯，蒸之令熟，更互坐，即愈。

此本在雜治中④，亦是傷寒毒氣所攻故。

凡治傷寒方甚多，其有諸麻黃、葛根、桂枝、柴胡、青龍、白虎、四順、四逆二十餘方，並是至要者，而藥難盡備，且診候須

---

①　本方：《外臺秘要方》卷二《傷寒䘌瘡方》作："取雞子一枚，扣頭出白，與漆一合熟和，令調如漆，還內殼中，仰吞之。食頃或半日，或下蟲，或吐蟲，劇者再服乃盡，熱除病愈。凡得熱病，腹內熱，食少，三蟲行作求食，食人五藏及下部，人不能知，可服此藥，不爾䘌蟲殺人。"

②　溪溫：古病名。即水毒病。見《諸病源候論》卷二十五《水毒候》。又稱"溪毒"。指感染溪澗疫水而得的蠱病。類似現代的血吸蟲病。

③　䘌：亦作"䘌"。古病名，以二陰蝕爛爲主症。

④　此本在雜治中：本句直至篇末"最難治也"，似爲陶弘景所注。

明悉，別所在撰①大方中，今唯載前四方②，尤是急須者耳。其黃膏、赤散在辟病條③中。預合，初覺患便服之。

傷寒、時行、溫疫，三名同一種耳，而源本小異。其冬月傷於寒，或疾行力作，汗出得風冷，至夏發，名爲傷寒；其冬月不甚寒，多暖氣及西風，使人骨節緩憻④，受病至春發，名爲時行；其年歲中有癘氣兼挾鬼毒相注，名爲溫病。如此診候並相似。又貴勝雅言⑤，總名傷寒，世俗因號爲時行，道術符刻言五溫，亦復殊，大歸⑥終止是共途也。然自有陽明、少陰，陰毒、陽毒爲異耳。少陰病例不發熱，而腹滿下痢，最難治也。

附方

《必效方》治天行一二日者：

麻黃一大兩（去節）

以水四升，煮，去沫，取二升，去滓，著米一匙及豉，爲稀粥，取強一升⑦，先作熟湯浴，淋頭百餘椀，然後服粥，厚覆取汗，於夜最佳。

《梅師方》治傷寒汗出不解，已三四日，胸中悶吐：

豉一升　鹽一合

---

① 別所在撰：字序當有誤，應爲"別在所撰"。

② 今唯載前四方：據此語，《肘後方》當載有麻黃湯、葛根湯、桂枝湯、柴胡湯四方，今傳世本並不存。今本只存大小柴胡湯，"麻黃湯""葛根湯"用"麻黃解肌湯""葛根解肌湯"，無桂枝湯。

③ 辟病條：指今本第十五篇。黃膏、赤散皆見載於該篇。

④ 憻：同"憛"。

⑤ 貴勝雅言：地位高貴者的高雅言辭。貴勝，尊貴而有地位者。

⑥ 大歸：大要。

⑦ 強一升：一升多。

水四升,煎取一升半,分服,當吐。

《聖惠方》治傷寒四日,已嘔吐,更宜吐:

以苦參末,酒下二錢,得吐,差。

又方:治時氣熱毒,心神煩燥:

用藍澱①半大匙,以新汲水一盞服。

又方:治時氣頭痛不止:

用朴硝三兩,搗羅②爲散,生油調塗頂上。

又方:治時氣煩渴:

用生藕汁一中盞,入生蜜一合,令匀,分二服。

《勝金方》治時疾熱病,狂言心燥:

苦參不限多少,炒黃色爲末,每服二錢,水一盞,煎至八分,溫服,連煎三服,有汗無汗皆差。

《博濟方》治陰陽二毒傷寒黑龍丹:

舶上硫黃一兩,以柳木槌研三兩日,巴豆一兩,和殼記個數,用二升鐺子③一口,先安硫黃鋪鐺底,次安巴豆,又以硫黃蓋之,釅醋④半升已來⑤澆之,盞子蓋合令緊蜜⑥,更以濕紙周回固濟⑦縫,勿令透氣,縫紙乾,更以醋濕之,文武火熬,常著人守之,候裏面巴豆作聲數已半爲度,急將鐺子離火,便入臼中,急搗令細,再以少米醋并蒸餅少許,再搗,令冷,可丸如雞頭

---

① 藍澱:卽藍靛,古代的一種染料。
② 羅:篩子一類過濾粉末物品的器物。此作動詞,過篩。
③ 鐺(chēng)子:古代的一種有足的鍋。"鐺"亦作"鎗"。
④ 釅(yàn)醋:淳濃的醋。
⑤ 已來:亦作"以來",猶言"以上";"多"。
⑥ 蜜:當作"密"。《醫方類聚》卷五七《傷寒門三十一》正作"蜜"。
⑦ 固濟:黏結。

大。若是陰毒，用椒四十九粒，葱白二莖，水一盞，煎至六分，服一丸；陽毒，用豆豉四十九粒，葱白二莖，水一盞，同煎，吞一丸，不得嚼破。

《孫用和方》治陽毒入胃，下血頻，疼痛不可忍：

鬱金五個大者　牛黃一皂莢子（別細研）

二味，同爲散，每服用醋漿水一盞，同煎三沸，溫服。

《孫兆口訣》治陰毒傷寒，手足逆冷，脉息沉細，頭疼腰重，兼治陰毒、欬逆等疾，方：

川烏頭　乾薑等分

爲麄①散，炒令轉色，放冷，再搗，爲細散，每一錢，水一盞，鹽一撮，煎取半盞，溫服。

又方：治陰勝隔陽傷寒，其人必燥熱而不欲飲水者是也，宜服霹靂散：

附子一枚，燒爲灰，存性爲末，蜜水調下，爲一服而愈。此逼散寒氣，然後熱氣上行而汗出，乃愈。

《聖惠方》治陰毒傷寒，四肢逆冷，宜熨：

以吳茱萸一升，酒和勻，濕絹袋二隻，貯，蒸令極熱，熨脚心，候氣通暢勻暖卽停熨，累驗。

唐《崔元亮》療時疾發黃，心狂煩熱，悶不認人者：

取大括樓一枚黃者，以新汲水九合浸，淘取汁，下蜜半大合，朴消八分，合攪，令消盡，分再服，便差。

《外臺秘要方》治天行病四五日，結胸滿痛、壯熱、身體熱：

苦參一兩（剉）

以醋二升，煮取一升二合，盡飲之，當吐，卽愈。天行毒病

_____

①　麄：同“粗”。

非苦參、醋藥不解，及溫覆取汗，愈。

又方：救急治天行後嘔逆不下食，食入即出：

取羊肝如食法，作生淡食，不過三度，即止。

又方：以雞卵一枚，煮三五沸出，以水浸之，外熟内熱，則吞之，良。

《聖惠方》治時氣嘔逆不下食：

用半夏半兩（湯浸洗七遍，去滑）　生薑一兩（同剉碎）

以水一大盞，煎至六分，去滓，分二服，不計時候，溫服。

《深師方》治傷寒病𫲐不止：

半夏熟洗，乾，末之，生薑湯服一錢匕。

《簡要濟衆》治傷寒咳噫①不止及噦逆②不定：

香③一兩　乾柿蔕一兩

焙乾，搗末，人參煎湯下一錢，無時服。

《外臺秘要方》治天行毒病，衄鼻是熱毒，血下數升者：

好墨末之，雞子白丸如梧子，用生地黃汁，下一二十丸，如人行五里，再服。

又，療傷寒已八九日至十餘日，大煩渴，熱勝而三焦有瘡蠚者，多下；或張口吐舌呵吁，目爛，口鼻生瘡，吟語④不識人，除熱毒止痢方：

龍骨半斤（碎）

---

① 咳噫(è ài)：呃逆，打嗝。"咳"同"欬"。《集韻》："噫、欬，乙界切。《説文》'飽食息也'。或作欬，通作鏑。"咳，後亦作"呃"，此據"呃"注音。本篇後文有兩處"咳噫"例，同此。

② 噦逆：乾嘔。

③ 香：四庫本作"丁香"，《證類本草·丁香》條同，可從。

④ 吟語：語默不言。"吟"同"噤"。

以水一斗，煮取四升，沉之井底令冷，服五合，漸漸進之，恣意飲，尤宜老少。

《梅師方》治熱病後下痢，膿血不止，不能食：

白龍骨（末）

米飲調方寸匕服。

《食療》治傷寒熱毒下血：

羚羊角，末，服之，卽差。又療疝氣。

《聖惠方》治傷寒狐惑①，毒蝕下部，肛外如蠶，痛癢不止：

雄黃半兩，先用瓶子一個口大者，內入灰，上如裝香火，將雄黃燒之，候煙出，當病處熏之。

又方：主傷寒下部生蟨瘡：

用烏梅肉三兩，炒令燥，杵爲末，煉蜜丸，如梧桐子大，以石榴根皮煎湯，食前下十丸。

《外臺秘要方》：《崔氏》療傷寒手足疼欲脫：

取羊屎煮汁以灌之，差止。亦療時疾，陰囊及莖熱腫。亦可煮黃檗等洗之。

《梅師方》治傷寒發豌豆瘡，未成膿：

研芒消，用豬膽和塗上，效。

《經驗後方》治時疾發豌豆瘡及赤瘡子未透，心煩狂燥，氣喘妄語，或見鬼神：

龍腦一錢，細研，旋滴豬心血和丸，如雞頭肉大，每服一

_____

① 狐惑：本指一種稱爲“射工”的水蟲含沙射影所致之病。此蟲或稱短狐、蜮（蠥），亦連稱“狐蜮”。中醫用作病名後，字形多作“狐惑”，漸與射工病分離。《金匱要略方》第三篇：“狐惑之爲病，狀如傷寒，默默欲眠，目不得閉，臥起不安，蝕於喉爲惑，蝕於陰爲狐，不欲飲食，惡聞食臭，其面目乍赤乍黑乍白。”指一類口腔與肛部潰瘍的疾病。參見本書第六十五篇。

丸,紫草湯下,少時心神便定,得睡,瘡復發透,依常將息取安。

《藥性論》云,虎杖治大熱煩燥,止渴利小便,壓一切熱毒:

暑月和甘草煎,色如琥珀可愛堪著①,嘗之甘美,瓶置井中,令冷徹如水,白瓷器及銀器中貯,似茶啜之,時人呼爲冷飲子②,又且尊於茗。能破女子經候不通,搗以酒浸,常服。有孕人勿服,破血。

輯佚

《備急千金要方》卷九《發汗湯第五》

陽毒湯③,治傷寒一二日便成陽毒,或服藥吐下之後變成陽毒,身重腰背痛,煩悶不安,狂言或走,或見鬼,或吐血下痢,其脉浮大數,面赤斑斑如錦文,咽喉痛,唾膿血,五日可治,至七日不可治,宜服升麻湯方:

升麻　甘草各半兩　當歸　蜀椒　雄黃　桂心各六銖

右六味,㕮咀,以水五升,煮取二升半,分三服,如人行五里進一服。溫覆手足,毒出則汗,汗出則解;不解,重作服之,得吐亦佳。(仲景無桂心,有鼈甲手大一片。)《肘後》與《千金》同《古今錄驗》,有梔子六銖,鼈甲如手一片。(180—181)

《外臺秘要方》卷一《論傷寒日數病源並方》

又太陽病,過經十餘日,及二三下之後,四五日,柴胡證仍

---

① 堪著:《醫方類聚》卷五七《傷寒門三十一》、《普濟方》卷一二〇《諸熱》並作"堪看",似是。

② 飲子:宋代流行的藥茶。

③ 陽毒湯:後文有《外臺秘要方》引《古今錄驗》同名方,藥味有異,與附注相合。

在者，先與小柴胡湯。嘔不止，心下急，一云嘔止小安。鬱鬱微煩者，爲未解也，可與大柴胡湯下之卽愈。方：

柴胡半斤　黃芩　芍藥各三兩　半夏半斤（水洗）　大棗十三枚（擘）　生薑五兩　枳實四枚（炙）

右七味，切，以水一斗二升，煮至六升，去滓，更煎，取三升，溫服一升，日三服。一方加大黃二兩，今不加大黃，恐不名爲大柴胡湯也。忌羊肉、餳。兼主天行。《千金翼》《肘後》同。（63—64）

《外臺秘要方》卷一《肘後方七首》

又療傷寒汗出不歇，已三四日，胸中惡，欲令吐者方：

豉三升（綿裹）　鹽一兩

右二味，以水七升，煮取二升半，去滓，內蜜一升，又煮三沸，頓服一升，安臥當吐；如不吐，更服一升，取吐爲效。

又方：苦參三分　甘草（炙）一分　瓜蒂　赤小豆各二七枚

右四味，切，以水一升，煮取半升，一服之當吐，吐不止者，作蔥豉粥解之必息。忌海藻、菘菜。（64）

《外臺秘要方》卷一《集驗方五首》

又療傷寒熱病十日以上，發汗不解，及吐下後諸熱不除，及下利不止斑出方：

大青四兩　甘草（炙）二兩　阿膠（炙，珠）二兩　豉一升（綿裹）

右四味，切，以水八升，煮二味，取三升半，去滓，內豉，煮三沸，去滓，乃內膠令溶，分溫三服，欲盡更作，當使有餘；渴者當飲，但除熱，止吐下，無毒。忌海藻、菘菜。《肘後》《深師》《千金》同。（67）

《外臺秘要方》卷一《古今錄驗方八首》

《古今錄驗》……又陰毒湯，療傷寒初病一二日，便結成陰毒,或服湯藥六七日以上至十日,變成陰毒。身重背强,腹中絞痛,喉咽不利,毒氣攻心,心下堅强,短氣不得息,嘔逆,唇青面黑,四肢厥冷,其脉沉細緊數。一本無數字。

仲景云:此陰毒之候,身如被打,五六日可療,至七日不可療。宜服甘草湯方:

甘草(炙)　升麻　當歸各二分　蜀椒一分(出汗)　鱉甲大如手一片(炙)

右五味,切,以水五升,煮取二升半,分再服,如人行五里頃復服,溫覆當出汗,汗出則愈;若不得汗則不解,當重服令汗出。忌海藻、菘菜、莧菜。《千金》《集驗》《備急》《文仲》《小品》《肘後》同。

○又麥奴丸,療傷寒五六日以上不解,熱在胸中,口噤不能言,唯欲飲水,爲敗傷寒,醫所不療。方:

麻黄(去節)　大黄　芒消　竈突中墨　黄芩各二分　麥奴　梁上塵　釜底墨各一分

右八味,搗篩,蜜和如彈丸,以新汲水五合研一丸,病者渴欲飲水,但極飲冷水,不節升數,須臾當寒,寒訖汗出則愈。若日移五丈不汗,依前法服一丸,以微利止。藥勢盡乃食,當冷食以除藥勢。一名黑奴丸,小麥黑勃名爲麥奴是也。《肘後》《胡洽》《小品》《删繁》《張文仲》《深師》《范汪》《經心錄》《廣濟》並同。

○又療往來寒熱,胸脅逆滿,桃人承氣湯方:

大黄四兩(漬,别下)　甘草(炙)　芒消(湯成下)　桂心各二兩桃人五十枚(去皮尖,碎)

右五味,以水七升,煮取二升半,去滓,内芒消,更煎一兩沸,溫分三服。忌海藻、菘菜。太醫校尉史脱方。《肘後》《傷寒論》《千金翼》同。(74—76)

《外臺秘要方》卷二《傷寒攻目生瘡兼赤白翳方》

《肘後》療傷寒大病後，熱毒攻目方：

煮蜂房以洗之，日六七度。《張文仲》同。

又方：冷水漬青布以掩目。《張文仲》同。

又療熱病後生攻瞖方：

燒豉二七粒，末。内管中以吹之。並出第二卷中。《文仲》《備急》同。（89）

《外臺秘要方》卷二《傷寒手足欲脱疼痛方①》

《崔氏》療傷寒手足熱疼欲脱方：

取羊屎煮汁淋之，差止。亦療時疾、陰囊及莖腫。

亦可煮黄檗洗之。《肘後》《深師》《集驗》《千金》《備急》並同。

《集驗》療毒熱攻手足，腫疼欲脱方：

濃煮虎杖根，適寒溫以漬手足，入至踝上一尺。兼療天行。《范汪》《肘後》《千金》同。

又方：酒煮苦參以漬之。《范汪》《千金》《集驗》同。

《千金》療毒熱病攻手足腫，疼痛欲脱方：

煮馬糞若羊糞汁漬之，豬膏和羊糞塗之亦佳。《范汪》《集驗》《肘後》同。

又方：取常思草絞取汁以漬之。一名蒼耳。《范汪》《集驗》《肘後》同。

《備急》療熱病手足腫欲脱者方（兼主天行）：

以稻穰灰汁漬之佳。《集驗》《千金》《肘後》同。（90—91）

《外臺秘要方》卷三《天行熱毒攻手足方》

《肘後》療天行病毒熱攻手足，疼痛赤腫欲脱，方：

―――――――

① 傷寒手足欲脱疼痛方：參見下篇輯佚"天行熱毒攻手足方"。

鹽、豉及羊肉一斤以來①。

右三味，以水一斗，煮肉熟，以汁看冷暖漬手足，日三度差。《范汪》同。

又方：細剉黃檗五斤許，以水三斗煮漬之，必效。亦治攻陰腫。

又方：作坎令深三尺，大小容兩足，燒坎中令熱，以酒灌坎中，著屣踞坎上，衣擁，勿令氣泄，日再作之。

又方：煮羊桃葉汁漬之，加少鹽尤好。（並出第二卷中）

《崔氏》療天行熱毒攻手足方：

豬蹄一具，去毛剉碎，合葱白一握切，以水一斗，煮熟去滓，內少鹽以漬之。《肘後》同。（122）

《外臺秘要方》卷二《傷寒下痢及膿血黃赤方》

《肘後》療傷寒若下膿血者，赤石脂湯方：

赤石脂二兩（碎）　乾薑二兩（切）　附子一兩（炮破）

右三味，以水五升，煮取三升，去滓，溫分三服。後臍下痛者，加當歸一兩，芍藥二兩，用水六升煮。忌豬肉。《范汪》《張文仲》同。

又主下利不能食者，兼療天行，黃連丸方：

黃連一兩　烏梅二十枚（炙燥）

右二味，搗末，臘②如博碁子一枚，蜜一升，於微火煎，令可丸如梧子，一服十五丸，日三。忌豬肉、冷水。

又，白通湯，療傷寒泄痢不已，口渴不得下食，虛而煩，方：

大附子一枚（生，削去黑皮，破八片）　乾薑半兩（炮）　甘草半兩

---

① 以來：表概數。有時也表“以上”。
② 臘：用同“蠟”。本書多處如此。

（炙）　葱白十四莖

右四味切，以水三升，煮取一升二合，去滓，溫分再服。渴微嘔，心下停水者，一方加犀角半兩，大良。忌海藻、菘菜、豬肉。《范汪》同。出第十四卷中。張仲景《傷寒論》白通湯惟主少陰下利。厥逆無脉，乾躁而煩者，白通加豬膽湯主之。本無甘草，仍不加犀角。（94）

《外臺秘要方》卷十四《中風發熱方》

《范汪》療中風發熱，大戟洗湯，方：

大戟　苦參

右二味，等分搗篩，藥半升，用醋漿一斗，煮之三沸，適寒溫洗之，從上下寒乃止。小兒三指撮之，醋漿四升，煮如上法。《肘後》同。（380）

《外臺秘要方》卷三《天行大小便不通脹滿及澀方》

《集驗》療天行病腹脹滿，大小便不通，滑石湯方：

滑石十四分（研）　葶藶子一合（紙上熬令紫色，搗）　大黃二分（切）

右三味，以水一大升，煎取四合，頓服，兼搗葱傅小腹，乾卽易之，效。《肘後》《崔氏》同，無大黃。（122）

《外臺秘要方》卷三《天行䘌瘡方》

《范汪》……又療穀道中瘡方：

以水中苻葉細搗，綿裹內下部，日三。《肘後》同。

○《文仲》：《姚氏》療天行病䘌，下部生瘡方：

濃煮桃皮煎如糖，以綿合導下部中。若口中生瘡，含之。《肘後》《范後》同。（123）

《醫心方》卷十四《傷寒證候第廿三》

《葛氏方》云：傷寒、時行、溫疫，雖有三名，同一種耳，而源本小異。其冬月傷於暴寒，或疾行力作汗出，得風冷，至春夏發，名爲傷寒；其冬月不甚寒，多暖氣及西南風，使人骨節緩墮受邪，至春發，名爲時行；其年歲月中有厲氣，兼挾鬼毒相注，名爲溫疫。如此診候并相似。又貴勝雅言，捴[總]名"傷寒"，世俗同號"時行"，道術苻[符]刻①言"五溫"，亦復以此，致②大歸終是共途也。(315)

《醫心方》卷十四《傷寒不治候第廿四》

《葛氏方》云：陽毒病，面目斑斑如錦文，喉咽痛，下膿血。五日不治，死。

陰毒病，面目青，舉躰[體]疼痛，喉咽不利，手足逆冷。五日不治，死。

毒③病發赤斑，一死一生。

熱病，未發汗而脉微細者，死。

内熱，脉盛躁，發汗永不肯出者，死。

汗雖出，至足者，猶死。

已得汗而脉猶躁盛，熱不退者，死。

汗出而譀④言，煩燥不得臥，目精⑤亂者死。

汗不出而嘔血者，死。

汗出大下痢不止者，死。

汗出而寒不止，鼻口冷者，死。

---

① 刻：《醫心方》原書寫如"初（右作刃）"。旁注"胡槩反"；《醫心方·札記》亦謂仁和寺本作"刻"，與旁注相合，今傳《肘後方》同此。據作"刻"。

② 以此致：今傳《肘後方》作"殊"，義順。

③ 毒：據《醫心方·札記》引仁和寺本，此上當有"陰"字。

④ 譀：此通"讝"（亦作"譫"），原指説夢話，此指發熱説胡話。

⑤ 目精：同"目睛"。此指眼神。

發熱而痙,腰掣縱①齒齘②者,死。

不得汗而掣縱,狂走不食,腹滿胸背痛,嘔血者,死。

喘滿諴言直視者,死。

熱不退,目不明,舌本爛者,死。

咳而衄者,死。

大衄不止,腹中痛,短氣者,死。

嘔咳下血,身熱疢而大瘦削者,死。

手足逆冷而煩躁,脉不至者,死。

大下利而脉疢及寒者,死。

下利而腹滿痛者,死。

下利,手足逆冷而煩躁不得眠者,死。

腹滿,腸鳴下利,而四支[肢]冷痛者,死。

利止,眩冒者,死。

腹脹,嗜飲食而不得大小便者,死。

身面黃腫,舌卷身糜臭者,死。

不知痛處,身面青,聾不欲語者,死。

目眶[眶]陷,不見人,口乾謬語,手循衣縫,不得眠者,死。

始得使[便]一身不收,口乾舌焦者,死。

疾始一日,腹便滿,身熱不食者,死;

二日,口身熱,舌乾者,死;

三日,耳聾陰縮,手足冷者,死;

四日,腰以下至足熱,而上冷腹滿者,死;

五六日,氣息高者,死;

---

① 掣縱:古醫籍中多作"瘛瘲"。"瘛"言牽掣,"瘲"言弛縱,合指筋脉病。
② 齒齘(xiè):切齒,磨牙。

七八日，脉微干①，而溺血口干[乾]者，死。

脉若不數，三日中當有汗，若無汗者，死。(315—316)

《醫心方》卷十四《避傷寒病方第廿五》

《玉葙方》云：屠蘇酒治惡氣溫疫方：

　白术　桔梗　蜀椒　桂心　大黃　烏髮　拔楔　防風各
二分

　凡八物，細切，緋袋盛，以十二月晦日日中懸沉井中，勿令
至泥。正月朔且[旦]，出藥置三升溫酒中屠蘇之，向東戶飲
之，各三合。先從小兒起，一人服之，一家無病；一家飲之，一
里無恙；飲藥三朝，還置井中，仍歲飲之，累代無患。

　《葛氏方》云：老君神明白散避②溫疫方：

　白术二兩　桔梗二兩半　烏頭一兩　附子一兩　細辛二兩

　凡五物，搗篩，歲且[旦]以溫酒服五分匕。一家有藥，則
一里無病。帶是藥散以行，所經過病氣皆消，若他人有得病
者，便溫酒服一方寸匕。

　又云，度嶂散，辟嶂山惡氣差③，若有黑霧鬱勃④及西南溫
風，皆爲疫癘之候，方：

　麻黃五分　蜀椒五分　烏頭二分　細辛一分　防風一分　桔
梗一分　乾薑一分　桂心一分　白术一分

　凡九物，搗篩，平且[旦]以溫酒服一錢上[匕]。

　又云，斷溫病令不相染著法：

　斷汲水緪長七寸，盜著病人臥席下。《集驗方》同之。

————————————

①　脉微干：脉不能"干(乾)"，"干"字疑涉下句"干[乾]"字衍。

②　避：《醫心方·札記》謂，字本(《醫心方》別本)作"辟"。

③　差：此字於文不順，半井本似塗删。按：疑是下字"若"的誤抄，當已删去。

④　鬱勃：濃鬱而迴旋。

又方：密以艾灸病人牀四角各一丸，勿令病人知之。

又方：以鯽魚密置病人臥席下，勿令知之。

又方：以附子三枚，小豆七枚，令女人投井中。（317—318）

《醫心方》卷十四《治傷寒困篤方第廿六》

《葛氏方》治時行垂死者破棺千金湯方：

苦參一兩

㕮咀，以酒二升煮，令得一升半，盡服，當吐毒。《千金方》同之。

《本草》蘇敬注云：人屎乾者燒之煙絕，水漬飲汁，名破棺湯也，主傷寒熱毒。今案：《葛氏方》：世人謂之爲黃龍湯。（318）

《醫心方》卷十四《治傷寒一二日方第廿七》

《葛氏方》云：傷寒有數種，庸人不能別。今取一藥兼治者，若初舉頭痛，宍［肉］熱，脉洪起一二日，便作此葱豉湯：

葱白一虎口　豉一升

以水三升，煮取一升，頓服取汗。《集驗方》：小兒屎三升。

又方：葛根四兩水一升，煮取三升，内［納］豉一升，煮取升半，一服。

又方：搗生葛根汁，服一二升佳。（318）

《醫心方》卷十四《治傷寒四日方第廿九》

《玉葙方》傷寒四日方：

瓜蒂二七枚

以水一升，煮取五合一服，當得吐之。

《葛氏方》[①]三四日匈［胸］中惡汁欲令吐之：

豉三升　鹽一升

---

① 　本條：《醫心方》原書正文無。據《醫心方·札記》引仁和寺本補。

水七升，煮取二升半，去滓，内［納］蜜一升。又煮三沸，頓服，安臥，當吐之。(319)

《醫心方》卷十四《治傷寒七日方第卅二》

《葛氏方》若已六七日，熱盛，心下煩悶，狂言見鬼，欲起走者方：

絞糞汁飲數合至一升，世人謂之爲黄龍湯，陳久者彌佳。(319)

《醫心方》卷十四《治傷寒噦方第卅二》

《葛氏方》治傷寒啘不止方：

甘草三兩　橘皮一升

水五升，煮取一升，頓服之，日三四。(321)

《醫心方》卷十四《治傷寒下利方第卅四》

《葛氏方》治熱病不解而下痢因篤欲死方：

大青四兩　甘草二兩　膠二兩　豉八合

以水一斗，煮取三升，分三服盡。更作，日夜兩劑，愈。

又方：以水煮豉一升，支［梔］子十四枚，葱白一把，取二升，分三服。

又方①：龍骨半斤搗碎，以水一斗煮取五升，使極冷飲，其間或得汗則愈。(321)

《醫心方》卷十四《治傷寒病後不得眠方第卅九》

《玉葙方②》云：大病差［瘥］後，虚煩不得眠，眼暗疼，懊憹，方：

豉七合　烏梅十四枚

---

① 本方：《醫心方》原書正文無，據《醫心方·札記》引仁和寺本補。
② 方：《醫心方》原書旁注："宇治本作'方'，醫本等作'要錄'。"

水四升,先煮梅取二升半,内[納]豉煮取一升半,分再服。無梅,用支[梔]子十四枚。

又云①,千里流水一石,揚之萬過,取二斗

半夏二兩(洗)　秫米一升　茯苓四兩

合煮得五升,分五服。(323)

《醫心方》卷十四《治傷寒病後汗出方第五十》

《葛氏方》治大病差[瘥]後,多虛汗,及眠中汗流,方:

龍骨　牡厲[蠣]　麻黃根

搗末,雜粉以粉身。(323)

《醫心方》卷十四《治傷寒病後目病方第五十一》

《葛氏方》治毒病後毒攻目方:

煮蜂巢以洗之,日六七。今案:《廣利方》云:蜂巢半大兩,水二大升云。又《僧深方》:治翳。

又方:冷水漬青布以掩目。《集驗方》治翳。

又云,若生翳者:

燒豉二七枚,未②,内[納]管中以吹。《集驗方》同之。(324)

《醫心方》卷十四《治傷寒病後黃疸方第五十二》

《葛氏方》治時行病發黃方:

茵陳蒿六兩　大黃二兩　支[梔]子十二枚

以水一斗,先煮茵陳,取五升,去滓,内[納]二藥。又煮取三升,分四服之。(324)

《醫心方》卷十四《治傷寒後下部癢痛方第五十六》

《葛氏方》治大孔中卒癢痛如鳥喙[啄]方:

---

① 本條:《醫心方》原書正文無,據《醫心方·札記》引仁和寺本補。

② 未:當作"末"。

赤小豆一升　大豆一升

合搗,兩囊盛蒸之,令熱牙[互]坐上。(325)

《醫心方》卷十四《治傷寒豌豆瘡方第五十七》

《葛氏方》治時行皰瘡方:

以水濃煮升麻,綿沾洗拭之。又苦酒漬煮彌好。(326)

《證類本草》卷二十四《白油麻》

《肘後方》治豌豆瘡:

服油麻一升,須利,即不生白漿,大效。(484)

《證類本草》卷二十七《蕪菁及蘆菔》

《肘後方》治豌豆瘡:

蔓菁根搗汁,挑瘡破傅,在上三食頃,根出。(502)

《證類本草》卷二十九《馬齒莧》

《肘後方》療豌豆瘡:

馬齒草燒灰傅瘡上,根須臾逐藥出。若不出,更傅,良。(520)

治時氣病起諸復勞[①]方第十四

凡得毒病愈後,百日之內,禁食豬、犬、羊肉,并傷血;及肥魚久膩、乾魚,則必大下痢,下則不可復救。又,禁食麵食、胡蒜、韭薤、生菜、蝦鮑[②]輩,食此多致復發則難治,又令到他年數發也。

————————

①　復勞:當作"勞復"。勞復,病名,外感病初愈,未加慎護,過早勞作或房室及觸犯飲食禁忌而致病復之謂。

②　鮑:當作"鮰",同"鱔",鱔魚。《醫方類聚》卷五七《傷寒門三十一》正作"鮰"。

治篤病①新起早勞及食飲多致②欲死,方:

燒鼈甲,服方寸匕。

又方:以水服胡粉少許。

又方:粉三升,以暖水和服之,厚覆取汗。

又方:乾蘇一把

水五升,煮取二升,盡服之。無乾者,生亦可用,加生薑四兩,豉一升。

又方:鼠矢(兩頭尖者)二七枚　豉五合

以水三升,煎半,頓服之,可服,溫覆取汗,愈。有麻子人內一升,加水一升,稱良③。亦可內枳實④、葱白一虎口也。

又方:取伏雞子⑤殼碎之,熬令黃黑,細末,熱湯服一合,溫覆取汗。

又方:大黃　麻黃各二兩　梔子人十四枚　豉一升

水五升,煮取三升,分再服,當小汗及下痢。

又方:濃煮甘皮⑥服之,蘆根亦佳。

覺⑦多而發復方:

---

①　篤病:重病。

②　致:《備急千金要方》卷十《傷寒雜治第一》、《外臺秘要方》卷四《溫病勞復方》作"致復",《證類本草·鉛丹》、《醫方類聚》卷五七《傷寒門三十一》亦同,與題義合,"復"指病復,可從。

③　稱良:道藏本、六醴齋本並作"彌良"。當從。

④　枳實:《備急千金要方》卷十《勞復第二》此下有"三枚"二字,義足,可參。

⑤　伏雞子:即在孵育的雞蛋。伏,鳥類伏在卵上孵育小鳥,今作"孵"。

⑥　甘皮:當指"柑皮"。《醫心方》卷九第一引《僧深方》紫菀丸用"甘皮",旁注:"一名橘皮。"柑、橘相似。

⑦　覺:四庫本、六醴齋本作"食"。藍川慎認爲當作"覺食"二字。

燒飯篩末,服方寸匕,良。

治交接勞復,陰卵①腫,或縮入腹,腹中絞痛或便絕。方:

燒婦人月經衣,服方寸匕。

又方:取狌子一枚,撞之三十六,放於戶中,逐使喘極,乃刺脅下取血一升,酒一升,合和飲之。若卒無者,但服血,慎勿便②冷。應用猳狌③。

又方:取所交接婦人衣,覆男子上一食久,活之。

又方:取猳狌脛及血,和酒飲之,差。

又方:刮青竹茹二升,以水三升,煮令五六沸,然後絞去滓。以竹茹湯溫服之。此方亦通治勞復。

又方:礬石一分 消三分(末)

以大麥粥清,可方寸匕,三服,熱毒隨大小便出。

又方:取蓼子一大把,水挼取汁,飲一升。乾者,濃取汁④服之。葱頭搗,以苦酒和服,亦佳。

又方:蚯蚓數升⑤,絞取汁,服之良。

若差⑥後,病男接⑦女,病女接男。安者陰易⑧,病者發

---

① 陰卵:陰囊。

② 便:四庫本作"使"。

③ 猳(jiā)狌:公豬。猳,俗"猳"字。

④ 濃取汁:藍川慎謂當"濃"下脱"煮"字。可參。

⑤ 數升:《證類本草·蚯蚓》引《百一方》作"數條",《醫方類聚》卷五七《傷寒門三十一》注謂,《衛生易簡方》亦作"數條",義長。

⑥ 差:六醴齋本作"病差"。

⑦ 接:交接。

⑧ 安者陰易:六醴齋本作"病名陰陽易"。陰易,通稱"陰陽易"。古人指外感病未恢復而通過房事傳給對方的病證。又,"陰易",《醫方類聚》卷五七《傷寒門三十一》作"陽易"。

復①,復者亦必死。

卒陰易病,男女溫病差後,雖數十日,血脉未和,尚有熱毒,與之交接者,卽得病,曰陰易。殺人甚於時行,宜急治之。令②人身體重,小腹急,熱上腫③胸,頭重不能舉,眼中生瞇④,膝脛拘急欲死。方:

取婦人褌⑤親陰上者,割取燒末,服方寸匕,日三,小便卽利,而陰微腫者,此當愈。

得童女褌亦良,若女病,亦可用男褌。

又方:鼠矢(兩頭尖者)二七枚　藍一把

水五升,煮取二升,盡服之,溫覆取汗。

又方:蚯蚓二十四枚

水一斗,煮取三升,一服,仍取汗,並良。

又方:末乾薑四兩

湯和頓服,溫覆取汗,得解止。

又方:男初覺,便灸陰⑥三七壯,若已盡,甚至百壯,卽愈。眼無妨,陰道瘡復常。

兩男、兩女,並不自相易,則易之爲名,陰陽交換之謂也。

---

① 病者發復:六醴齋本無"者發復"三字。"病"字連屬上文。按:本處詞語零亂難解。《普濟方》卷一四六作:"陰陽易病復發者,必死。"義明。

② 令:四庫本作"治"。《證類本草・藍實》亦作"治"。又:《證類本草》本條與《證類本草・乾薑》條從此字始,無前文,因而不確定用於"陰易"病。

③ 腫:《傷寒論》卷七《辨陰陽易差後勞復病證並治法第十四》、《醫心方》卷十四《治傷寒交接勞復方第卌七》並作"衝",《證類本草・藍實》、《醫方類聚》卷五七《傷寒門三十一》同。是。

④ 瞇:眵瞇。卽眼屎。

⑤ 褌(kūn):同"裩",內褲。

⑥ 灸陰:《外臺秘要方》卷三《天行陰陽易方》引《深師》類方作"灸陰頭",可從。

凡欲病人不復：

取女人手足爪二十枚，又取女中下裳帶一尺，燒灰，以酒若米飲服之。

大病差後，小勞便鼻衄，方[①]：

左顧牡蠣十分　石膏五分

搗末，酒服方寸匕，日三四，亦可蜜丸服，如梧子大，服之[②]。

大病差後，多虛汗，及眼[③]**中流汗，方：**

杜仲　牡蠣分等

暮臥水服，五匕則停，不止更作。

又方：甘草二兩　石膏二兩

搗末，以漿服方寸匕，日二服，差。

又方：龍骨　牡蠣　麻黃根

末，雜粉以粉身，良。

又，差復虛煩不得眠，眼[④]**中痾疼**[⑤]**懊憹**[⑥]

豉七合　烏梅十四枚

水四升，先煮梅，取二升半，内豉，取一升半，分再服。無烏梅，用梔子十四枚亦得。

又方：黃連四兩　芍藥二兩　黃芩一兩　膠三小挺[⑦]

———————————

①　方：《外臺秘要方》卷二《傷寒衄血方》作"牡蠣散及丸方"。

②　服之：《外臺秘要方》卷二《傷寒衄血方》作"酒服十五丸"。

③　眼：當作"眠"。參見下條校語。

④　眼：《醫心方》卷十四《治傷寒病後汗出方》引《葛氏方》作"眠"。

⑤　痾（yuān）疼：痠疼。按："眼中痾疼"四字，《外臺秘要方》卷二《傷寒不得眠方》作"腹中疼痛"。

⑥　懊憹（ào náo）：煩悶。

⑦　挺：量詞。用於棒狀物。有時也作"梃"。

水六升，煮取三升，分三服。亦可内乳子黄二枚。

又方：千里流水一石（揚之萬度）二斗半① 　半夏二兩（洗之）
秫米一斗② 　茯苓四兩

合煮得五升，分五服。

附方

《梅師方》治傷寒差後，交接發動③，困欲死，眼不開，不能
語，方：

栀子三十枚

水三升，煎取一升，服。

輯佚

《外臺秘要方》卷二《傷寒陰陽易方》

《范汪》獺鼠糞湯，療傷寒病後，男子陰易。方：

薤一大把 　獺鼠糞十四枚

右二味，以水五升，煮取二升，盡飲之，溫臥汗出便愈。亦
理勞復。獺鼠屎，兩頭尖者是也。《肘後》薤作藍。(98)

○又療交接勞復卵腫，腹中絞痛便絕死，竹皮湯方：

刮青竹皮一升

右一味，以水三升，煮五六沸，絞去滓，頓服立愈。《肘
後》同。

---

① 　二斗半：《外臺秘要方》卷二《傷寒不得眠方》此上有"澄取"二字，義
足，當據補。《醫心方》卷十四《治傷寒病後不得眠方第卅九》作"取二斗"。

② 　一斗：《外臺秘要方》卷二《傷寒不得眠方》作"一升"，是。《靈樞·邪
客》同，當據改。

③ 　發動：古俗語，指舊病復發。

○《千金》曰：……醫者張苗説，有婢得病後數十日，有六人奸之皆死。婦人得病易丈夫，丈夫得病亦易婦人，療之，燒裩散方：兼主溫病陰易也。

取女人中裩近隱處（燒取灰）

右一物爲散，服方寸匕，日三，小便即利，陰頭微腫，此爲愈矣。女人病可取男人裩如前法，酒水服。此本《仲景》方，《肘後》同。

又療交接勞復，卵腫縮，腹中絞痛，便欲死者，方：

取交接婦人衣服以覆男子。《肘後》同。

又方①：

取女人手足爪二十枚　女人衣中裳②一尺（燒）

右二味末，以酒服，亦米汁飲服之。出第十卷中。《肘後》同。
(98—99)

《外臺秘要方》卷二《傷寒勞復食復方》

《深師》療勞復，大青湯方：

大青四兩　甘草二兩（炙）　阿膠二兩（炙）　香豉二兩

右四味③，切，以水一斗，煮取三升，去滓，溫服一升，日五六，欲盡復作，常使有湯，渴便飲。無毒，除熱止吐下。傷寒一二日，上至十數日，困篤，發汗熱不解，吐下後熱不除，止下痢甚良。先煮大青、甘草，取四升，去滓，内膠、豉，膠消盡便漉去，勿令豉壞。當預漬膠令釋也。忌菘菜、海藻。《集驗》《肘後》《千金》同。

---

① 又方：《備急千金要方》卷十《勞復第二》作“令病人不復方”。

② 裳：《備急千金要方》卷十《勞復第二》作“帶”，與下文“一尺”相合。

③ 右四味：按《備急千金要方》卷九第九同名方注，《肘後方》本方當有赤石脂，爲五味。參前篇與本篇同方。

又方：取雞子空殼碎之，熬令黃黑，搗篩，熱湯和一合服之，溫臥取汗愈，雞子殼悉服之。《肘後》《崔氏》同。（99）

〇《千金》療傷寒溫病後勞復，或食飲，或動作……又方：取飯燒爲末，飲進一升①。《肘後》同。（100）

《外臺秘要方》卷四《溫病勞復方》

《古今錄驗》療熱病復，麻子湯（吳正服效方）：

麻子一升　豉一升　牡鼠屎一十一枚

右三味，以水五升，煮取二升半，分溫三服，立愈。試之有神驗。《肘後》同。（135）

《醫心方》卷十四《治傷寒飲食勞復方第卅五》

《醫門方》云：論曰：凡溫病新差［瘥］及重病差［瘥］後，百日内禁食豬宍［肉］及腸、血、肥魚、油膩，必大下利，藥所不能療也，必至於死。若食餅餌、粢黍、飴、脯、黏食、炙宍［肉］膾、蒜、生棗、栗、諸菓子及堅實難消之物，胃氣尚冷，大利難禁，不下之必死，下之後免，不可不慎也。病新差［瘥］後，但得食粥糜，寧少食令飢，慎勿飽食，不得輒有所食，雖思之勿與。引日轉久，可漸食麏、鹿、雉、兔宍［肉］等爲佳。

療熱病新差［瘥］，早起及多食發復方：

支［梔］子十枚

水二升，煎取一升，去滓，頓服之。溫臥令微汗佳。通除諸復。

又方：燒鼈甲，末，服方寸匕。《葛氏方》同之。

《葛氏方》治篤病新起，早勞及飲食，多致復欲死，方：

---

① 取飯燒爲末飲進一升：《備急千金要方》卷十《勞復第二》未見此文。相似條文爲："取所食餘燒作末，飲調服二錢匕，日三服。"

以水服胡粉少少許①。

又方：燒飯籬末，服方寸匕。(322)

《醫心方》卷十四《治傷寒交接勞復方第卅七》

《醫門方》云：溫病新差［瘥］，未滿百日，氣力未平復，而已房室，無不死者。今案：《葛氏方》云：餘勞尚可，女勞多死。

○《葛氏方》云：男女溫病差［瘥］後雖數十日，血脉未和，尚有熱毒，與之交接即得病，名曰陰易，殺人甚於時行，宜急治之。令人身體重，小腹急，熱上衝胸，頭重不能舉，眼中生䀮，膝脛拘急欲死，方：

取婦人褌親陰上者割取燒末，服方寸匕，日三，小便即利，而陰微腫者爲當愈。得童女褌益良。若女病取男褌，如此爲之。《千金方》《醫門方》同之。

又方②：刮青竹茹一斗③，以水二升，煮令五六沸，去滓，一服。亦通治諸勞復。

《千金方》治交接勞方：

取所與交婦人衣，覆男子上一食久。《葛氏方》《醫門方》同之。
(323)

《醫心方》卷廿八《禁忌第廿四》

《千金方》云：四月十月不得入房。陰陽純用事之月。

又云，日初入後勿入房。

又云，新勞須沐浴，然後合御。不沐浴不可御也。

又云，凡熱病新差［瘥］及大病之④未滿百日，氣力未平復

①　少少許：《證類本草・粉錫》作"少許"，可從。
②　本方：《醫心方》原書正文無，據《醫心方・札記》引仁和寺本補。
③　斗：與下文水量不合，疑當作"升"。
④　之：《備急千金要方》卷十《勞復第二》作"之後"，義足，可從。

而以房室者,略無不死。熱病房室,名爲陰陽①之病,皆難治,多死。近者有士大夫,小得傷寒,差[瘥],以[已]十餘日,能乘馬行來,自謂平復,以房室,即以小腹急痛、手足拘拳而死。

治之方:

取女褌衣附毛處(燒)

服方寸匕,日三。女人病,可取男褌如此法。今案:《葛氏方》云:得童女褌益良。(651)

治瘴氣疫癘溫毒諸方第十五

辟瘟疫藥干散②

大麻人　柏子人　乾薑　細辛各一兩　附子半兩(炮)

搗篩,正旦③以井華水,舉家各服方寸匕。疫極則三服,日一服。

老君神明白散④

术一兩　附子三兩　烏頭四兩　桔梗二兩半　細辛一兩

搗篩,正旦服一錢匕。一家合藥,則一里無病。此帶行,所遇病氣皆消。若他人有得病者,便溫酒服之方寸匕,亦得。

---

①　陰陽:《備急千金要方》卷十《勞復第二》作"陰陽易",義足,可從。

②　辟瘟疫藥干散:宋本《外臺秘要方》卷四《辟溫方》作"《古今錄驗》許季山所撰干敷散",附注云:"《肘後》作'敷干',《抱朴子》作'敷于'。"

③　正(zhēng)旦:農曆正月初一。

④　白散:本方又見於卷八第七十二(二處藥量頗有參差),《醫心方》卷十四《避傷寒方》亦作"白散"。四庫本本處作"散白","白"字屬下作"白术",似非。

病已四五日，以水三升，煮散①，服一升，覆取汗出也。

赤散方：

牡丹五分　皂莢五分(炙之)　細辛　乾薑　附子各三分　肉桂二分　真珠②四分　躑躅四分

搗篩爲散，初覺頭強邑邑③，便以少許内鼻中，吸之取吐，溫酒服方寸匕，覆眠得汗，即差。晨夜行，及視病，亦宜少許以内粉，粉身佳。牛馬疫，以一匕著舌下，溺灌，日三四度，甚妙也。

度瘴散，辟山瘴惡氣。若有黑霧鬱勃④及西南溫風，皆爲疫癘之候。方：

麻黃　椒各五分　烏頭三分　細辛　术　防風　桔梗　桂　乾薑各一分

搗篩，平旦酒服一盞⑤匕，辟毒諸惡氣，冒霧行，尤宜服之。

太乙流金⑥方：

雄黃三兩　雌黃二兩　礬石　鬼箭各一兩半　羖羊角二兩

搗爲散，三角絳囊貯一兩，帶心前并門户上。月旦⑦青布裹一刀圭，中庭燒。溫病人亦燒熏之，即差。

---

① 散：第七十二篇作“散三匕”，義足，可從。

② 真珠：蚌珠。按，疑當作“真朱”，即朱砂。

③ 邑邑：當作“色色”，疫痛貌。

④ 鬱勃：濃鬱而迴旋。

⑤ 盞：四庫本、《醫心方》卷十四《避傷寒方》、《醫方類聚》卷五七《傷寒門三十一》並作“錢”，是。

⑥ 太乙流金：《外臺秘要方》卷四《辟溫方》作“太乙流金散”。

⑦ 月旦：指農曆每月初一。按“月”上《備急千金要方》卷九《辟溫》、《外臺秘要方》卷四《辟溫方》並有“若逢大疫之年以”七字。《千金翼方》卷十《陰易病已後勞復》作“若逢大疫之年，以朔旦平明時”。

辟天行疫癘

雄黃　丹砂　巴豆　礬石　附子　乾薑分等

搗,蜜丸,平旦向日吞之一丸,如胡麻大,九日止,令無病。

常用辟溫病散方:

真珠　肉桂①各一分　貝母三分(熬之)②　雞子白(熬令黃黑)三分

搗篩,歲旦服方寸匕。若歲中多病,可月月朔望③服之,有病卽愈。病人服者,當可大效。

虎頭殺鬼④方:

虎頭骨五兩　朱砂　雄黃　雌黃各一兩半　鬼臼　皂莢　蕪荑各一兩

搗篩,以蠟蜜和如彈丸,絳囊貯,繫臂,男左女右。家中懸屋四角。月朔望夜半,中庭燒一丸⑤。一方有菖蒲、藜蘆,無虎頭、鬼臼、皂莢,作散帶之。

趙泉黃膏方:

大黃　附子　細辛　乾薑　椒　桂各一兩　巴豆八十枚(去心、皮)

搗細,苦酒漬之宿⑥。臘月豬膏二斤煎,三上三下,絞去

---

①　肉桂:《肘後方》卷八第七十二篇、《醫方類聚》卷五七《傷寒門三十一》同方並作"桂肉"。

②　貝母三分熬之:據卷八第七十二篇同方,"貝母三分"下當有"杏人二分"四字。

③　朔望:朔日和望日。農曆每月的初一和十五。

④　虎頭殺鬼:《外臺秘要方》卷四《辟溫方》引《千金》作"虎頭殺鬼丸",云《肘後》同。當據補"丸"字。

⑤　丸:《外臺秘要方》卷四《辟溫方》後有"忌生物血"四字。

⑥　宿:《外臺秘要方》卷一《雜療傷寒湯散丸方》作"一宿",當據補。

滓,蜜①器貯之,初覺勃色便熱②,如梧子大一丸,不差,又服。
亦可火炙以摩身體數百遍,佳。并治賊風走遊皮膚,並良。可
預合之,便服卽愈也。

單行方術③

西南社中柏東南枝,取暴④乾,末,服方寸匕,立差⑤。

又方⑥:正月上寅日,搗女青屑,三角絳囊貯,繫戶上帳前,
大吉。

又方:馬蹄木⑦(搗屑)二兩,絳囊帶之,男左女右。

又方:正月朔旦及七月⑧,吞麻子、小豆各二七枚。又,各
二七枚投井中。又,以附子二枚、小豆七枚,令女子投井中。

又方:冬至日,取雄赤雞作腊⑨,至立春煮食盡,勿分他人。
二月一日⑩,取東行桑根(大如指),懸門戶上,又人人帶之。

又方:埋鵲於圃前。

---

① 蜜:當作"密"。

② 初覺勃色便熱:《外臺秘要方》卷一《雜療傷寒湯散丸方》、《備急千金
要方》卷九《傷寒膏》並作"傷寒赤色發熱"。可從。赤色,亦作"敕色""敕薔",
惡寒貌。"勃"爲"敕(異體作勑)"之誤。又二書此下並有"酒服"二字,義足。

③ 單行方術:卷八第七十二同方無"術"字,可從删。以下爲一組單方。

④ 暴:同"曝",曝曬。

⑤ 西南……立差:《證類本草·柏實》本條引《聖惠方》作:"《聖惠方》治
時氣瘴疫:用社中西南柏樹東南枝,取曝乾,搗羅爲末,以水調下一錢匕。日三
四服。"(《肘後方》同)義足。

⑥ 本方:《證類本草·女青》注明功效爲"辟瘟病"。

⑦ 馬蹄木:《證類本草·白馬莖·馬蹄》無"木"字。

⑧ 月:《太平御覽》卷二十九作"日",義長。

⑨ 腊:冬季醃製的肉品。

⑩ 二月一日:《外臺秘要方》卷四《辟溫方》作"正旦"。《備急千金要方》
卷九《辟溫》作"正月旦",可從。前文二條皆謂"正月"。

斷溫病令不相染

著斷髮①仍使長七寸,盜著病人臥席下。

又方:以繩度所住户中壁,屈繩結之。

又方:密以艾灸病人牀四角,各一壯,不得令知之,佳也。

又方:取小豆,新布囊貯之,置井中,三日出,舉家男服十枚,女服二十枚。

又方:桃木中蟲矢,末,服方寸匕。

又方:鮑魚頭(燒)三指撮　小豆七枚

合末服之,女用豆二七枚。

又方:熬豉雜土②酒漬,常將服之。

又方:以鯽魚密致臥下,勿令知之。

又方:柏子人　細辛　穄③米　乾薑三分　附子一分

末,酒服方寸匕,日服三,服十日。

又方:用麥蘖[蘗],服穄米、乾薑(又云麻子人),可作三種服之。

附方

《外臺秘要方》辟瘟方:

取上等朱砂一兩(細研)

白蜜和丸,如麻子大,常以太歲日平旦,一家大小,勿食諸物,面向東立,各吞三七丸,永無疾疫。

---

①　斷髮:《醫心方》卷十四《避傷寒病方》作"斷汲水緶"。

②　雜土:藍川慎謂當作"雜术"。按:《醫方類聚》卷五七《傷寒門三十一》正作"雜术"。《肘後方》第七十二篇同方作"新米"二字。

③　穄(jì):同"穄",穄子,不黏的黍類,又名"穈(méi)子"。

輯佚

《外臺秘要方》卷四《辟溫方》

《肘後[①]》……又雄黃散，辟溫氣，方：

雄黃五兩　朱砂(一作赤木[②])　菖蒲　鬼臼各二兩

右四味搗篩末，以塗五心、額上、鼻人中及耳門。

又斷溫疫轉相染著至滅門，延及外人，無收視者，方：

赤小豆　鬼箭羽　鬼臼　雄黃各三兩

右四味，搗末，以蜜和丸如小豆大，服一丸，可與病人同牀。

又辟溫粉：

川芎　蒼术　白芷　藁本　零陵香各等分

右五味，搗篩爲散，和米粉粉身。若欲多時，加藥增粉用之。出第十卷中。(129—130)

○《千金》……又治溫病不相染方：

正旦吞麻子、赤小豆各二七枚，又以二七枚投井中。《肘後》《延年》同。

又方：新布盛大豆一升，內井中，一宿出，服七枚。《肘後》用小豆。(131)

○《古今錄驗》許季山所撰乾敷散，主辟溫疫疾惡，令不相染著氣方《肘後》作"敷干"。《抱朴子》作"敷于[③]"：

附子一枚(炮)　細辛一分　乾薑一分　麻子一分(研)　柏實一分

---

①　肘後：《外臺秘要方》本篇收載《肘後》前有兩方，第一方爲"屠蘇酒方"，見於本書第七十二篇輯佚；第二方"太乙流金散"見於本篇正文。

②　赤木：疑當爲"赤朱"，朱砂的別名。

③　于：此字《外臺秘要方》明本作"干"，與前句犯重，據宋本改。

右五味,搗篩爲散,正旦舉家以井華水各服方寸匕,服藥一日十年不病,二日二十年不病,三日三十年不病,受師法但應三日服,歲多病三日一服之。《肘後》《胡洽》《延年》《范汪》《删繁》同。(131)

《證類本草》卷五《泉水》

《百一方》又臘日夜,令人持椒井傍,無與人語,内椒井中,服此水,去溫氣。(131)

肘後備急方　卷三

治寒熱諸瘧方第十六

治瘧病方：

鼠婦　豆豉二七枚①

合搗令相和。未發時服二丸，欲發時服一丸。

又方：青蒿一握

以水二升漬，絞取汁，盡服之。

又方：用獨父蒜②於白炭上燒之，末，服方寸匕。

又方：五月五日蒜一片（去皮，中破之，刀割），令容巴豆一枚
（去心、皮，内蒜中，令合），以竹挾，以火炙之，取可熱，搗爲三丸。
未發前服一丸。不止，復與一丸。

又方：取蜘蛛一枚蘆管中，密塞管中，以綰③頸，過發時乃
解去也。

---

① 二七枚：當作"各二七枚"。

② 獨父蒜：常例當作"獨頭蒜"或"獨子蒜"，即不分瓣的蒜。"獨父蒜"得
名不詳。

③ 綰（wǎn）：繫掛。

又方：日始出時，東向日再拜，畢，正長跪，向日义^①手，當閉氣，以書墨注其管兩耳中，各七注；又丹書舌上，言子日死，畢，復再拜，還去勿顧，安臥勿食，過發時斷，卽差。

又方：多煮豉湯，飲數升，令得大吐，便差。

又方：取蜘蛛一枚，著飰^②中，合丸吞之。

又方：臨發時，搗大附子，下篩，以苦酒和之，塗背上。

又方：鼠婦蟲子四枚各一，以飴糖裹之丸，服便斷，卽差。

又方：常山(搗，下篩成末)三兩　真丹一兩(白蜜和)

搗百杵，丸如梧子。先發服三丸，中服三丸，臨臥服三丸，無不斷者。常用，效。

又方：大開口，度上下唇，以繩度心頭，灸此度下頭百壯，又灸脊中央五十壯，過發時，灸二十壯。

又方：破一大豆(去皮)，書一片作"日"字，一片作"月"字，左手持"日"，右手持"月"，吞之立愈。向日服之，勿令人知也。

又方：皂莢三兩(去皮、灸)　巴豆二兩(去心、皮)

搗，丸如大豆大，一服一枚。

又方：巴豆一枚(去心、皮)　射罔如巴豆大　棗一枚(去皮)

合搗成丸。先發各服一丸，如梧子大也。

又方：常山　知母　甘草　麻黃等分

搗，蜜和丸如大豆，服三丸，比發時令過畢^③。

又方：常山三兩　甘草半兩

水酒各半升，合煮取半升，先發時一服，比發令三服盡。

――――――――

① 义："叉"俗字。

② 飰：同"飯"。

③ 比發時令過畢：似指在發作前始服，直至過了發作時間才停止。比，及；等到。

又方：常山三兩（剉）　以酒三升，漬二三日，平旦作三合服。欲嘔之，臨發又服二合，便斷。舊酒亦佳，急亦可煮。

又方：常山三兩　秫米三百粒　以水六升，煮取三升，分之服，至發時令盡。

又方，若發作無常，心下煩熱：

取常山二兩，甘草一兩半，合①以水六升，煮取二升，分再服，當快吐，仍②斷，勿飲食。

老瘧久不斷者：

常山三兩　鱉甲一兩（炙）　升麻一兩　附子一兩　烏賊骨一兩

以酒六升，漬之，小令近火，一宿成，服一合，比發可數作③。

又方：藜蘆　皂莢各一兩（炙）　巴豆二十五枚

並搗，熬令黃，依法搗，蜜丸如小豆。空心服一丸，未發時一丸，臨發時又一丸，勿飲食。

又方：牛膝莖葉一把（切）

以酒三升服④，令微有酒氣。不卽斷，更作，不過三服而止。

又方：末龍骨方寸匕，先發一時，以酒一升半，煮三沸，及熱盡服，溫覆取汗，便卽效。

---

①　合：按本方似與下文"無時節發者"一條（下數含"又方"之第十二方）重，彼條此處作"豉五合"，義長。

②　仍：同"乃"。

③　以酒……數作：《外臺秘要方》卷四《山瘴瘧方》作"右五味，並切，絹袋盛，以酒六升漬之，小令近火轉之，一宿成，一服一合，比發可數服，或吐。忌豬肉、生葱、生菜、莧菜（《肘後》療老瘧久不斷）"。

④　服：《外臺秘要方》卷四《療瘧方》作"漬一宿，分三服"。可從。

又方:常山三兩　甘草半兩　知母一兩

搗,蜜丸,至先發時,服如梧子大十丸,次服減七丸八丸,後五六丸,即差。

又方:先發二時,以炭火牀下①,令脊脚極暖被覆,過時乃止。此治先寒後熱者。

又方②:先炙鱉甲(搗末)方寸匕,至時令三服盡,用火炙,無不斷。

又方:常山三兩

搗篩,雞子白和之丸,空腹三十丸,去發食久三十丸,發時三十丸,或吐或否也,從服藥至過發時,勿飲食。

治溫瘧不下食:

知母　鱉甲(炙)　常山各二兩　地骨皮三兩(切)　竹葉一升(切)　石膏四兩

以水七升,煮二升五合,分溫三服。忌蒜、熱麵、豬、魚。

治瘴瘧:

常山　黃連　豉(熬)各三兩　附子二兩(炮)

搗篩,蜜丸。空腹服四丸,欲發三丸,飲下之,服藥後至過發時,勿喫食。

若兼諸痢者:

黃連　犀角各三兩　牡蠣　香豉各二兩(竝③熬)　龍骨四兩

搗篩,蜜丸,服四十丸,日再服,飲下。

---

① 牀下:似當作"置牀下"。

② 本方:《外臺秘要方》卷四《療瘧方》作"鱉甲三兩(炙)。右一味,搗末,酒服方寸匕,至發時令服三服,兼用火炙,無不斷者。忌莧菜"。

③ 竝:同"並"。

無時節發者①：

常山　甘草一兩半　豉五合（綿裹）

以水六升，煮取三升。再服，快吐。

無問年月，可治三十年者：

常山　黃連各三兩

酒一斗，宿漬之，曉以瓦釜煮取六升，一服八合，比發時令得三服，熱當吐，冷當利，服之無不差者。半料合服得。

勞瘧積久，衆治不差者：

生長②大牛膝一大虎口

以水六升，煮取二升，空腹一服，欲發一服。

禳③一切瘧：

是日抱雄雞，一時令作大聲，無不差④。

又方：未發，頭向南臥，五心及額舌七處，閉氣書“鬼”字。

咒法：

發日執一石於水濱，一氣咒云：智智⑤圓圓，行路非難，捉取瘧鬼，送與河官。急急如律令。投於水，不得回顧。

治一切瘧，烏梅丸方：

甘草二兩　烏梅肉（熬）　人參　桂心　肉蓯蓉　知母

---

①　無時節發者：《外臺秘要方》卷四《發作無時瘧方》作：“《肘後》療瘧，發作無常，心下煩熱者，常山湯方。”

②　生長：《備急千金要方》卷十《溫瘧第六》同，義晦。《外臺秘要方》卷四《勞瘧方》引《千金》作“長生”，是，當據倒。

③　禳（ráng）：去除。

④　是日……不差：《外臺秘要方》卷四《禳瘧方》引《千金》本方文字詳明，作：“未發前抱大雄雞一隻，著懷中，時時驚動，令雞懷中作大聲，無不差。（《肘後》同）”

⑤　智（yuān）智：目不明。在此咒文中似無實義。

牡丹各二兩　　常山　升麻　桃人（去皮尖，熬）　　烏豆皮（熬膜取皮①）各三兩

桃人研，欲丸人之。搗篩，蜜丸，蘇屠②臼搗一萬杵③。發日，五更酒下三十丸，平旦四十丸，欲發四十丸，不發日空腹四十丸，晚三十丸，無不差。《徐》：服後十餘日，喫肥肉發之也。

乞④見⑤瘧

白鱸蹄二分（熬）　　大黃四分　　菉豆三分（末）　　砒霜二分　　光明砂半分　　雄黃一分

搗，蜜丸如梧子。發日平旦冷水服二丸。七日內忌油。

附方

《外臺秘要方》治瘧不痊：

乾薑　高良薑等分

爲末，每服一錢，水一中盞，煎至七分服。

《聖惠方》治久患勞瘧、瘴等方：

用鱉甲三兩，塗酥，炙令黃，去裙⑥爲末。臨發時，溫酒調下二錢匕。

治瘧：

用桃人一百個（去皮尖），於乳缽中細研成膏，不得犯生

---

①　膜取皮：似當作"摩取皮"。

②　蘇屠：二字不通，疑衍。

③　一萬杵：《雞峰普濟方》卷十此下有"丸如梧桐子大"六字，義足，宜從補。

④　乞：爲"乞"俗字，此似當作"凡"。

⑤　見：《本草綱目》卷五十《鱸》作"鬼"，《古今圖書集成醫部全錄》卷二百九十一併同，義勝，可從。

⑥　裙：亦稱"裙襴"。指鱉上蓋周圍的肉質邊。

水，候成膏，入黄丹三錢，丸如梧子大，每服三丸，當發日，面北，用温酒吞下。如不飲酒，井花水亦得。五月五日午時合，忌雞、犬、婦人見。

又方：用小蒜，不拘多少，研極爛，和黄丹少許，以聚爲度，丸如雞頭大，候乾。每服一丸，新汲水下，面東服，至妙。

輯佚

《備急千金要方》卷十《温瘧第六》

恒山丸，治瘧瘡説不可具，方：

恒山　知母　甘草　大黄各十八銖　麻黄一兩

右五味，末之，蜜和丸，未食服五丸如梧子，日二，不知漸增，以差爲度。《肘後》無大黄。(200)

○五藏並有瘧候，六腑則無，獨胃腑有之。胃腑瘧者，令人且病也，善飢而不能食，食而支滿腹大，藜蘆丸主之。方：

藜蘆　皂莢　恒山　牛膝各一兩　巴豆二十枚

右五味，先熬藜蘆、皂莢色黄，合搗爲末，蜜丸如小豆大，旦服一丸，正發時一丸，一日勿飽食。《肘後》無恒山、牛膝。(202)

《醫心方》卷十四《治諸瘧方第十三》

《集驗方》云：黄帝曰：夫瘧瘡皆生於風，夏傷於暑，秋爲瘧瘡。間日瘧先寒而後熱，何也？對曰：夫寒者，陰氣也；風也，陽氣也。先傷於寒而後傷於風，故先寒而後熱也。問曰：先熱後寒者何？對曰：先傷於風而後傷於寒，故先熱而後寒也，名曰温瘧；其但熱而不寒者，陰氣先絶，陽氣獨發，名曰癉瘧。治之方：

夫瘧必從四末始，先其發時一食頃，用細左索繩堅束其手足十指，遇［過］時①乃解。

又方：取大蜘蛛一枚，内［納］蘆管中，密塞管口，繩係［繋］以緔②頸，過發時乃解去。《葛氏方》同之。

○《葛氏方》治瘧病方：

破一大豆去皮，書一片作“日”字，一片作“月”字。左手持“日”，右手持“月”，吞之立愈。向日服，勿令人知之。

又方：多煮豉作湯，飲數升，令得大吐便斷。

又方：炙鱉甲搗末，酒服方寸匕，至發時令三服，兼用火灸，無不斷。（310）

《醫心方》卷十四《治勞瘧方第十八》

《集驗方》治勞瘧積時不斷，眾治無效，此方治之：

生長③大牛膝一大虎口

切，以水六升，煮取二升，分再服。第一服，取未發前一食頃；第二服，取臨發。今案：《葛氏方》云：酒三升，漬一宿，分三服。

《葛氏方》云：老瘧④久不斷者方：

末龍骨方寸匕，先發一時以酒一升半，煮三沸，及熱盡服，溫覆取汗，立愈。

又方：炙鱉甲搗末，酒服方寸匕，至發時令三服，兼用火灸，無不斷也。（313）

---

① 遇時：《外臺秘要方》卷五《瘧癖方》作“過發時”，當據校。下條亦云“過發時”，可證。

② 緔：繋掛。

③ 生長：《備急千金要方》卷十《溫瘧第六》同，義晦。《外臺秘要方》卷四《勞瘧方》引《千金》作“長生”，是，當據倒。

④ 老瘧：《證類本草·鱉甲》同。按《醫心方》當篇標題，似應作“勞瘧”。《普濟方》卷四一八曰：“久不瘥曰勞瘧，久不斷曰老瘧。”釋語含糊。疑“老瘧”是“勞瘧”的音誤，但宋時已有，不能確判。

《醫心方》卷十四《治發作無時瘧方第廿二》

《葛氏方》治瘧發作無常心下煩熱方：

恒山二兩　甘草兩半　豉五合

以水六升，煮取二升，分再服。當快吐仍①斷，即飲食。

(315)

治卒發癲狂病方第十七

治卒癲疾方：

灸陰莖上宛宛中三壯，得小便通，則愈。

又方：灸陰莖上三壯，囊下縫二七壯。

又方：灸兩乳頭三壯。

又②：灸足大指本藂③毛中七壯。灸足小指本節七壯。

又方：取莨蓎一升，搗三千杵，取白犬倒懸之，以杖犬，令血出，承取，以和莨蓎末，服如麻子大一丸，三服取差。

又方：莨蓎子三升

酒五升，漬之，出，曝乾，漬盡酒止，搗服一錢匕，日三。勿多，益狂。

又，《小品》癲狂莨蓎散

莨蓎子三升

末之，酒一升，漬多日，出，搗之，以向汁和絞去滓，湯上

---

① 仍：通"乃"。

② 又：《醫心方》卷三《治中風癲病方》作"又方"，可從。

③ 藂：同"叢"。

煎①令可丸，服如小豆三丸，日三。口面當覺急，頭中有蟲行者，額及手足應有赤色處，如此必是差候。若未見，服取盡矣。

又方：末房葵②，溫酒服一刀圭，至二三③，身潤④又小不仁爲候。

又方：自縊死者繩，燒三指撮，服之。

凡癲疾，發則仆地，吐涎沫，無知，彊掠⑤起如狂，反遺糞者，難治。

治卒發狂方：

燒蝦蟇，搗末，服方寸匕，日三服之，酒服。

又方：臥其人著地，以冷水淋其面，爲終日淋之。

治卒狂言鬼語方：

針其足大拇指爪甲下入少許，即止。

又方：以甑帶急合縛兩手，火灸左右脅，握肘頭文俱起，七壯⑥。須臾，鬼語自道姓名⑦，乞去，徐徐詰問，乃解手耳。

凡狂發則欲走，或自高貴稱神聖，皆應備諸火灸，乃得永差耳。

若或悲泣呻吟者，此爲邪魅，非狂，自依邪方治之。《近效

────────

①　湯上煎：亦稱“重湯上煎”，指將盛藥的器皿放在開水鍋中煎煮。湯上煎不直接受火，可徐徐耗去水分。

②　房葵：常例作“防葵”。

③　至二三：《證類本草·防葵》作“至二三服”，義長。

④　潤：藍川慎謂“潤”通“瞤”。可參。

⑤　彊掠：《諸病源候論》卷二《五癲病候》作“彊倞（jìng）”，當從。《説文》：“倞，彊也。”“彊（強）”“倞”同義複用。

⑥　以甑帶……七壯：《備急千金要方》卷十四第五同條作：“以甑帶急合縛兩手大指，便灸左右脅下，對屈肋頭，兩處火俱起，各七壯。”義足，可參。

⑦　鬼語自道姓名：指逼使病人代鬼表述。

方》已①生薑紙作灰,酒水任下,差。療風癲也。

附方

《斗門方》治癲癇:

用艾於陰囊下穀道正門當中間②,隨年數灸之。

《千金方》治風癲百病:

麻人四升

水六升,猛火煮,令牙生③,去滓,煎取七合,旦空心服。或發,或不發,或多言語,勿恠④之。但人摩手足須定,凡進三劑愈。

又方:治狂邪發無時,披頭大叫⑤,欲殺人,不避水火:

苦參,以蜜丸如梧子大,每服十丸,薄荷湯下。

《外臺秘要方》治風癲,引脅牽痛,發作則吐,耳如蟬鳴:

天門冬(去心、皮)

曝乾,搗篩,酒服方寸匕。若人久服,亦能長生。

《廣利方》治心熱風癇:

爛龍角,濃研汁,食上服二合,日再服。

《經驗後方》治大人小兒久患風癇,纏喉暇嗽⑥,遍身風

---

① 已:通"以"。

② 陰囊下穀道正門當中間:此指會陰部。

③ 牙生:指煮爛開裂。

④ 恠:"怪"的俗字。

⑤ 吅:"叫"的俗字。

⑥ 暇嗽:亦作"呷嗽"。喉中多痰聲的咳嗽。《諸病源候論》卷十四《呷嗽候》:"呷嗽者,猶是咳嗽也。其胸膈痰飲多者,嗽則氣動於痰,上搏喉咽之間,痰氣相擊,隨嗽動息,呼呷有聲,謂之呷嗽。"

癉①，急中涎潮。等此②藥不大吐逆，只出涎水，小兒服一字③：

瓜蒂④不限多少（細碾爲末）

壯年一字，十五已下、老怯半字。早晨井花水下。一食頃，含沙糖⑤一塊，良久涎如水出。年深涎盡，有一塊如涎布水上，如鑑矣。涎盡，食粥一兩日。如吐多困甚，卽嗼麝香湯一盞，卽止矣。麝細研，溫水調下。昔天平尚書覺昏眩，卽服之，取涎有效。

《明皇雜錄》云：開元中有名醫紀朋⑥者，觀人顏色談笑，知病深淺，不待診脉。帝聞之，召於掖庭中，看一宮人，每日昃⑦則笑歌啼號，若狂疾，而足不能履地。朋視之曰：此必因食飽而大促力，頓仆⑧於地而然。乃飲以雲母湯，令熟寐，覺而失所

---

① 風癉：卽"風疹"，亦稱"風瘾疹"。因感受風邪皮膚上突起的瘙癢瘤疹。

② 等此：《證類本草·瓜蒂》、《幼幼新書》卷十七、四庫本等同作"等此"，"等"字屬上；六醴齋本"等"作"蓋"，義長。人民衛生出版社影印本"等"校作"按"，未明所據。

③ 一字：古人以銅錢抄取散藥，錢面抄滿藥不滑脫爲一錢匕，取其四分之一爲一字。按：本處"小兒服一字"似爲誤寫，下文對用量另有記寫，且"十五已下、老怯半字"，則"小兒服一字"用量不合。

④ 蒂："蒂"的俗訛。

⑤ 沙糖：卽砂糖。《本草綱目·沙糖》〔集解〕引吳瑞曰："稀者爲蔗糖，乾者爲沙糖。"

⑥ 紀朋：《太平廣記》卷二百十九引作"紀明"，且以下所記爲其弟子周廣之事。《醫方類聚》卷一五九《癲癎門一》作"紀明朋"，似原作"明"，校作"朋"並衍入正文。

⑦ 日昃：卽"日昃"。謂太陽偏西，卽午後時。四庫本卽作"日昃"。"昃"爲"昃"俗字。

⑧ 頓仆：跌倒。

苦。問之乃言：因太華公主載誕，宮中大陳歌吹，某乃主謳①，懼其聲不能清且長，喫豜蹄羹，飽而當筵歌大曲，曲罷覺胸中甚熱，戲於砌臺上，高而墜下，久而方惺②，病狂，足不能及地。

輯佚

《外臺秘要方》卷十五《風狂方》

《肘後方》療風狂喪心……又主狂言恍惚方：

灸天樞百壯。《銅人經》天樞俠臍二寸。(401)

《外臺秘要方》卷十五《風邪方》

《肘後》麻子湯，療風邪感結衆痎，恍惚不安，氣欲絶，水漿不入口，方：

麻子五合(熬)　橘皮　芍藥　生薑　桂心　甘草(炙)各三兩　半夏五兩(洗)　人參一兩　當歸二兩

右九味，切，以水九升，煮取三升，分爲三服。忌海藻、菘菜、羊肉、餳、生葱等物。《古今錄驗》同。(403—404)

《醫心方》卷三《治中風癲病方第廿二》

《葛氏方》云癲病方：

灸陰莖上宛宛③中三壯，得少[小]便通便愈。

又方：灸足大指蕞④毛中七壯。

又斷雞冠血，瀝口中。(99)

《醫心方》卷三《治中風狂病方第廿三》

《葛氏方》治卒發狂方：

---

① 主謳：主唱。
② 惺：清醒。六醴齋本作"醒"。《證類本草·雲母》作"甦"。
③ 宛宛：凹陷。
④ 蕞：同"叢"。

燒蝦蟆搗末，服方寸匕，日三。

又方：煮三年陳蒲，去滓，服之。

又云，狂言鬼語方：

針其足大母[拇]指爪甲下，入小[少]許卽止。(100)

《醫心方》卷三《治虛熱方第廿四》

《葛氏方》云：若匈[胸]中熱結，煩滿悶亂，狂言起走者方：

以芫花一升，水三升，煮取升半①，以布漬湯中，搨[搨]匈[胸]中上，燥復易。(101)

《證類本草》卷二十一《原蠶蛾》

《百一方》凡狂發欲走，或自高貴稱神，皆應備諸火炙，乃得永差耳。若或悲泣呻吟者，此爲邪祟：

以蠶紙作灰，酒水任下，差。療風癲也。(430)

治卒得驚邪恍惚方第十八

治人心下虛悸方：

麻黃　半夏等分②

搗，蜜丸，服如大豆三丸，日三，稍增之。半夏，湯洗去滑，乾。

---

①　升半：《醫心方》原書"半"字旁有鉤乙號，則當爲"半升"。

②　等分：《醫心方》卷三《治中風驚悸方》作"分等"。是此詞舊貌。分等，謂方中之藥（或部分藥）分量相等。

若驚憂怖迫逐①，或驚恐失財，或激憤惆悵，致志氣錯越，心行違僻不得安定者：

龍骨　遠志　茯神　防風　牡蠣各二兩　甘草七兩　大棗七枚

以水八升，煮取二升，分再服，日日作之，取差。

又方：茯苓　乾地黃各四兩　人參　桂各三兩　甘草二兩　麥門冬一升（去心）　半夏六兩（洗滑）　生薑一斤

以水一斗，又殺烏雞，取血及肝心，煮三升②，分四服，日三夜一。其間少食無爽，作三劑，差。

又方：白雄雞一頭（治如食③）　真珠四兩（切④）　薤白四兩

以水三升，煮取二升，宿勿食，旦悉食雞等及飲汁盡。

又有鎮心、定志諸丸，在大方中。

治卒中邪鬼，恍惚振噤⑤，方：

灸鼻下人中及兩手足大指爪甲本，令艾丸在穴上⑥各七壯。不止，至十四壯，愈。此事本在雜治中。

治女人與邪物交通，獨言獨笑，悲思恍惚者：

末雄黃一兩，以松脂二兩溶和，虎爪攪，令如彈丸，夜內火

---

①　逐：四庫本同；《普濟方》卷一八《怔忡驚悸》引作"遂"，屬下，於文較順。又本書第二十三篇類似語作"驚怖憂追"，頗疑"迫"形似"追"，誤認者旁注"逐"而衍入正文。

②　煮三升：似當作"煮取三升"。

③　治如食：四庫本作"治如食法"。義勝。治，宰殺清洗。

④　切：此字疑衍。真珠，即珍珠、蚌珠；有時亦指真朱砂。皆不可"切"。

⑤　振噤：義同"寒噤"。因寒冷或受驚而身體震顫。

⑥　在穴上：《外臺秘要方》卷十三《鬼魅精魅方》作"半在爪上，半在肉上"。"穴"當爲"宍（肉）"之誤。

籠中燒之，令女人侵①坐其上，被急自蒙，唯出頭耳。一爾未差，不過三劑，過自斷也。

又方：雄黃一兩　人參一兩　防風一兩　五味子一升

搗篩。清旦以井水服方寸匕，三服差。

師往，以針五枚內頭髮中，狂病者則以器貯水，三赤新布覆之，橫大刀於上，悉乃矜莊②，呼見其人，其人必欲起走，慎勿聽，因取③一噴之一呵視④，三通，乃熟拭去水，指彈額上近髮際，問欲愈乎，其人必不肯答，如此二七彈乃答。欲因杖⑤針刺鼻下人中近孔內側空停針，兩耳根前宛宛動中停針，又刺鼻直上入髮際一寸，橫針，又刺鼻直上入，乃具詰問，怜怜醒悟則乃止矣。

若男女喜夢與鬼通⑥致恍惚者：

鋸截鹿角屑，酒服三指撮，日三。

附方

《張仲景》主心下悸，半夏麻黃丸：

二物等分，末，蜜丸如小豆，每服三丸，日三。

《簡要濟眾方》每心藏不安，驚悸善忘，上膈風熱，化痰：

白石英一兩　朱砂一兩

同研爲散，每服半錢。食後夜臥，金銀湯調下。

―――――――――

①　侵：四庫本作"寢"。
②　矜莊：嚴肅莊重。
③　取：《普濟方》卷四〇七《風癲狂》作"取水"，可從。
④　一呵視：四庫本作"又呵視"，義長，可從。
⑤　杖：當作"拔"。形近之訛。
⑥　通：《證類本草·鹿茸》作"交通"，較合常規。

心中客熱，膀胱間連脅下氣妨，常旦①憂愁不樂，兼心忪者：

取莎草根二大斤，切，熬令香，以生絹袋貯之，於三大斗無灰清酒②中浸之，春三月浸一日即堪服，冬十月後，即七日，近暖處乃佳。每空腹服一盞，日夜三四服之，常令酒氣相續，以知③爲度。若不飲酒，即取莎草根十兩，加桂心五兩，蕪荑三兩，和搗爲散，以蜜和爲丸，搗一千杵，丸如梧子大。每空腹以酒及薑蜜湯飲汁等下二十丸，日再服，漸加至三十丸，以差爲度。

治中風諸急方第十九

治卒中急風，悶亂欲死方：

灸兩足大指下橫文中，隨年壯。又別有續命湯。

若毒急不得行者：

內筋急者，灸內踝；外筋急者，灸外踝上。二十壯。

若有④腫瘴虛者：

取白斂二分，附子一分，搗，服半刀圭，每日可三服。

若眼上睛垂⑤者：

灸目兩眥後，三壯。

---

① 常旦：《普濟方》卷一六《心實》作“常日”，可從。

② 無灰清酒：不放石灰的酒。古代發酵酒（主要是黃酒）以石灰控制酸鹼度，在釀酒時酸鹼度控制得好，即無須再加石灰，是爲無灰酒。藥用時講究用無灰酒。

③ 知：病愈或好轉。

④ 若有：本條原連屬上條。藍川慎認爲“若”以下當另起，據此分段。

⑤ 若眼上睛垂：《備急千金要方》卷八《諸風》作“眼戴精上插”。即翻白眼。義長。

若不識人者：

灸季脅頭各七壯。此脅小肋屈頭也。

不能語者：

灸第二槌[1]或第五槌上，五十壯。又別有不得語方，在後篇中矣。

又方：豉　茱萸各一升

水五升，煮取二升，稍稍服。

若眼反口噤，腹中切痛者：

灸陰囊下第一橫理，十四壯。又別有服膏之方。

若狂走，欲斫刺人，或欲自殺，罵詈不息，稱鬼語者：

灸兩口吻頭赤肉際，各一壯。又灸兩肘屈中，五壯。又灸背胛中間，三壯。三日報灸[2]三。倉公秘法。又應灸陰囊下縫，三十壯。又別有狂邪方。

若發狂者：

取車轂[3]中脂如雞子，熱溫淳苦酒，以投脂，甚攪令消，服之令盡。

若心煩恍惚，腹中痛滿，或時絕而復蘇者：

取釜下土五升，搗篩，以冷水八升和之，取汁，盡服之。口已噤者，強開，以竹筒灌之，使得下，入便愈，甚妙。

若身體角弓反張，四肢不隨，煩亂欲死者：

清酒五升　雞白矢一升

搗篩，合和，揚之千遍，乃飲之。大人服一升，日三，少五

---

① 槌：通“椎”，脊椎骨。

② 報灸：重複灸。

③ 轂（gǔ）：車輪中間插車軸的部分。

合①，差。

若頭身無不痛，顛倒煩滿欲死者：

取頭垢如大豆大，服之。并囊貯大豆，蒸熟，逐痛處熨之，作兩囊，更番爲佳。若無豆，亦可蒸鼠壤土熨。

若但腹中切痛者：

取鹽半斤，熬令②盡，著口中。飲熱湯二升，得便吐③，愈。

又方：附子六分　生薑三兩（切）

以水二升，煮取一升，分爲再服。

若手足不隨方：

取青布燒作煙，就小口器中燻痛處。

又方：豉三升

水九升，煮取三升，分三服。又，取豉一升，微熬，囊貯，漬三升酒中，三宿，溫服，微令醉爲佳。

若身中有掣痛，不仁不隨處者：

取乾艾葉一斜④許，丸之，内瓦甑⑤下，塞餘孔⑥，唯留一目。以痛處著甑目下⑦，燒艾以燻之，一時間愈矣。

---

① 日三少五合：《證類本草·酒》、《醫方類聚》卷二二《諸風門十》引作“日三少小五合”，可從。《外臺秘要方》卷十四《中風角弓反張方》作“小兒服五合，更小者服三合”。

② 令：《證類本草·食鹽》作“令水”，當據補。

③ 便吐：似當乙作“吐便”。《證類本草·食鹽》無“便”字。

④ 斜：《醫心方》卷三《治中風身體不仁方》、《醫方類聚》卷二二《諸風門十》引作“斛”，當從。

⑤ 甑：古代蒸飯用的炊具。中層甑算多孔以通蒸汽。下云“目”，即指甑算的孔。

⑥ 孔：《醫心方》卷三《治中風身體不仁方》作“目”，當從。

⑦ 下：《醫心方》卷三《治中風身體不仁方》引作“上”，當從。

又方：取朽木①削之，以水煮令濃，熱灼灼爾，以漬痛處，效。

若口噤不開者：

取大豆五升，熬令黃黑，以酒五升，漬取汁。以物②強發口而灌之，畢，取汗。

又方：獨活四兩　桂二兩

以酒水二升③，煮取一升半，分爲三服，開口與之，溫臥，火炙，令取汗。

若身直④不得屈伸反覆者：

取槐皮（黃白者，切之）

以酒共⑤水六升，煮取二升，去滓，適寒溫，稍稍服之。

又方：刮枳樹皮，取一升，以酒一升⑥，漬一宿，服五合至一升。酒盡更作，差。

若口喎僻⑦者：

銜奏⑧灸口吻口橫文間，覺火熱便去艾，卽愈。勿盡艾，盡艾則太過。若口左僻，灸右吻；右僻，灸左吻。又，灸手中指節

---

① 朽木：《醫心方》卷三《治中風身體不仁方》引作“好朮”。

② 以物：《醫心方》卷三《治中風口噤方》作“桊”。參後條“奏”字注。

③ 二升：《醫心方》卷三《治中風口噤方》作“各二升”，義長。

④ 身直：《永樂大典》卷一〇一一二《枳殼》作“中風身直”，合篇旨。

⑤ 共：《醫心方》卷三《治風痙方》作“若”，合醫方書常例，可從。若，或。又《證類本草·槐實》引自《百一方》同條卽作“或”。

⑥ 酒一升：《永樂大典》卷一〇一一二《枳殼》作“酒三升”，當從。酒浸樹皮當有耗損，“酒一升”無法得到後文的服用量。

⑦ 口喎（wāi）僻：口角歪斜，又稱“面癱”。

⑧ 奏：《醫心方》卷三《治中風口喎方》同。該書原校認爲當作“桊”。桊（juàn），亦作“桊”，穿在牛鼻上的小木棍兒或小鐵環，可銜於口中。此校與原文相合，可從。

上一丸,喎右灸左也。又有灸口喎法,在此後也。

又方:取空青末,著口中,入咽卽愈。《姚》同。

又方:取蜘蛛子摩其偏急頰車①上,候視正則止。亦可向火摩之。

又方:牡蠣　礬石　附子　竈中黃土分等

搗末,以三歲雄雞冠血和傅急上,持水著邊,視欲還正,便急洗去藥。不著②更塗上,便愈。

又方:鼈甲　烏頭③塗之,欲正,卽揭去之。

若④四肢逆冷,吐清汁,宛轉⑤啼呼者:

取桂一兩,㕮咀,以水三升,煮取二升,去滓,適寒溫,盡服。

若關節痛疼:

蒲黃八兩　附子一兩(炮)

合末之,服一錢匕,日三,稍增至方寸匕。

若骨節疼煩,不得屈伸,近之則痛,短氣得汗⑥出,或欲腫者:

附子二兩　桂四兩　术三兩　甘草二兩

水六升,煮取三升,分三服,汗出愈也。

若中暴風,白汗⑦出如水者:

石膏　甘草各等分

---

① 頰車:下巴骨。此指下巴。
② 不著:似當作"不正"。
③ 鼈甲烏頭:《醫心方》卷三《治中風口喎方》作"鼈血和烏頭",義勝。
④ 若:《證類本草·桂》作"治中風"三字。
⑤ 宛轉:腹痛屈伸貌。
⑥ 得汗:《醫心方》卷三《治中風四支不屈伸方》作"自汗"。當從。
⑦ 白汗:《醫心方》卷三《治中風四支不屈伸方》作"自汗"。當從。

搗,酒服方寸匕。日移一丈,輒一服也。

若中緩風,四支不收者:

豉三升

水九升,煮取三升,分爲三服,日二作之。亦可酒漬煮飲之。

若卒中風癱,身體不自收,不能語,迷眛①不知人②者:

陳元狸骨膏至要,在備急藥方中。

附方(頭風頭痛附)

《經驗方》治急中風,目瞑牙噤,無門下藥者,用此末子,以中指點末,揩齒三二十,揩大牙左右,其口自開,始得下藥,名開關散③:

天南星(搗爲末)　白龍腦二件各等分

研,自五月五日午時合。患者只一字至半錢。

《簡要濟衆》治中風口噤不開,涎潮吐方:

用皂角一挺④,去皮,塗豬脂,炙令黃色,爲末。每服一錢匕,非時⑤溫酒服。如氣實脉大,調二錢匕;如牙關不開,用白梅揩齒,口開卽灌藥,以吐出風涎,差。

治中風不省人事,牙關緊急者:

藜蘆一兩(去蘆頭,濃煎)　防風(湯浴過,焙乾,碎切,炒微褐色)

搗爲末。每服半錢,溫水調下,以吐出風涎爲效。如人行

---

①　迷眛:昏迷糊塗。
②　不知人:不省人事,不能與人交流。
③　開關散:三字原在下行行首,據文意移。
④　挺:量詞。用於挺直物。一支皂莢爲一挺。
⑤　非時:猶言"無時",謂不限時、不論時候。

二里,未吐,再服。

又,治膽風毒氣,虛實不調,昏沉睡多:

酸棗人一兩(生用)　金挺蠟茶二兩(以生薑汁塗炙,令微焦)

搗,羅爲散。每服二錢,水七分,煎六分,無時溫服。

《孫尚藥》治卒中風,昏昏若醉,形體惛悶,四肢不收,或倒或不倒,或口角似斜,微有涎出,斯須不治,便爲大病,故傷人也。此證風涎潮於上膈,痺氣不通,宜用急救稀涎散:

豬牙　皂角四挺(須是肥實不蚛①,削去黑皮)　晉礬一兩(光明通瑩者)

二味同搗,羅爲細末,再研爲散。如有患者,可服半錢,重者三字匕,溫水調灌下。不大嘔吐,只是微微涎稀令出,或一升二升,當時惺惺②,次緩而調治。不可便大段③治,恐過傷人命。累經效,不能盡述。

《梅師方》療癱緩④風,手足軃曳⑤,口眼喎斜,語言謇澀,履步不正,神驗烏龍丹:

川烏頭(去皮臍了)　五靈脂各五兩

右爲末,入龍腦、麝香,研令細匀,滴水丸如彈子大。每服一丸,先以生薑汁研化,次暖酒調服之,一日兩服,空心晚食前服。治一人,只三十丸,服得五七丸,便覺擡得手,移得步,十丸可以自梳頭。

《聖惠方》治一切風疾,若能久服,輕身明目,黑髭駐顔:

---

①　蚛(zhòng):蟲蛀;蟲咬過的。
②　惺惺:清醒。
③　大段:十分。此指用重劑治療。
④　癱緩:即今之"癱瘓"。
⑤　軃(duǒ)曳:肢體困頓無力之貌。

用南燭樹，春夏取枝葉，秋冬取根皮，揀擇，細剉五升，水五斗，慢火煎取二斗，去滓，別於淨鍋中，慢火煎如稀餳①，以瓷瓶貯，溫酒下一匙，日三服。

又方，治風，立有奇效：

用木天蓼一斤，去皮，細剉，以生絹袋貯，好酒二斗浸之，春夏一七日，秋冬二七日後開。每空心、日午、初夜合溫飲一盞，老幼臨時加減。若長服，日只每朝一盞。

又方，治中風口喎：

巴豆七枚（去皮，爛研）

喎左塗右手心，喎右塗左手心。仍以暖水一盞，安向手心，須臾即便正，洗去藥，并頻抽掣中指。

又方，治風頭旋：

用蟬殼二兩，微炒爲末，非時溫酒下一錢匕。

《千金方》治中風，面目相引偏僻，牙車急，舌不可轉：

桂心，以酒煮取汁，故布蘸搨②病上，正即正③。左喎搨右，右喎搨左，常用大效。

又方，治三年中風不較④者：

松葉一斤（細切之）

以酒一斗，煮取三升，頓服，取汗出，立差。

又方，主卒中風，頭面腫：

杵杏人如膏，傅之。

---

① 餳（táng）：古“糖”字。特指飴糖。

② 搨（tà）：同“揭”。《備急千金要方》卷八《風懿》作“揭”。

③ 正即正：《備急千金要方》卷八《風懿》作“正則止”，當據改。四庫本作“正即止”。六醴齋本作“當即正”。

④ 較：亦作“校”“覺”，病愈。四庫本作“效”。

又方，治頭面風，眼瞤鼻塞，眼暗冷泪：

杏人①三升（爲末）

水煮四五沸。洗頭冷汗盡，三度差。

《外臺秘要方》治卒中風口喎：

皂角五兩（去皮，爲末）

三年大醋和，右喎塗左，左喎塗右，乾及②傅之，差。

又，治偏風及一切風：

桑枝（剉）一大升（用今年新嫩枝）

以水一大斗，煎取二大升，夏用井中沉，恐酢③壞。每日服一盞，空心服，盡又煎服，終身不患偏風。若預防風，能服一大升，佳。

又，主風，身體如蟲行：

鹽一斗，水一石，煎減半，澄清，溫洗三五度。治一切風。

《葛氏方》治中風寒，瘟直④口噤不知人：

雞屎白一升，熬令黃，極熱，以酒三升和攪，去滓服。

《千金翼方》治熱風汗出心悶：

水和雲母服之。不過再服，立差。

《篋中方》治風頭及腦掣痛不可禁者，摩膏主之：

取牛蒡莖葉，搗取濃汁二升，合無灰酒一升，鹽花一匙頭，

① 杏人：呂顒本、六醴齋本、四庫本作“杏人”，《證類本草》引本方亦在“杏人”條下，當據改。

② 及：當作“乃”。四庫本正作“乃”。

③ 酢：同“醋”，酸壞。

④ 瘟直：《證類本草·丹雄雞》、《醫方類聚》卷二二《諸風門十》引《葛氏方》作“痙直”。義勝。又《醫心方》卷廿三《治產後中風口噤方第廿七》（類證不同方）作“風痙，通身冷直”，可參。

煻火煎令稠成膏，以摩痛處，風毒散自止。亦主時行頭痛。摩時須極力，令作熱，乃速效。冬月無葉，用根代之亦可。

《經驗後方》治中風及壅滯：

以旋覆花（洗塵令净），搗末，鍊蜜丸，如梧子大。夜臥，以茶湯下五丸至七丸十丸。

又方：解風熱，疏積熱、風壅，消食化氣、導血、大解壅滯：

大黄四兩　牽牛子四兩（半生半熟）

爲末，鍊蜜爲丸，如梧子大。每服茶下一十丸。如要微動，喫十五丸。冬月宜服，並不搜攪①人。

《集驗方》治風熱心躁，口乾狂言，渾身壯熱及中諸毒，龍腦甘露丸：

寒水石半斤，燒半日，净地坑内，盆合四面，濕土壅起，候經宿取出，入甘草（末）、天竺黄各二兩，龍腦二分，糯米膏丸，彈子大，蜜水磨下。

《食醫心鏡》主中風，心肺風熱，手足不隨，及風痹不任，筋脉五緩②，恍惚煩躁：

熊肉一斤，切，如常法調和，作腌腊。空腹食之。

又，主風攣拘急偏枯，血氣不通利：

鴈③肪四兩（鍊，濾過）

每日空心暖酒一盃④，肪一匙頭，飲之。

同經曰：治歷節諸風，骨節疼痛，晝夜不可忍者：

没藥半兩（研）　虎腦骨三兩（塗酥炙黄色，先搗羅爲散）

---

① 搜攪：擾動。
② 五緩：指多種筋脉弛縱的疾患。常與"六急"連言作"五緩六急"。
③ 鴈："雁"俗字。
④ 盃：同"杯"。

與没藥同研令細,溫酒調二錢,日三服,大佳。

《聖惠方》治歷節風,百節疼痛不可忍:

用虎頭骨一具,塗酥,炙黄,槌①碎,絹袋貯,用清酒二斗,浸五宿。隨性多少,暖飲之,妙。

《内臺②秘要》方療歷節諸風,百節酸痛不可忍:

松脂三十斤,鍊五十遍;不能五十遍,亦可二十遍。用以鍊酥三升,溫和松脂三升,熟攪令極稠,旦空腹以酒服方寸匕,日三。數食麪粥爲佳,慎血腥、生冷、酢物、果子一百日,差。

又方:松節酒。主歷節風,四肢疼痛如解落:

松節二十斤

酒五斗,漬二七日。服一合,日五六服。

《斗門方》治白虎風所患不以③,積年久治無效,痛不可忍者:

用腦麝④、楓柳皮不限多少,細剉焙乾,浸酒,常服,以醉爲度,卽差。今之寄生楓樹上者,方堪用,其葉亦可制。砒霜粉,尤妙矣。

《經驗後方》治白虎風,走注疼痛,兩膝熱腫:

虎脛骨(塗酥,炙)　黑附子(炮裂,去皮臍)各一兩

爲末,每服溫酒調下二錢匕,日再服。

《外臺秘要方》治癧瘍風及三年:

酢磨烏賊魚骨。先布磨,肉赤卽傅之。

又,治癧瘍風:

---

①　槌:捶打。

②　内臺:諸本同,《證類本草·松脂》本條引自"外臺",當從。

③　以:四庫本作"已",當從。

④　腦麝:龍腦與麝香的合稱。

酢磨硫黃傅之，止。

《聖惠方》治癧瘍風：

用羊蹄菜根於生鐵上，以好醋磨，旋旋刮取，塗於患上。未差，更入硫黃少許，同磨，塗之。

《集驗方》治頸項及面上白駁[①]，浸淫漸長，有似癬，但無瘡，可治：

鰻鱺魚脂傅之。先拭剝[②]上，刮使燥痛，後以魚脂傅之，一度便愈，甚者不過三度。

《聖惠方》治白駁：

用蛇蛻，燒末，醋調，傅上，佳。

又方：治中風煩熱，皮膚瘙癢：

用醍醐[③]四兩，每服酒調下半匙。

《集驗方》治風氣客於皮膚，瘙癢不已：

蜂房（炙過）　蟬蛻等分

爲末，酒調一錢匕，日三二服。

又方：蟬蛻　薄苛[④]等分

爲末，酒調一錢匕，日三服。

《北夢瑣[⑤]言》云：有一朝士見梁奉御，診之曰：風疾已深，請速歸去。朝士復見鄜州馬醫趙鄂者，復診之，言疾危，與梁所説同矣。曰：只有一法，請官人試喫消梨[⑥]，不限多少，咀

---

　①　白駁：白斑。"駁"，同"駮"。

　②　剝：通"駮"。

　③　醍醐：煉製酥酪時，上層提製出的油。

　④　薄苛：即薄荷。四庫本正作"薄荷"。

　⑤　瑣：同"瑣"。按，本條見《北夢瑣言》卷十。

　⑥　消梨：梨的一種。又稱香水梨、含消梨。體大、形圓，可入藥。

齕^①不及，絞汁而飲。到家旬日，唯喫消梨，頓爽矣。

《千金方》治頭風頭痛：

大豆三升，炒令無聲，先以貯一斗二升，瓶一隻，貯九升清酒，乘豆熱，即投於酒中，蜜^②泥封之七日，溫服。

《孫真人方》治頭風痛：

以豉湯洗頭，避風，即差。

《千金翼》治頭風：

搗葶藶子，以湯淋取汁，洗頭上。

又，主頭風。沐頭：

吳茱萸二升，水五升，煮取三升，以綿染拭髮根。

《聖惠方》治頭風痛。每欲天陰雨，風先發者：

用桂心一兩，爲末，以酒調如膏，用傅頂上并額角。

陳藏器《拾遺》序云：頭疼欲死：

鼻内吹消石^③末，愈。

《日華子》云治頭痛：

水調決明子，貼太陽穴。

又方：決明子作枕，勝黑豆。治頭風，明目也。

《外臺秘要方》治頭疼欲裂：

當歸二兩，酒一升，煮取六合飲，至再服。

《孫兆口訣》云，治頭痛：

附子（炮）　石膏（煅^④）等分

爲末，入腦麝少許，茶酒下半錢。

---

① 齕（hé）：咬；嚼。

② 蜜：《備急千金要方》卷十三第八作“密”，是，當從改。

③ 消石：又稱“火硝”，可製火藥。今例作“硝石”。

④ 煅：藥物炮製法之一，入高溫中煅燒。

《斗門方》治卒頭痛：

白殭蠶，碾爲末，去絲，以熟水①二錢匕，立差。

又方，治偏頭疼：

用京芎，細剉，酒浸服之，佳。

《博濟方》治偏頭疼，至靈散。

雄黄　細辛等分(研令細)

每用一字②已③下，左邊疼，吹入右鼻；右邊疼，吹入左鼻，立效。

《經驗後方》治偏頭疼，絕妙：

蓽撥，爲末，令患者口中含溫水，左邊疼，令左鼻吸一字；右邊疼，令右鼻吸一字，效。

《集驗方》治偏正頭疼：

穀精草一兩(爲末)

用白麵調，攤紙花子④上，貼疼處，乾又換。

偏頭疼方：

用生蘿蔔汁一蜆殼，仰臥，注鼻。左痛注左，右痛注右，左右俱注亦得，神效。

《外臺秘要方》頭風白屑如麩糠，方：

豎截楮木，作枕，六十日一易新者。

---

①　熟水：宋代以香藥點煮(開水快煮)製成的保健飲料。四庫本作“熟水下”，當據補。

②　一字：見前《治卒發癲狂病方第十七》注。四庫本作“一匙”，可參。

③　已：通“以”。

④　紙花子：裁切好的紙片。又稱“紙花”。明代劉若愚《酌中志·內臣佩服紀略》：“紙花者，卽白紙裁成方葉如碗大，備寫字、唾痰、擦手之用。”古代又用於治療瘡瘍癰疽等外科疾患的醫用貼紙。

輯佚

《外臺秘要方》卷十四《中風角弓反張方》

《肘後》療中風，無問男子婦人，中風脊急，身瘨如弓，紫湯方：

雞屎二升　大豆一升　防風三兩(切)

右三味，以水三升，先煮防風取三合汁，豆、雞屎二味鐺[①]中熬之，令黃赤色，用酒二升淋之，去滓，然後用防風汁和，分爲再服，相去如人行六七里，衣覆取汗。忌風。(384)

《外臺秘要方》卷十四《風痱方》

《古今錄驗》西州續命湯，療中風痱，身體不自收，口不能語，冒昧不識人，不知痛處，但拘急，中外皆痛，不得轉側，悉主之，方：

麻黃六兩(去節)　石膏四兩(碎，綿裹)　桂心　當歸　甘草(炙)各二兩　芎藭　乾薑　黃芩各一兩　杏仁四十枚(去皮尖兩仁)

右九味，切，以水一斗九升，先煮麻黃再沸，吹去沫，後下諸藥，煮取四升。初服一升猶能自覺者，勿熟眠也。可臥，厚覆，小小汗出已，漸漸減衣，勿復大覆。不可，復服差。前服不汗者，更服一升，汗出即愈。汗後稍稍五合一服，飲食如常。唯忌生蔥、海藻、菘菜。《深師》《胡洽》《集驗》《文仲》《肘後》《千金》同。(392)

《外臺秘要方》卷十五《風頭眩方》

《崔氏》……又療風眩，翻倒無定方：

獨活六兩　枳實(炙)三兩　石膏(碎，綿裹)　蒴藋各四兩

---

① 鐺(chēng)：一種三足鼎，古代多用作溫酒器，亦可用於煎藥。

右四味,切,清酒八升,煮取四升,頓服之,以藥滓熨覆取汗,覺冷,又内鐺中溫令熱,熱又熨之,即差。《文仲》《肘後》《千金》同。(418)

《醫心方》卷三《治風痙方第五》

《葛氏方》若身直不得屈申[伸]反覆者方:

取槐皮黄白者,切,以酒若水六升,煮得二升,去滓,稍服。(87)

《永樂大典》卷一〇一一二《枳實》

《葛洪》又治卒中急風①,身直不得屈伸反覆者:

刮取枳木皮屑(謂之枳茹)一升,酒一升②,漬一宿,服五合至盡③,再作,良。(中華書局影印《永樂大典》11 册 310)

《醫心方》卷三《治柔風方第六》

《葛氏方》治中緩風四支[肢]不收者方:

豉三升

水九升,煮取三升,分三服,日二作。亦可酒漬煮飲。(88)

《醫心方》卷三《治頭風方第七》

《葛氏方》治患風頭每天陰輒發眩冒者方:

取鹽一升,以水半升和塗頭,絮巾裹一宿。當黄汁出,愈。附子屑一合内[納]鹽中,尤良。

又方:以桂屑和苦酒,塗頂上。(89)

《醫心方》卷三《治中風口噤方第八》

《葛氏方》治口噤不開者方:

---

① 又治卒中急風:本條與《肘後方》正篇用"枳殼"一條同源,可互參。

② 酒一升:《永樂大典》卷一〇一一二《枳殼》條作"酒三升",義長。

③ 至盡:《永樂大典》卷一〇一一二《枳殼》條作"至一升酒盡"五字,義明。

取大豆五升，熬令黃黑，以五升酒漬取汁。秦①強發口，以灌之。

又方：獨活四兩　桂二兩

以酒水各二升，合煮取一升半，分二服，溫臥。(90)

《醫心方》卷三《治中風口喎方第九》

《葛氏方》治口喎㖞[僻]者方：

銜秦②灸口吻中橫文間，覺大熱便去艾，即愈。勿③盡艾，盡艾則大過。左喎灸右，右喎灸左。

又方：鱉血和烏頭塗之，欲止④即拭去。(92)

《醫心方》卷三《治中風驚悸方第十四》

《葛氏方》治人心下虛悸方：

麻黃　半夏分等

禱[搗]蜜丸，服如大豆三丸，日三。(94)

《醫心方》卷三《治中風四支[肢]不屈伸方第十五》

《葛氏方》云：若骨節疼痛，不得屈申[伸]，近之則痛，短氣，自汗出，或欲腫者方：

附子二兩　桂四兩　术三兩　甘草二兩

水六升，煮取三升，分三服，汗出愈。

又云，若手足不隨者方：

取青布燒作煙，於小口器中燻痛處，佳。

又方：豉三升

水九升，煮取三升，分三服。(95)

――――――――

① 秦：原作"奏"，據旁注校改。

② 秦：原作"奏"，據《醫心方》原書眉注校改。

③ 勿：原作"忽勿"，《醫心方·札記》謂"忽"字衍，從刪。

④ 止：傳世本《肘後方》正文作"正"，義長，可從。

《醫心方》卷三《治中風身體不仁方第十六》

《葛氏方》云：若身中有掣痛，不仁不隨處者方：

取乾艾葉一斛許，丸之。內［納］瓦甑①下，塞餘目，唯②一目。以痛處著甑目上，燒艾以燻之，一時間愈。

又方：好术削之，以水煮令濃熱的的③爾，以漬痛處，良。(95)

《婦人大全良方》卷四《婦人④血風頭痛方論第五》

硫黃圓，治頭痛不可忍，或頭風年深暴患，無所不治，服此除根：

硝石一兩　硫黃二兩

右研令極細，滴水圓如指頭大，空心蠟茶清嚼下。《百一方》云：中暑者，以冰水服之，下咽即洒然；治傷冷，以艾湯下。(121)

《證類本草》卷三《空青》

《肘後方》治卒中風，手臂不仁，口喎僻：

取空青末一豆許，著口中，漸入咽，即愈。(90)

《東醫寶鑑·雜病篇》卷二《針灸法》

治中風，莫如續命湯之類，然此可扶持初病；若欲要收全功，火艾爲良。中風皆因脉道不利，血氣閉塞也。灸則喚醒脉道，而血氣得通，故可收全功。《肘後》(377)

----

① 瓦甑：古代蒸飯用的炊具。中層甑箅多孔以通蒸汽。下云"目"，卽指甑箅的孔。

② 唯：《肘後方》正文作"唯留"，當據補。

③ 的的：同"灼灼"，熱貌。

④ 婦人：本條因原書主療婦人病，故篇名冠以"婦人"。但原方實爲通治方，故輯於本篇。

治卒風瘖不得語方第二十

治卒①不得語方：

以苦酒煮苴子②，薄③頸一周，以衣苞④，一日一夕乃解，即差。

又方：煮大豆，煎其汁令如飴，含之。亦但⑤濃煮飲之。

又方：煮豉汁，稍服之一日，可美酒半升中攪，分爲三服。

又方：用新好桂，削去皮，搗篩，三指撮，著舌下，咽之。

又方：剉穀⑥枝葉，酒煮熱灰中，沫出，隨多少飲之。

治卒失聲，聲噎不出，方：

橘皮五兩⑦

水三升，煮取一升，去滓，頓服，傾合服之⑧。

又方：濃煮苦竹葉服之，差。

又方：搗襄荷根，酒和，絞飲其汁。此本在雜治中。

又方：通草　乾薑　附子　茯神各一兩　防風　桂　石膏

---

① 卒：《證類本草·白芥》此上有"中風"二字。

② 苴子：《外臺秘要方》卷十四《風失音不語方》、《證類本草·白芥》引《肘後方》並作"芥子"，較是。

③ 薄：《證類本草·白芥》作"傅"。"薄"通"傅"，敷藥。即今"敷"字。

④ 苞：通"包"，包扎。《外臺秘要方》卷十四《風失音不語方》正作"包"。

⑤ 但：六醴齋本作"可"。

⑥ 穀(gǔ)：樹名。亦稱構樹、楮樹。按：本條文字有誤，參見輯佚引《證類本草》同條。

⑦ 兩：《醫心方》卷三《治聲噎不出方》作"具"。

⑧ 傾合服之：似當作"頃合服之"，爲前句"頓服"的旁批。

各二兩　麻黃一兩半　白术半兩　杏人三十枚

十物，搗篩，爲末，蜜丸如大豆大。一服七丸，漸增加之。凡此皆中風。又有竹瀝諸湯甚多，此用藥雖少，而是將治所患，一劑不差，更應服之。

又方：針大槌①旁一寸五分，又刺其下，停針之。

又方：礬石　桂（末）　綿裹如棗，内舌下，有唾②出之。

又方：燒馬勒嗡③鐵令赤，内一升苦酒中，破一雞子，合和，飲之。

若卒中冷，聲嘶啞者：

甘草一兩　桂二兩　五味子二兩　杏人三十枚　生薑八兩（切）

以水七升，煮取二升，爲二服，服之。

附方

《經驗後方》治中風不語：

獨活一兩（剉）

酒二升，煎一升，大豆五合，炒有聲，將藥酒熱投，蓋良久。溫服三合，未差，再服。

又方，治中風不語，喉中如拽鋸聲，口中涎沫：

取藜蘆一分，天南星一個，去浮皮，却臍子上陷一個坑子，内入陳醋一橡斗子，四面用火逼④令黃色，同一處搗，再研極細，用生蜜爲丸，如赤豆大。每服三丸，溫酒下。

---

① 大槌：同“大椎”。

② 唾：《醫心方》卷三《治聲噎不出方》“唾”下有“吐”字，義長。

③ 嗡：同“銜”，四庫本正作“銜”。

④ 逼：通“煏”。火烤乾。《玉篇》：“煏，火乾也。”

《聖惠方》治中風,以大聲①咽喉不利:

以襄荷根二兩,研,絞取汁,酒一大盞,相和令匀,不計時候,溫服半盞。

輯佚

《外臺秘要方》卷十四《風不得語》

《古今録驗》療卒不得語方:

取人乳汁半合,以著美酒半升中合攪,分爲再服。《肘後》《范汪》同。(389)

《醫心方》卷三《治中風舌强方第十》

《葛氏方》治中風不語方:

豉　茱萸各一升

水五升,煮取二升,稍服之。

又方:灸第二、第三椎上百五十壯。(92)

《醫心方》卷三《治中風聲嘶方第十二》

《葛氏方》治卒中冷聲嘶瘂方:

甘草一兩　桂心二兩　五味二兩　杏人卅枚　生薑八兩(切)

以水七升,煮取二升,分三服。(93)

《醫心方》卷三《治聲嗄不出方第十三》

《葛氏方》治卒失聲、聲嗄不出方:

橘皮五具

水三升,煮取一升,頓服。

又方:針大椎旁一寸五分。

又方:濃煮苦竹葉服之。

---

① 中風以大聲:《證類本草·白襄荷》作“風冷失聲”,義長。

又方:搗蘘荷根,酒和,絞飲其汁。

樊[礬]石　桂末

綿裹如棗,内舌下,有唾吐出之。(93)

《證類本草》卷十二《楮實》

《肘後方》治卒風不得語:

剉穀枝、葉,酒煮熟,皮中沫出,隨多少飲之。(300)

治風毒脚弱痹滿上氣方第二十一

脚氣①之病,先起嶺南,稍②來江東,得之無漸,或微覺疼痹,或兩脛小滿,或行起忽弱③,或小腹不仁,或時冷時熱,皆其候也。不卽治,轉上入腹便發,氣④則殺人。治之多用湯、酒、摩膏。種數旣多,不但一劑⑤。今只取單⑥效用,兼灸法:

取好豉一升⑦,三蒸三曝乾,以好酒三斗漬之,三宿可飲,隨人多少。欲預防⑧,不必待時⑨,便與酒煮豉服之。脚弱其

---

①　脚氣:古病證名。原稱"脚弱",以腿脚軟弱爲主症,後混稱"脚氣"。

②　稍:逐漸。

③　忽弱:《外臺秘要方》卷十九《脚氣痹弱方》引本書作"忽屈弱"。可從。

④　氣:《外臺秘要方》卷十九《脚氣痹弱方》作"氣上"。

⑤　一劑:《外臺秘要方》卷十九《脚氣痹弱方》作"五三劑",似可從。

⑥　單:《外臺秘要方》卷十九《脚氣痹弱方》作"單行",可據補。

⑦　升:《外臺秘要方》卷十九《脚氣痹弱方》作"斗",當從。後用酒三斗,則豉必須一斗。

⑧　欲預防:《外臺秘要方》卷十九《脚氣痹弱方》作"欲盡預作"。

⑨　不必待時:《外臺秘要方》卷十九《脚氣痹弱方》作"若不及待漬"。

得小愈，及更營諸方服之，并及灸之①。

次服獨活酒方：

獨活五兩　附子五兩（生用，切）

以酒一斗，漬經三宿，服從一合始，以微痺爲度。

又方：白礬石二斤（亦可用鐘乳，末）　附子三兩　豉三升

酒三斗，漬四五日，稍飲之。若此有氣，加蘇子二升也。

又方：好硫黄三兩（末之）　牛乳五升

先煮乳水五升②，仍③内硫黄，煎取三升。一服三合。亦可直以乳煎硫黄，不用水也。卒無牛乳，羊乳亦得。

又方：法④：先煎牛乳三升，令減半，以五合，輒服硫黄末一兩，服畢，厚蓋取汗，勿令得風，中間更一服，暮又一服。若已得汗，不復更取，但好將息，將護之。若未差愈，後數日中亦可更作。若長將，亦可煎爲丸，北人服此治脚多效，但須極好硫黄耳，可預備之。

若脛已滿，捏之没指者：

但勒⑤飲烏犢⑥牛溺二三升，使小便利，息⑦漸漸消。當以

---

①　脚弱……灸之：《外臺秘要方》卷十九《脚氣痺弱方》作：“以滓薄脚，其勢得小退，乃更營諸酒及膏湯、灸之。”薄，傅，後世作“敷”。

②　先煮乳水五升：《外臺秘要方》卷十九《脚氣痺弱方》作“以水五升，先煮乳水至五升”，義足。

③　仍：《外臺秘要方》卷十九《脚氣痺弱方》作“乃”。乃，再，又。

④　又方法：此謂相對上方牛乳煮硫黄，此爲煎牛乳送服硫黄散，爲類方的另法。

⑤　勒：《證類本草·牛角䚡》作“勤”，義長，當據改。

⑥　犢：《醫方類聚》卷九八《脚氣門三》作“特”，與《備急千金要方》《外臺秘要方》類似方相合，可從。特，公牛。《證類本草·牛角䚡》作“牸”，“牸”，母牛。義正相反。

⑦　息：《證類本草·牛角䚡》條無此字，義長。

銅器,尿取新者爲佳。無烏牛,純黃者,亦可用之。

又方:取牽牛子,搗,蜜丸如小豆大,五丸①。取令小便利。亦可正爾②吞之。其子黑色,正似楝子③核形,市人亦賣之。

又方:三白根,搗碎,酒飲之。

又方:酒若水煮大豆,飲其汁。又,食小豆亦佳。又,生研胡麻,酒和服之,差。

又方:大豆三升

水一斗,煮取九升,内清酒九升,又煎取九升,稍稍飲之,小便利,則腫歇也。

其有風引、白雞、竹瀝、獨活諸湯,及八風、石斛、狗脊諸散,並別在大方中。

金芽④酒最爲治之要,今載其方⑤:

蜀椒　茵芋　金牙　細辛　莽草　乾地黄　防風　附子　地膚　蒴藋　升麻各四兩　人參三兩　羌活一斤　牛膝五兩

十四物,切,以酒四斗,漬七日,飲二三合,稍加之。亦治口不能言、脚屈⑥,至良。

又有側子酒,亦效。

————————

①　五丸:《外臺秘要方》卷十九《脚氣痹弱方》、《證類本草·牽牛子》並作“每服五丸,生薑湯下”。

②　正爾:亦作“直爾”。徑直地。

③　楝(qiú)子:櫟(lì)樹的果實。

④　金芽:當依下文作“金牙”。一種礦物藥,金黃色者良,故名。金牙酒,詳見第七十二篇輯佚。

⑤　本方:《外臺秘要方》卷十九《脚氣寒熱湯酒方》引《備急》同方無蜀椒、莽草、羌活,有乾薑、獨活、石斛。

⑥　脚屈:腿脚屈軟。

若田舍貧家，此藥①可釀。柂葜及松節、松葉②皆善。

柂葜（净洗，剉之）一斛，以水三斛，煮取九斗，以漬麴，及煮去滓③。取一斛，漬飯，釀之如酒法，熟卽取飲，多少任意。可頓作三五斛。若用松節、葉，亦依准此法，其汁不厭濃也。患脚屈，積年不能行，腰脊攣痹，及腹内緊結者，服之不過三五劑，皆平復。如無釀，水邊商陸亦佳。

其灸法，孔穴亦甚多，恐人不能悉皆知處，今止疏④要者，必先從上始，若直灸脚，氣上不泄則危矣。

先灸大椎。在項上大節高起者，灸其上面一穴耳⑤。

若氣⑥，可先灸百會五十壯。穴在頭頂凹中也。

肩井各一百壯。在兩肩小近頭凹處，指捏之，安令正得中穴耳。

次灸膻中五十壯。在胸前兩邊對乳胸厭骨解間，指按覺

---

①　此藥：《外臺秘要方》卷十九《脚氣寒熱湯酒方》引《備急》同方作“無藥者”，義勝。據此，全句當讀爲“若田舍貧家無藥者，可釀柂葜及松節……”

②　松葉：《外臺秘要方》卷十九《脚氣寒熱湯酒方》引《備急》同方作“酒”，義長。條文中雖有“松葉”，但酒名宜稱“松節酒”。

③　及煮去滓：《外臺秘要方》卷十九《脚氣痹弱方》作“又以水二斛，煮滓”。

④　疏：分條記述。

⑤　在項上……一穴耳：《醫方類聚》卷九八《脚氣門三》無此句。按，《醫方類聚》只列大椎、百會、肩井、膻中、巨闕五穴，無以下内容；且五穴皆無穴位定位描述，或是《肘後方》“止疏要者”，原貌如此。傳世本與其有別，不知是否爲後人所增。

⑥　若氣：二字義不足，疑有誤。《備急千金要方》卷七《論風毒狀第一》云：“舊法多灸百會、風府，五臟六腑輸募，頃來灸者悉覺引氣向上，所以不取其法；氣不上者，可用之。”（《備急千金要方》主要灸下肢穴位）。據此，“若氣”當是“若氣上引”之義。

氣翕翕爾①是也。一云：正胸中一穴也。

次灸巨闕。在心厭尖尖四下②一寸，以赤度之。

凡灸以上部五穴，亦足治其氣。若能灸百會、風府、胃管及五藏腧，則益佳，視病之寬急耳。諸穴出《灸經》，不可具載之。

次乃灸風市百壯。在兩髀③外，可平倚垂手直掩髀上，當中指頭大筋上，捻④之自覺好也。

次灸三里二百壯。以病人手橫掩下⑤，併四指，名曰一夫⑥指，至膝頭骨下指中節是其穴，附脛骨外邊，捻之凹凹然也。

次灸上廉一百壯。又灸⑦三里下一夫。

次灸下廉一百壯。又在上廉下一夫。

次灸絕骨二百壯。在外踝上三寸餘，指端取踝骨上際，屈指頭四寸便是，與下廉頗相對，分間二穴也。

此下一十八穴，並是要穴，餘伏兔、犢鼻穴，凡灸此壯數，不必頓畢，三日中報灸⑧合盡。

又方：孔公蘖二斤　石斛五兩

酒二斗，浸，服之。

---

① 翕翕爾：氣流貌。

② 尖尖四下：藍川慎所據底本（版本未詳）作“突尖正下”。

③ 髀：大腿。

④ 捻：古同“捏”。

⑤ 下：當作“膝下”。

⑥ 一夫：針灸中量取長度的方法，平展手四指（除大拇指），中節橫寬爲一夫，亦卽同身寸三寸。

⑦ 又灸：《備急千金要方》卷七第一類似條作“在”。參下條，當作“又在”。

⑧ 報灸：重複灸。

附方

《斗門方》治卒風毒，腫氣急痛：

以柳白皮一斤，剉，以酒煮令熱。帛裹熨腫上，冷再煮，易之，甚妙也。

《聖惠方》治走注風毒疼痛：

用小芥子，末，和雞子白，調傅之。

《經驗後方》治風毒，骨髓疼痛：

芍藥二分　虎骨一兩（炙）

爲末，夾絹袋①貯，酒三升，漬五日。每服二合，日三服。

《食醫心鏡》除一切風濕痹，四肢拘攣：

蒼耳子三兩

搗末，以水一升半，煎取七合，去滓，呷之。

又，治筋脉拘攣，久風濕痹，下氣，除骨中邪氣，利腸胃，消水腫，久服輕身益氣力：

薏苡人一升

搗爲散，每服以水二升，煮兩匙末，作粥。空腹食。

又，主補虛，去風濕痹：

醍醐二大兩，暖酒一盃，和醍醐一匙飲之。

《經驗方》治諸處皮裏面痛：

何首烏，末，薑汁調成膏。痛處以帛子裹之，用火炙鞋底熨之，妙。

《孫真人方》主脚氣及上氣：

取鯽魚（一赤長者）作膾，食一兩頓，差。

---

① 夾絹袋：複層的絹袋。

《千金翼》治脚氣衝心：

白礬二兩

以水一斗五升，煎三五沸，浸洗脚，良。

《廣利方》治脚氣衝①，煩悶亂不識人：

大豆一升

水三升，濃煮取汁，頓服半升。如未定，可更服半升，即定。

蘇恭云：凡患脚氣，每旦任意飽食，午後少食，日晚不食，如飢可食豉粥。若暝不消，欲致霍亂者，即以高良薑一兩，打碎，以水三升，煮取一升，頓服盡，即消，待極飢，乃食一椀薄粥，其藥唯極飲之，良。若卒無高良薑，母薑一兩代之，以清酒一升，煮令極熟，和滓食之，雖不及高良薑，亦大效矣。

《唐本注》云：

脚氣，煮茳草濃汁漬之，多差。

《簡要濟衆》治脚氣連腿腫滿，久不差方：

黑附子一兩（去皮臍，生用）

搗爲散，生薑汁調如膏。塗傅腫上，藥乾再調塗之，腫消爲度。

輯佚

《外臺秘要方》卷十八《因脚氣續生諸病方》

《千金》……又麻人丸，療大便堅，小便利，而不渴，方：

麻子人一升　枳實八兩（炙）　杏人一升　芍藥八兩　大黃一斤　厚朴一尺（炙）

---

① 衝：《醫方類聚》卷九八《脚氣門三》作“衝心”，是。

右六味,搗篩,蜜和丸如梧子,飲服五丸,日三,加至十丸。一本芍藥六兩。此本仲景《傷寒論》脾約丸方,《肘後》無杏人。(503)

《醫心方》卷八《脚氣輕重第三》

《葛氏方》云:脚弱滿而痹至少腹,而小便不利,氣上者死。(182)

《醫心方》卷八《脚氣腫痛方第六》

《徐①》豉酒方:若能常飲此酒,極利腰脚。嶺南常服此酒,必佳。及卑濕處亦服,彌好。又恐有脚氣卽宜服之。

好豉三升

以美酒一斗漬。先取豉,三蒸三曝乾,内[納]酒中漬三宿,便可飲,隨人多少。用滓傅[敷]脚良。《葛氏方》同之。

《葛氏方》云:若脛已滿,捻②之没指者,方:

酒若水煮大豆飲汁。又恒食小豆。

又云,若步行足痛不能復動方:

蒸大豆兩囊盛,更燔③以熨之。(185)

《醫心方》卷八《脚氣屈弱方第七》

《葛氏方》治脚氣疼痹,屈弱不仁,時冷時熱。方:

先取好豉一升,三蒸三曝乾,以好酒三升漬之,三宿便可,飲隨人多少,以滓薄[傅—敷]脚,其熱得小退也。

又方:以酒煮豉服之。(186)

《醫心方》卷八《脚氣灸法第十二》

《葛氏方》云:其灸法,孔穴亦甚多,恐人不能悉知處。今止疏要者,必先從上始,若直灸脚,氣上不泄,則危矣。

---

①　徐:指徐思恭。參見本書《綜論》。

②　捻:同"捏"。《肘後方》本篇中正作"捏"。

③　燔:當作"番"。

大椎一穴灸百壯,肩井二穴各①灸百壯,亶[膻]中一穴灸五十壯,巨闕一穴灸百壯。

凡灸此上部五穴,亦足以泄其氣。若能灸百會、風府、胃管及五藏[臟]俞[腧]亦佳,視病之寬急耳。

次:風市二穴灸百壯,三里二穴灸二百壯,上廉二穴灸百壯,下廉二穴灸百壯,絕骨二穴灸二百壯。

凡此下部十六穴并至要,猶餘伏菟、犢鼻耳。凡灸此壯數不必頓畢,三日中報②之令竟。(190)

《證類本草》卷十一《牽牛子》

《肘後方》治風毒腳氣,若脛已滿,捻之没指者:

取牽牛子搗,蜜丸如小豆大。每服五丸,生薑湯下,取令小便利亦可止。(265)

治服散卒發動困篤方第二十二

凡服五石③、護命、更生及鐘乳寒食之散,失將和節度,皆致發動其病,無所不爲。若發起倉卒,不以漸而至者,皆是散勢也,宜及時救解之。

若四肢身外有諸一切痛違常者:

皆卽冷水洗數百遍,熱有所衝,水漬布巾,隨以搶④之。

---

① 各:原本此字左旁有删除號,但旣爲二穴,似應有"各"字,意當二穴各灸壯數。下文二穴各條皆無"各"字,似爲省略。

② 報:重複。此指三日内分次艾灸,灸滿總壯數。

③ 五石:五石散。以五種石藥配製而成。具體處方不一。

④ 搶:當作"搶",同"搨"。撲貼,厚敷。

又，水漬冷石以熨之，行飲暖酒，逍遥起行。

若心腹内有諸一切疾痛違常，煩悶惛恍①者，急解之：

取冷熱②，取溫酒飲一二升，漸漸稍進，覺小寬，更進冷食。其心痛者，最急。若肉冷，口已噤，但折齒下熱酒，差。

若腹内有結堅熱癖使③衆疾者，急下之：

梔子十四枚　豉五合

水二升，煮取一升，頓服之。熱甚，已發瘡者，加黄芩二兩。

癖食猶不消，惡食畏冷者，更下：

好大黄(末)半升　芒消半升　甘草二兩　半夏　黄芩　芫花各一分

搗爲散，藏蜜④器中。欲服，以水八升，先煮大棗二十枚，使爛，取四升，去棗，乃内藥五方寸匕，攪和，著火上，三上三下，畢，分三服。且一服便利者，亦可停。若不快⑤，更一服。下後卽作酒粥，食二升，次作水飧⑥進之。不可不卽食，胃中空虚，得熱入，便殺人矣。

得下後應長將備急：

大黄　葶藶　豉各一合　杏人　巴豆三十枚

搗，蜜丸如胡豆大，且服二枚。利者減之，痞者加之。

解散湯方，丸、散、酒甚多，大要在於將冷，及數自下，惟

---

① 惛恍：猶言“恍惚”。“惛”，同“昏”。
② 取冷熱：三字不諧。六醴齋本無此三字。四庫本無“取”字。
③ 使：《醫心方》卷十九《服石發動救解法》作“便生”，義長，可從。
④ 蜜：當作“密”。
⑤ 不快：不舒服，引申指生病，此指病未好轉。
⑥ 水飧(sūn)：水泡飯。飧，同“飧”。《玉篇》：“飧，水和飯也。”

取通利，四體欲常勞動，又不可失食致飢，及餲飯臭魚肉，兼不可熱飲食、厚衣、向火、冒暑遠行，亦不宜過風冷。大都每使於體粗堪任①爲好。若已病發，不得不強自澆②耳。所將藥，每以解毒而冷者爲宜。服散覺病去，停住，後二十日三十日便自服。常若留結不消，猶致煩熱，皆是失度③，則宜依法防治。此法乃多爲貴樂人用，而賤苦者服之，更少發動，當以得寒勞故也④。恐脱⑤在危急，故略載此數條，以備忽卒。餘具大方中。

附方

《聖惠方》治乳石發動，壅熱，心悶，吐血：

以生刺薊，搗，取汁，每服三合，入蜜少許，攪匀，服之。

《食療》云⑥，若丹石熱發：

菰⑦根和鯽魚煮作羹，食之，三兩頓，卽便差耳。

---

① 粗堪任：謂剛剛能够承受。

② 澆：以大量冷水澆淋身體以取冷。這是古人服石發熱的主要後續補救手段。

③ 失度：此指服石後調養不合規。

④ 更少……故也：此謂服石多爲身份高貴者，生活條件優渥，容易引發石熱；若是賤苦人服石，則較少發作，因爲經常"寒勞"。

⑤ 脱：或。

⑥ 食療云：依例當作"食療方"。六醴齋本作"食療去"，如此則下句不應有"若"字。

⑦ 菰(gū)：茭白。

治卒上氣欬嗽方第二十三

治卒上氣①鳴息便欲絕。方：

搗韭絞汁，飲一升許，立愈。

又方：細切桑根白皮三升　生薑三兩　吳茱萸半升　水七升，酒五升，煮三沸，去滓，盡服之，一升入口則氣下。千金不傳方。

又方：茱萸二升　生薑三兩

以水七升，煮取二升，分爲三服。

又方：麻黃四兩　桂　甘草各二兩　杏人五十枚（熬之）

搗爲散，溫湯服方寸匕，日三。

又方：末人參，服方寸匕，日五六。

氣嗽不問多少時者，服之便差。方：

陳橘皮　桂心　杏人（去尖皮，熬）

三物，等分，搗，蜜丸。每服飯後須茶湯下二十丸。忌生葱。史侍郎傳。

治卒厥逆上氣，又②兩心脅下痛滿，淹淹③欲絕。方：

溫湯令灼灼爾，以漬兩足及兩手，數易之也。

---

① 上氣：《證類本草・人參》此下有“喘急”二字。用以下“末人參”之方。

② 又：疑當作“叉”。叉，叉刺。《外臺秘要方》卷十二《賁㹠氣方》引此方，宋本作“氣又”二字，明本作“氣支”二字。

③ 淹淹：氣息微弱瀕死貌。

　　此謂奔豚病，從卒驚怖憂追①得之，氣下縱縱衝心胸②，臍間築築③，發動有時，不治殺人④。諸方用藥皆多，又必須殺豚。唯有一湯但可辨耳：

　　甘草二兩　人參二兩　桂心二兩　茱萸一升　生薑一斤　半夏一升

　　以水一斗，煮取三升，分三服。此藥宜預蓄，得病便急合之。

　　又方：麻黃二兩　杏人一兩（熬令黃）

　　搗散，酒散⑤方寸匕，數服之，差。

　　治卒乏氣，氣不復報⑥肩息。方：

　　乾薑三兩

　　㕮咀，以酒一升，漬之。每服三合，日三服。

　　又方：度⑦手拇指，折度心下，灸三壯，差。

　　又方：麻黃三兩（先煎，去沫）　甘草二兩

　　以水三升，煮取一升半，分三服。差後，欲令不發者，取

---

　　①　追：六醴齋本、《外臺秘要方》卷十二《賁㹠氣方》、《醫方類聚》卷一一八《咳嗽門五》並作"迫"，又前文第十八中類似語亦作"驚憂怖迫"。當據改。

　　②　氣下縱縱衝心胸：《外臺秘要方》卷十二《賁㹠氣方》作"氣從下上，上沖心胸"，語意較順。

　　③　築築：謂氣頻頻上沖，如築杵搗物之貌。

　　④　此謂……殺人：《外臺秘要方》卷十二《賁㹠氣方》引《肘後》相差較大，作："《肘後》療卒厥逆上氣，氣支兩脅，心下痛滿，淹淹欲絕，此謂奔豚。病從卒驚怖憂迫得之，氣從下上，上衝心胸。臍間築築，發動有時，不療殺人。"

　　⑤　散：據文義當作"服"。四庫本作"下"。

　　⑥　氣不復報：謂呼吸不相接續。

　　⑦　度：度量。按，本條前後數方《外臺秘要方》中緊連，藍川慎謂當中不應插入灸法條，應係錯入。

此二物，并熬杏人五十枚，蜜丸服，如桐子大四五丸，日三服，差。

又方①：麻黃二兩　桂　甘草各一兩　杏人四十枚

以水六升，煮取二升，分三服。

此三方，並各②小投杯湯，有氣疹③者，亦可以藥搗作散，長將服之。多冷者，加乾薑三兩；多痰者，加半夏三兩。

治大走馬及奔趂④喘乏，便飲冷水，因得上氣發熱。方：

用竹葉三斤，橘皮三兩。以水一斗，煮取三升，去滓，分爲三服，三日一劑，良。

治大熱行極，及食熱餅⑤竟⑥，飲冷水過多，衝咽不卽消，仍以發氣，呼吸喘息。方：

大黃　乾薑　巴豆等分

末，服半錢匕，若得吐下，卽愈。

若猶覺停滯在心胸，膈中不利者：

瓜蒂二分　杜衡三分　人參一分

搗篩，以湯服一錢匕，日二三服，效。

---

① 本方：與本篇第四方基本相同，但前方爲散劑，本方爲湯劑。

② 各：《外臺秘要方》卷十《卒上氣方》作"名"，當從。

③ 氣疹：氣病。《外臺秘要方》卷十《卒上氣方》作"氣疾"。

④ 大走馬及奔趂：謂騎馬或跑步奔逐。趂，同"趁"，追逐。《外臺秘要方》卷十《因食飲水上氣方》引《肘後》作"大走馬奔走"，《幼幼新書》卷十六《喘咳上氣第三》引《外臺》轉引《肘後》作"大人小兒奔走"。

⑤ 熱餅：當指煮麵一類麵食。"餅"古爲麵食的通稱。

⑥ 竟：表動作完成。猶"迄""了"。

治肺痿咳嗽,吐涎沫,心中溫溫①,烟燥②而不渴者:

生薑五兩　人參二兩　甘草二兩　大棗十二枚

水三升,煮取一升半,分爲再服。

又方:甘草二兩

以水三升,煮取一升半,分再服。

又方:生天門冬(搗取汁)一斗　酒一斗　飴一升　紫苑③四合

銅器於湯上煎④可丸,服如杏子大一丸,日可三服。

又方:甘草二兩　乾薑三兩　棗十二枚

水三升,煮取一升半,分爲再服。

卒得寒冷上氣。方:

乾蘇葉三兩　陳橘皮四兩

酒四升,煮取一升半,分爲再服。

治卒得咳嗽。方:

用釜月下土⑤一分,豉七分。搗,爲丸梧子大,服十四丸。

又方:烏雞一頭,治如食法,以好酒漬之,半日出雞,服酒。

一云:苦酒一斗,煮白雞,取三升,分三服。食雞肉,莫與鹽食則良。

---

① 溫溫:四庫本作"嗢嗢"。溫溫、嗢嗢,並通"慍慍",心胸鬱積甚則泛惡欲吐貌。

② 烟燥:四庫本、《醫方類聚》卷一一八《咳嗽門五》作"咽燥",六醴齋本作"煩燥"。按,本條出於《金匱要略》,《金匱要略》卷上《肺痿肺癰欬嗽上氣病脉證並治》作"咽燥",《外臺秘要方》卷十《肺痿方》同此。

③ 紫苑:依藥名常例,當作"紫菀"。

④ 銅器於湯上煎:卽隔水煎,在銅器中耗去多餘的水分。

⑤ 釜月下土:卽鍋底黑灰。亦稱釜下墨、釜底墨、鍋臍墨等。

又方：從大椎下第五節下、六節上空間，灸一處，隨年①。并治上氣。

又方：灸兩乳下黑白肉際，各百壯，即愈。亦治上氣。灸胸前對乳一處，須隨年壯也。

又方：桃人三升，去皮，搗，著器中，蜜②封頭，蒸之一炊，傾出曝乾，絹袋貯，以内二斗酒中六七日，可飲四五合，稍增至一升，喫之。

又方：飴糖六兩　乾薑六兩（末之）　豉二兩

先以水一升，煮豉，三沸，去滓，内飴糖，消，内乾薑。分爲三服。

又方：以飴糖雜生薑屑，蒸三斗米下。食如彈子丸，日夜十度服。

又方：豬腎二枚（細切）　乾薑三兩（末）

水七升，煮二升，稍稍服，覆取汗。

又方：灸烏③心，食之，佳。

又方：生薑汁、百部汁④，和同，合煎，服二合。

又方：百部根四兩，以酒一斗，漬再宿，火暖，服一升，日再服。

又方：椒二百粒（搗，末之）　杏人二百枚（熬之）　棗百枚（去核）

合搗，令極熟，稍稍合如棗許大，則服之。

又方：生薑三兩（搗取汁）　乾薑屑三兩　杏人一升（去皮，熬）

---

① 隨年：《外臺秘要方》卷十《上氣方》引《肘後》作“隨年壯”，指根據年齡確定艾灸壯數。當據補“壯”字。

② 蜜：當作“密”。《證類本草・桃核人》正作“密”。

③ 烏：指烏鴉。

④ 百部汁：《外臺秘要方》卷九《卒咳嗽方》作“百部根汁”。

合搗爲丸。服三丸，日五六服。

又方：芫花一升，水三升，煮取一升，去滓，以棗十四枚，煎令汁盡。一日一食之，三日訖。

又方：熬搗葶藶一兩　乾棗三枚①

水三升，先煮棗，取一升，去棗，內葶藶，煎取五合。大人分三服，小兒則分爲四服。

又，華佗五嗽丸：

炙皂莢　乾薑　桂等分

搗，蜜丸如桐子，服三丸，日三。

又方：錯②取松屑③一分　桂二分④　皂莢二兩（炙，去皮子）

搗，蜜丸如桐子大，服十五丸，小兒五丸，日一二服。

又方：屋上白蜆殼，搗末，酒服方寸匕。

又方：末浮散石⑤服。亦蜜丸。

又方：豬胰一具，薄切，以苦酒煮，食令盡，不過二服。

又方：芫花二兩　水二升，煮四沸，去滓，內白糖一斤，服如棗大。勿食鹹酸。亦治久咳嗽者。

治久咳嗽上氣十年二十年，諸藥治不差。方：

豬胰三具　棗百枚

酒三升，漬數日，服三二合，加至四五合，服之不久，差。

又方：生龜一隻，著坎中就溺之，令沒，龜死，漬之三日出，燒末，以醇酒一升，和屑如乾飯。頓服之，須臾大吐，嗽囊出，

---

① 乾棗三枚：《外臺秘要方》卷十《因食飲水上氣方》作“乾棗四十顆”。
② 錯：同“銼”，銼磨。
③ 松屑：當作“鉛屑”。《外臺秘要方》卷九《卒欬嗽方》作“爐中取鉛屑”。
④ 分：《外臺秘要方》卷九《卒欬嗽方》作“兩”，可從。
⑤ 浮散石：似卽浮石。

則差。小兒可服半升。

又方①：生龜三，治如食法，去腸，以水五升，煮取三升，以漬麴釀秫米四升，如常法，熟，飲二升，令盡，此則永斷。

又方：蝙蝠除頭②，燒令焦，末，飲服之。

附方

《孫真人方》治咳嗽：

皂莢（燒，研碎）二錢匕

豉湯下之。

《十全博救方》治咳嗽：

天南星一個大者（炮令裂）

爲末，每服一大錢，水一盞，生薑三片，煎至五分，溫服，空心、日午、臨臥時各一服。

《篋中方》治咳嗽含膏丸：

曹州葶藶子一兩（紙襯，熬令黑）　知母　貝母各一兩

三物，同搗篩，以棗肉半兩，別銷沙糖一兩半，同入藥中，和爲丸，大如彈丸。每服以新綿裹一丸含之，徐徐嚥津，甚者不過三丸。今醫亦多用。

《崔知悌》療久嗽熏法：

每旦取款冬花如雞子許，少蜜拌花使潤，内一升鐵鐺中，又用一瓦椀鑽一孔，孔内安一小竹筒，筆管亦得，其筒稍長作，椀、鐺相合及撞③筒處，皆麵塗之，勿令漏氣，鐺下著炭，少時款

---

① 本方：《證類本草·龜甲》用治"卒得咳嗽"。
② 頭：《證類本草·伏翼》作"翅足"。
③ 撞：《證類本草·款冬花》作"插"，當從。

冬煙自從筒出，則口含筒，吸取煙嚥之。如胸中少悶，須舉頭，卽將指頭捻①筒頭，勿使漏煙氣，吸煙使盡，止。凡如是五日一爲之，待至六日，則飽食羊肉餺飥②一頓，永差。

《勝金方》治久嗽、暴嗽、勞嗽金粟丸：

葉子雌黃一兩，研細，用紙筋泥固濟小合子③一個，令乾，勿令泥厚，將藥入合子內，水調赤石脂，封合子口，更以泥封之，候乾，坐合子於地上，上面以末④入窰瓦坯子彈子大，擁合子令作一尖子，上用炭十斤，簇定，頂上著火一熨斗，籠起，令火從上漸熾，候火消三分去一，看瓦坯通赤，則去火，候冷，開合子取藥，當如鏡面光明紅色，入乳鉢內細研，湯浸蒸餅心爲丸如粟米大。每服三丸五丸，甘草水服，服後睡良久，妙。

崔元亮《海上方》療嗽單驗方：

取好梨（去核），搗取汁一茶椀，著椒四十粒，煎一沸，去滓，卽內黑餳一大兩，消訖。細細含嚥，立定。

《孟詵》云，卒咳嗽：

以梨一顆，刺作五十孔，每孔內以椒一粒，以麪裹，於熱火灰中煨令熟，出，停冷，去椒，食之。

又方：梨一顆（去核），內酥、蜜，麪裹，燒令熟，食之。

又方：取梨肉，內酥中煎，停冷，食之。

又方：搗梨汁一升，酥一兩，蜜一兩，地黃汁一升，緩火煎，細細含嚥。

---

①　捻：同“捏”。

②　餺飥（bó tuō）：古代湯餅的一種，將小的麪劑子壓成薄片水煮食用，類似現代的麪片湯。

③　合子：卽“盒子”。

④　末：《證類本草·雌黃》作“未”，當從。

凡治嗽皆須待冷，喘息定後方食，熱食之反傷矣，冷①嗽更極，不可救。如此者，可作羊肉湯餅飽食之，便臥少時。

《千金方》治小兒大人欬逆上氣：

杏人三升（去皮尖），炒令黃，杵如膏；蜜一升，分爲三分②。内杏人，杵令得所③，更内一分，杵如膏；又内一分，杵熟止。先食含之，嚥汁。

《楊氏産乳》療上氣急滿，坐臥不得方：

鼈甲一大兩，炙令黃，細搗爲散，取燈心一握，水二升，煎取五合。食前服一錢匕，食後蜜水服一錢匕。

劉禹錫《傳信方》李亞治一切嗽及上氣者：

用乾薑（須是台州至好者）　皂莢（炮，去皮、子，取肥大無孔者）桂心（紫色辛辣者，削去皮）

三物，並別搗，下篩了④，各稱等分，多少任意，和合⑤後更搗篩一遍，鍊白蜜和搜⑥，又搗一二十杵。每飲服三丸，丸稍加大，如梧子，不限食之先後，嗽發即服，日三五服。噤⑦食葱、油、鹹、腥、熱麵。其效如神。劉在淮南與李同幕府，李每與人藥而不出方，或譏其吝，李乃情話⑧曰：凡人患嗽，多進冷藥，若見此方，用藥熱燥，即不肯服，故但出藥。多效。試之，信之。

---

① 冷：《證類本草・梨》作“令”，當從。

② 分：同“份”。

③ 得所：得宜。此指使杏人泥與蜜融合。

④ 了（liǎo）：結束，完成。

⑤ 和（huò）合：拌和藥末使之相合。

⑥ 搜：同“溲”，用水或其他液體調和散末藥。

⑦ 噤：當作“禁”。《證類本草・生薑》、《醫方類聚》卷一一八《咳嗽門五》、四庫本正作“禁”。

⑧ 情話：此似指“懇言”。

《簡要濟衆》治肺氣喘嗽：

馬兜零二兩（只用裏麵子，去却殻，酥半兩，入椀內，拌和勻，慢火①炒乾）　甘草一兩（炙）

二味爲末，每服一錢，水一盞，煎六分。溫呷，或以藥末含嚥津，亦得。

治痰嗽喘急不定：

桔梗一兩半，搗羅爲散，用童子小便半升，煎取四合，去滓，溫服。

楊文蔚治痰嗽，利胸膈方：

栝樓（肥實大者，割開，子净洗，槌破刮皮，細切，焙乾）　半夏四十九個（湯洗十遍，槌破，焙）

搗羅爲末，用洗栝樓熟水并瓢同熬成膏，研細爲丸如梧子大。生薑湯下二十丸。

《深師方》療久欬逆上氣，體腫短氣脹滿，晝夜倚壁不得臥，常作水雞聲者，白前湯主之：

白前二兩　紫苑　半夏（洗）各三兩　大戟七合（切）

四物，以水一斗，漬一宿，明日煮取三升，分三服。禁食羊肉、餳，大佳。

《梅師方》治久患嗄呷②咳嗽，喉中作聲不得眠：

取白前搗爲末，溫酒調二錢匕服。

又方：治上氣咳嗽，呷呀息氣，喉中作聲唾黏：

以藍實葉水浸良久，搗絞取汁一升，空腹頓服。須臾，以杏人研取汁煮粥食之。一兩日將息，依前法更服，吐痰盡，方差。

---

①　慢火：卽文火，小火。

②　嗄（xiá）呷：指連續的咳嗽有聲。下條“呷呀”同此。

《兵部手集》治小兒大人欬逆短氣，胸中吸吸①，咳出涕唾，嗽出臭膿涕粘：

淡竹瀝一合，日三五服。大人一升。

《聖惠方》治傷中，筋脉急，上氣咳嗽：

用棗二十枚（去核），以酥四兩，微火煎，入棗肉中，滴盡酥。常含一枚，微微嚥之。

《經驗後方》定喘化涎：

豬蹄甲四十九個，凈洗控乾，每個指甲內半夏、白礬各一字，入罐子內封閉，勿令煙出，火煅通赤，去火，細研，入麝香一錢匕。人有上喘咳，用糯米飲②下，小兒半錢，至妙。

《靈苑方》治咳嗽上氣，喘急、嗽血、吐血：

人參（好者）搗爲末，每服三錢匕，雞子清調之，五更初服便睡。去枕仰臥，只一服愈。年深者，再服③。忌腥、鹹、鮓④、醬、麵等，并勿過醉飽將息，佳。

《席延賞》治虛中有熱，欬嗽膿血，口舌咽乾，又不可服涼藥：

好黃耆四兩　甘草一兩（爲末）

每服三錢。如茶點羹粥中，亦可服。

《杜壬方》治上焦有熱，口舌咽中生瘡，嗽有膿血：

桔梗一兩　甘草二兩

右爲末，每服二錢，水一盞，煎六分，去滓，溫服，食後細呷之。亦治肺癰。

---

① 吸吸：呼吸短促貌。
② 糯米飲：糯米粥上面的稀汁。
③ 再服：兩次服用。
④ 鮓：一種醃魚。

《經驗方》治咳嗽甚者，或有吐血新鮮：

桑根白皮一斤，米泔浸三宿，净刮上黄皮，剉細，入糯米四兩，焙乾。一處搗爲末。每服米飲調下一兩錢。

《斗門方》治肺破出血，忽嗽血不止者：

用海犀膏一大片，於火上炙令焦黄色，後以酥塗之，又炙再塗，令通透，可碾爲末，用湯化三大錢匕，放冷服之，卽血止。水膠是也，大驗。

《食醫心鏡》主上氣咳嗽，胸膈痞滿氣喘：

桃人三兩（去皮尖）

以水一升，研取汁，和粳米二合，煮粥食之。

又，治一切肺病，咳嗽膿血不止：

好酥五斤，鎔三遍，停取凝，當出醍醐，服一合，差。

又，主積年上氣咳嗽，多痰喘促，唾膿血：

以蘿蔔子一合，研，煎湯，食上服之。

輯佚

《備急千金要方》卷十七《積氣第五》

下氣方……又方：

紫蘇莖葉（切）一升　大棗二七枚

右二味，以酒三升煮取一升半，分再服，水煮亦得。一方加橘皮半兩。《肘後》方無棗用橘皮。（313）

○治卒短氣方：

搗韭汁服一升，立差。《肘後方》治卒上氣鳴息便欲絶。（314）

《備急千金要方》卷十七《肺痿第六》

治肺痿多涎唾，小便數，肺中冷，必眩，不渴不欬，上虛，其下不能制溲，甘草乾薑湯以溫其藏，服已，小溫覆之。若渴者，屬消渴法。甘草乾薑湯方：

　　甘草四兩　　乾薑二兩

　　右二味，㕮咀，以水三升，煮取一升半，去滓分二服。《集驗》《肘後》有大棗十二枚。（415）

《外臺秘要方》卷九《咳嗽膿血方》

《廣濟》療瘕嗽[①]吐膿損肺，方：

　　人參二分　　瓜蒂三分　　杜蘅五分

　　右三味，搗篩爲散，平旦空腹以熱湯服方寸匕，當吐痰水惡汁一二升，吐已，復煮白粥食。淡水[②]未盡，停三日更進一服。忌生冷、油膩、豬魚。《肘後》《古今錄驗》用杜蘅三分、人參一分，服一錢匕。（271）

《外臺秘要方》卷十《卒上氣方》

《備急》葛氏療卒上氣，鳴息便欲絕，方：

　　桑根白皮（切）三升　　生薑（切）半升　　吳茱萸半升

　　右三味，切，以酒五升，煮三沸，去滓，盡令服之，入口則愈。《千金》秘方。（289）

《外臺秘要方》卷十《久上氣方》

《千金》療積年上氣不差垂死者方：

　　莨菪子（熬，令色變）　　熟羊肺（薄切，曝乾爲末）

　　右二味，各別搗，等分，以七月七日神酢拌令相著，夜不

---

　　①　瘕嗽：《諸病源候論》卷十四："呷嗽者，猶是欬嗽也。其胸膈痰飲多者，嗽則氣動於痰，上搏咽喉之間，痰氣相擊，隨嗽動息，呼呷有聲，謂之呷嗽。""瘕嗽"同"呷嗽"，亦作"嘏嗽"。

　　②　淡水：即"痰水"。"淡"爲"痰"的古字。

食,空肚服二方寸匕,須臾拾針①。兩食間,以冷漿白粥二口止之,隔日一服,永差。三十日内得煮飯汁,作蕪菁羹食之,以外一切禁斷。《文仲》《肘後》同。(290)

《醫心方》卷九《治咳嗽方第一》

《葛氏方》云:

上氣喘嗽,肩息不得臥,手足逆冷,及面浮腫者,死。(198)

《葛氏方》治卒得咳唉[嗽]方:

皂莢(一名豬牙)　乾薑　桂心分等

搗丸,服三丸,日三。

又方:生薑汁(一名乾薑)、百部汁和煎,服二合。(199)

《葛氏方》云:度手母指,中折,以度心下,灸三壯卽差[瘥]。(200)

《醫心方》卷九《治喘息方第二》

《葛氏方》治卒上氣,鳴息便欲絶,方:

搗韭,絞,飲汁一升許,立愈。

又方:未[末]人參,服方寸匕,日三。

又方:桑根白皮(細切)三升　生薑(切)半升　吳茱萸半升

酒五升,合煮三沸,去滓,盡服之。入口則氣下。此千金秘方。(200)

---

①　拾針:是莨菪子的致幻反應。《證類本草·莨菪子》引《藥性論》:"莨菪……有大毒,生能瀉人見鬼,拾針狂亂。"

治卒身面腫滿方第二十四

治卒腫滿，身面皆洪大方①：

大鯉一頭，醇酒②三升，煮之令酒乾盡，乃食之。勿用醋③及鹽、豉他物雜也，不過三兩服，差④。

又方：灸足內踝下白肉⑤，三壯，差。

又方：大豆一斗，熟煮，漉，飲汁及食豆，不過數度，必愈。小豆尤佳。

又方：取雞子黃白相和，塗腫處，乾復塗之。

又方：杏葉⑥剉，煮令濃，及熱漬之。亦可服之。

又方：車下李核中人十枚（研令熟）　粳米三合（研）

以水四升，煮作粥，令得二升，服之，三作加核也⑦。

---

①　方：《醫心方》卷十《治身面卒腫方》此下有“凡此腫，或是虛氣、或是風冷氣、或是水飲氣，此方皆治之”一句。參本篇後注。

②　醇酒：《外臺秘要方》卷二十《卒腫滿方》、《醫心方》卷十《治身面卒腫方》並作“醇苦酒”，下“酒”字亦作“苦酒”。苦酒爲酸敗的酒，類同醋。後世混同醋。

③　醋：《醫心方》卷十《治身面卒腫方》作“飯”。

④　不過三兩服差：《醫心方》卷十《治身面卒腫方》作“不過再作便愈”。《外臺秘要方》卷二十《卒腫滿方》作“不過再作愈”。

⑤　白肉：《外臺秘要方》卷二十《卒腫滿方》、《醫心方》卷十《治身面卒腫方》作“白肉際”，當據補。

⑥　杏葉：《外臺秘要方》卷二十《卒腫滿方》作“香薷”。

⑦　三作加核也：《外臺秘要方》卷二十《卒腫滿方》作“日三作未消更增核”。“核”指“車下李核中人”，義明，可從。

又方：大豆一升，以水五升，煮①二升，去豆，内酒八升，更煮九升，分三四服。腫差後，渴，慎不可多飲。

又方：黃牛溺，頓服三升，卽覺減。未消，更服之。

又方：章陸②根一斤③，刮去皮，薄切之，煮令爛，去滓，内羊肉一斤，下葱、豉、鹽如食法，隨意食之。腫差後，亦宜作此。亦可常搗章陸，與米中半④蒸，作餅子食之。

又方：豬腎一枚，分爲七臠，甘遂一分，以粉之⑤。火炙令熟，一日一食⑥，至四五，當覺腹脅鳴，小便利。不爾，更進。盡熟剝去皮食之，須盡爲佳。不爾，再之。勿食鹽。

又方：切章陸一升，以酒三升，漬三宿，服五合至一升，日三服之。凡此滿，或是虛氣，或是風冷氣，或是水飲氣，此方皆治之⑦。

治腫入腹，苦滿急，害飲食。方：

大戟　烏翅末⑧各二兩

搗篩，蜜和丸，丸如桐子大。旦服二丸，當下漸退，更取令消，乃止之。

---

① 煮：《醫心方》卷十《治身面卒腫方》作“煮取”。

② 章陸：中藥“商陸”的異寫。

③ 斤：《備急千金要方》卷二十一《水腫第四》作“升”。

④ 半：《外臺秘要方》卷二十《卒腫滿方》作“拌”，當據改。

⑤ 豬腎……粉之：《證類本草·甘遂》二藥語序相反，在“七臠”之下，有“入甘遂於中”五字。

⑥ 一日一食：《證類本草·甘遂》作“旦食”。

⑦ 凡此……治之：《外臺秘要方》卷二十《腫入腹苦滿方》本句屬下方開頭語，《醫心方》卷十《治身面卒腫方》屬本篇第一方的開頭語。

⑧ 烏翅末：《醫心方》卷十《治身面卒腫方》作“烏扇术”，《外臺秘要方》卷二十《腫入腹苦滿方》作“烏翅白术”，烏翅、烏扇都是射干的別名，“末”似當爲“术”。

又方：葶藶子七兩　椒目三兩　茯苓三兩　吳茱萸二兩

搗，蜜和丸如桐子大。服十丸，日三服。

又方：鯉魚一頭（重五斤者，以水二斗，煮取斗半，去魚）　澤漆五

兩　茯苓三兩　桑根白皮（切）三升　澤瀉五兩

又煮取四升，分四服，服之小便當利，漸消也。

又方：皂莢（剝，炙令黃，剉）三升

酒一斗漬，石①器煮令沸，服一升，日三服，盡更作。

若腫偏有所起處者：

以水和灰，以塗之，燥復更塗。

又方：赤豆、麻子合搗，以傅腫上。

又方：水煮巴豆，以布沾以拭之。《姚》云：巴豆三十枚（合皮），

㕮咀，水五升，煮取三升。日五拭腫上，隨手即減。勿近目及陰。療身體暴

腫如吹者。

若但是②腫者：

剉葱，煮令爛，以漬之。日三四度。

又方：兔絲子一升，酒五升，漬二三宿，服一升，日三

服，差。

若腫從脚起，稍上進者，入腹則殺人。治之方：

小豆一斛，煮令極爛，得四五斗汁。溫以漬膝已下，日二

爲之，數日消盡。若已入腹者，不復漬，但煮小豆食之。莫雜

喫飯及魚③、鹽。又，專飲小豆汁。無小豆，大豆亦可用。如此

之病，十死一生，急救之。

---

① 石：《證類本草·皂莢》作“合”。

② 是：《外臺秘要方》卷二十《水腫從脚起方》作“兩足”。

③ 魚：《外臺秘要方》卷二十《水腫從脚起方》作“鮭魚”。

又方：削橢①或桐木，煮取汁，以漬之，并飲少許，加小豆，妙②。

又方：生豬肝一具，細切，頓食之。勿與鹽，乃可用苦酒，妙。

又方：煮豉汁飲，以滓傅脚。

附方

《備急方》療身體暴腫滿：

榆皮搗屑，隨多少，雜米作粥食，小便利。

《楊氏産乳》療通體遍身腫，小便不利：

豬苓五兩

搗篩，煎水三合，調服方寸匕，加至二匕。

《食醫心鏡》主氣喘促、浮腫、小便澀：

杏人一兩（去尖皮）

熬，研，和米煮粥極熟，空心喫二合。

輯佚

《醫心方》卷十《治身面卒腫方第廿三》

《葛氏方》治卒腫身面皆洪大方：

凡此腫，或是虛氣、或是風冷氣、或是水飲氣，此方皆治之：

用大鯉魚一頭，以淳苦酒三升煮之，令苦酒盡乃食魚，勿

---

① 橢：不詳。《外臺秘要方》卷二十《水腫從脚起方》作“楠”，可參。

② 加小豆妙：《外臺秘要方》卷二十《水腫從脚起方》作“如小豆法”，即同上方用小豆之法。

食飯及鹽豉他鮭也。不過再作便愈。

又方：大豆一升，熟煮漉，飲汁食豆，不過三作必愈。小豆亦佳。

又方：大豆一斗，以水五斗，煮取二斗，去豆，内［納］酒八升，更煎取九升，分三四服，腫差［瘥］後渴，頓不可多飲。

又方：灸足内踝下白宍［肉］際三壯。

又云，治腫入腹苦滿，急害飲食方：

亭歷七兩　椒目三兩　伏苓二兩　吳茱萸二兩

搗蜜丸如梧子，服十丸，日三。

又方：大戟　烏扇各二兩

搗篒［篩］蜜丸如梧子，旦服二丸，當下。

又方：若腫從脚起，稍上進者，入腹則殺人，治之方：

生豬肝一具細切，頓食，勿與鹽，乃可用苦酒耳。

又方：煮豉汁飲之，以淬薄脚。（230—231）

《證類本草》卷六《菟絲子》

《肘後方》治卒腫滿，身面皆洪大：

菟絲子一升　酒五升

漬二三宿，每服一升，日三服。（152）

《證類本草》卷十《甘遂》

《肘後方》治卒腫滿，身面皆洪大：

甘遂一分（粉之）　豬腎一枚（分爲七臠，入甘遂於中）

以火灸之令熟，旦食至四五，當覺腹脅鳴，小便利。（255）

《證類本草》卷十四《皂莢》

《肘後方》治卒腫滿身面洪：

用皂角（剝，灸令黃，剉）三升　酒一斗

漬，合器煮令沸，服一升，日三服，頻作。（341）

肘後備急方　卷四

治卒大腹水病方第二十五

水①病之初，先目上腫起，如老蠶色，俠②頭③脉動，股裏冷，脛中滿，按之没指；腹内轉側有節聲④，此其候也。不卽治，須臾身體稍腫，肚盡脹，按之隨手起，則病已成，猶可爲治。此皆從虛損大病或下痢後、婦人產後，飲水不卽消，三焦受病⑤，小便不利，乃相結漸漸生聚，遂流諸經絡故也。治之方：

葶藶一升，熬，搗之於臼上，割生雄鵾雞⑥，合血共頭，共搗萬杵，服如梧子，五丸稍加至十丸，勿食鹽。

---

① 水：《外臺秘要方》卷二十《大腹水腫方》此上有："療卒大腹疿病諸方。此病本繇水來，應'水'字。而經方皆水爲病，故施疾牀。"係解釋"水"病寫作"疿"字的緣由。

② 俠：通"夾"。

③ 頭：《外臺秘要方》卷二十《大腹水腫方》作"頸"，義長，可從。

④ 有節聲：《外臺秘要方》卷二十《大腹水腫方》作"有聲"。

⑤ 受病：《外臺秘要方》卷二十《大腹水腫方》作"決漏"。

⑥ 鵾雞：古代指一種形似天鵝或鶴的大鳥。《醫方類聚》卷一一八《水腫門三》作"鴨雞"，似是，蓋鵾雞未見入藥者。

常食小豆飯，飲小豆汁。鱧魚佳也。

又方：防己①　甘草　葶藶各二兩

搗，苦酒和丸，如梧子大，三丸，日三服，常服之。取消平乃止。

又方：雄黃六分　麝香三分　甘遂　芫花　人參各二分

搗，蜜和丸，服如豆大，二丸加至四丸，即差。

又方：但以春酒五升，漬葶藶子二升，隔宿稍服一合，小便當利。

又方：葶藶一兩　杏人二十枚（並熬黃色）

搗，分十服，小便去，立差。

又方：《胡洽》水銀丸，大治水腫，利小便：《姚》同。

葶藶椒目各一升　芒消六兩　水銀十兩

水煮水銀三日三夜，乃以合搗六萬杵。自相和丸，服如大豆丸，日三服，日增一丸，至十丸，更從一起。差後，食牛羊肉自補，稍稍飲之。

又方：多取柯②枝皮，剉，濃煮，煎令可丸，服如梧子大，三丸。須臾，又一丸，當下水，後將服三丸，日三服。此樹一名木奴，南人用作船。

又方：真蘇合香　水銀　白粉等分

蜜丸服，如大豆二丸，日三，當下水，節飲，好自養。無蘇合，可闕之也。

又方：取草麻繩熟者③二十枚，去皮，研之，水解得三合，日

---

① 防己：道藏本作“防風”。

② 柯：柯樹。又名“木奴”。

③ 草麻繩熟者：《外臺秘要方》卷二十《水瘕方》作“草麻成熟好者”，義洽，當從。草麻，即蓖麻。此指蓖麻子。

一服，至日中許，當吐下，諸水汁結裹。若不盡，三日後更服三十枚，猶未盡，更復作。差後，節飲及鹹物等。

又方：小豆一升　白雞一頭（治如食法）

以水三斗，煮熟食滓，飲汁，稍稍令盡。

又方：取青雄鴨，以水五升，煮取飲汁一升，稍稍飲令盡，厚覆之取汗，佳。

又方：取胡鷰卵中黃，頓吞十枚。

又方：取蛤蔞①炙令熟，日食十個。

又方，若唯腹大動搖水聲，皮膚黑，名曰水蠱：

巴豆九十枚（去皮心）　杏人六十枚（去皮尖。並熬令黃）

搗，和之。服如小豆大一枚，以水下爲度。勿飲酒，佳。

又方：鬼扇，細搗絞汁，服如雞子，卽下水。更復取水蠱②，若湯③，研麻子汁飲之。

又方：慈彌草④三十斤

水三石，煮取一石，去滓，更湯上煎，令可丸，服如皂莢子三丸至五六丸，水隨小便去，節⑤飲，糜粥養之。

又方：白茅根一大把　小豆三升

水三升，煮取乾，去茅根，食豆，水隨小便下。

又方：鼠尾草　馬鞭草各十斤

---

①　蛤蔞：《普濟方》卷一九三作“蛤蜊”，《本草綱目·螻蛄》引作“螻蛄”。按，蛤蔞一指河蚌，此處似應指螻蛄。

②　更復取水蠱：《外臺秘要方》卷二十《水蠱方》作“更服取水盡”，義長，當據改。

③　湯：《外臺秘要方》卷二十《水蠱方》作“渴”，義長，當據改。

④　慈彌草：道藏本、呂顒本同。六醴齋本作“慈彌草”，四庫本作“蒢彌草”，不詳爲何物。

⑤　節：道藏本作“卽”，則“卽飲”二字連屬下文。

水一石，煮取五斗，去滓更煎，以粉和爲丸，服如大豆大，二丸加至四五丸。禁肥肉，生冷勿食。

腫滿者：

白椹樹①白皮一握，水二升，煮取五合；白檳榔大者二枚，末之，内。更煎三五沸，湯成，下少許紅雪，服之。

又，將服牛溺、章陸、羊肉臛及香柔②煎等。在腫滿條中。其十水丸，諸大方在別卷。若止皮膚水，腹内未有者，服諸發汗藥，得汗便差。然慎護風寒爲急。若唯腹大，下之不去，便針臍下二寸入數分，令水出孔合，須③腹減乃止。

附方

李絳《兵部手集方》療水病，無問年月深淺，雖復脉惡，亦主之：

大戟　當歸　橘皮各一大兩（切）

以水一大升，煮取七合，頓服，利水二三斗，勿恠。至重不過再服便差。禁毒食一年，水下後更服，永不作。此方出《張尚客》。

《外臺秘要方》治水氣：

章陸根白者，去皮，切，如小豆許一大盞，以水三升，煮取一升已上，爛，即取粟米一大盞，煮成粥，仍空心服。若一日兩度服，即恐利多，每日服一頓即微利，不得雜食。

又，療水病腫：

---

① 椹樹：桑樹。“椹”同“葚”。《説文·艸部》：“葚，桑實也。”

② 香柔：常例作“香菜”，即香薷。《外臺秘要方》卷二十《大腹水腫方》即作“香薷”。

③ 須：等待。

鯉魚一頭（極大者），去頭尾及骨，唯取肉，以水二斗，赤小豆一大升，和魚肉煮，可取二升已上汁，生布絞，去滓，頓服盡。如不能盡，分爲二服，後服溫令暖。服訖當下利，利盡卽差。

又方：卒患腫滿，曾有人忽脚胅①腫，漸上至膝，足不可踐地。至大水，頭面遍身大腫脹滿：

苦瓠白瓢實，捻如大豆粒，以麵裹，煮一沸。空心服七枚，至午，當出水一斗，三日水自出不止，大瘦乃差，三年内慎口味也。苦瓠須好者，無黶齂②，細理妍净者，不爾有毒不用。

《聖惠方》治十種水不差垂死：

用貒③肉半斤（切），粳米三合，水三升，葱、椒、薑、豉作粥食之。

又方：治十種水病，腫滿喘促，不得臥：

以螻蛄五枚，乾爲末，食前湯調半錢匕至一錢，小便通，效。

《食醫心鏡》治十種水病，不差，垂死：

青頭鴨一隻，治如食法，細切，和米并五味，煮令極熟，作粥，空腹食之。

又方：主水氣脹滿、浮腫，小便澀少：

白鴨一隻，去毛腸，洗，饙飯④半升，以飯、薑、椒釀鴨腹中，縫定，如法蒸，候熟，食之。

《楊氏産乳》療身體腫滿，水氣急，臥不得：

---

①　胅：道藏本、呂顒本、四庫本同，六醴齋本作"跌"。當作"跌"，同"跗"，脚背。

②　黶齂：瓜果變壞時表皮的斑塊。

③　貒(tuān)：同"貒"，豬獾。

④　饙飯：疑當作"饙(fēn)飯"。饙飯，蒸至將熟的米飯。四庫本作"潰飯"。

郁李人一大合，搗爲末，和麥麵搜作餅子與喫，入口卽大便通，利氣，便差。

《梅師方》治水腫，坐臥不得，頭面身體悉腫：

取東引花桑枝，燒灰，淋汁，煮赤小豆，空心食，令飽。饑卽食盡，不得喫飯。

又方，治水腫，小便澀：

黃牛尿，飲一升，日至夜，小便利，差。勿食鹽。

又方，治心下有水：

白术三兩　澤瀉五兩(剉)

以水三升，煎取一升半，分服。

《千金翼》治小便不利，膀胱水氣流滯：

以浮萍日乾，末，服方寸匕，日一二服，良。

《經驗方》河東裴氏傳經效治水腫及暴腫：

葶藶三兩，杵六千下，令如泥，卽下漢防己末四兩，取綠頭鴨，就藥臼中截頭，瀝血於臼中，血盡，和鴨頭更搗五千下，丸如梧桐子。患甚者，空腹白湯下十丸，稍可①者五丸，頻服五日止。此藥利小便，有效如神。

《韋宙獨行方》療水腫從脚起，入腹則殺人：

用赤小豆一斗，煮令極爛，取汁四五升，溫漬膝以下。若以②入腹，但服小豆，勿雜食，亦愈。

李絳《兵部手集方》亦著此法，云曾得效。

① 稍可：謂逐漸好轉。

② 以：通"已"。已經。

輯佚

《備急千金要方》卷二十一《水腫第四》

治男子女人新久腫，得暴惡風入腹，婦人新產上圍風入藏，腹中如馬鞭者，噓吸短氣欬嗽，大豆煎方：

大豆一斗淨擇，以水五斗，煮取一斗五升，澄清內釜中，以一斗半美酒內中，更煎取九升，宿勿食，旦服三升，溫覆取汗。兩食頃當下，去風氣，腫減。慎風冷，十日平復也。除日合服之，若急不可待，逐急合服。腫不盡，加之；腫差，更服三升；若醒醒①差，勿服之。亦可任性飲之，常使酒氣相接。《肘後》云：腫差後渴，慎勿多飲。（387—388）

《外臺秘要方》卷二十《水腫方》

《小品》療水腫方……又麝香散，療水腫方：《千金》云：治婦人短氣虛羸遍身浮腫皮虛急②。

麝香三銖　芫花三分（熬）　甘遂三分

右三味合下篩，酒服錢半邊匕，老小錢邊三分匕。亦可丸服之，強人如小豆十丸，老人五丸。《千金》有雄黃一味，並麝香各用六銖；《肘後》又有人參二分。（540）

○《集驗》……又療水腫方：

豬腎一枚（分爲七臠）　甘遂一分（末）

篩爲散，以粉腎。微火炙令熟，食之至三四臠，乃可止。當覺腹中鳴轉，攻兩脅下，小便利，去水卽愈。若三四臠不覺，可食七臠令盡。《肘後》《經心錄》《文仲》同。（540—541）

---

① 醒醒：同“惺惺”，清醒貌，引申爲（病愈）“完全”。
② 皮虛急：《千金要方》卷二十一《水腫》作“皮膚急”，可從。

《外臺秘要方》卷二十《大腹水腫方》

《肘後》療卒大腹疢病……又方：

牽牛子三分（熬）　厚朴一分（炙）

右二味，搗篩，強人服三蔆角殼，弱人二殼，酒飲隨意。樞筋①有水氣，病水腫，諸藥不能瘥者，此方效驗。(544)

《外臺秘要方》卷二十《水病雜療方》

《千金翼》鯉魚炙，主腫滿方：

鯉魚長一尺五寸，以尿漬令没一宿，平旦以水從口中灌至尾，微火炙令微熟，去皮，宿勿食鹽，頓服之。不能者，再服令盡，神方。《肘後》《備急》《張文仲》《千金》同。(559)

《醫心方》卷一《諸病不治證第二》

《葛氏方》云：凡腫有五不治：面腫倉[蒼]黑，肝敗，不治；掌腫無理滿滿，心敗，不治；臍滿腫反者，脾敗，不治；腹滿無文[紋]理，肺敗，不治；陰腫不起，腎敗，不治。(7)

《醫心方》卷十《水病證候第十七》

《葛氏方》云：水病唇黑齊[臍]突出，死；水病脉出者，死。(225)

《醫心方》卷十《治大腹水腫方第十八》

《葛氏方》治大腹水病方：

防己　甘草　亭歷各二兩

搗，苦酒和，服如梧子三丸，日三，恒將之，取都消乃止。

又方：白茅根一大把　小豆三升

水五升，煮訖，去茅根食豆，水隨小便下。

---

①　樞筋：此處應有誤。宋本《外臺秘要方》作"樞筋等悉不同"六字，亦不可解。

又方:恒啖小豆飯并飲汁佳。(226)

《證類本草》第十一卷《馬鞭草》

《圖經》:《葛氏》治卒大腹水病:

用馬鞭草、鼠尾草各十斤,水一石,煮取五斗,去滓,再煎令稠厚,以粉和丸。一服二三大豆許,加四五豆,神良。(269)

治卒心腹癥堅方第二十六

治卒暴癥,腹中有物如石①,痛如刺,晝夜啼呼。不治之,百日死。方:

牛膝二斤,以酒一斗,漬,以蜜封②,於熱灰火中,溫令味出,服五合至一升,量力③服之。

又方:用蒴藋根亦如此,尤良。《姚》云:牛膝酒,神驗也。

又方:多取當陸根,搗,蒸之。以新布藉腹上,藥披著布上,勿腹上④,冷復之,晝夜勿息。

又方:五月五日葫⑤十斤⑥(去皮)　桂一尺二寸　竈中黃土如鴨子一枚

合搗,以苦酒和塗,以布擒病,不過三,差。

又方:取檽木,燒爲灰,淋取汁八升,以釀一斛米,酒成服

---

① 物如石:《證類本草·牛膝》作"如石刺"。

② 漬以蜜封:《外臺秘要方》卷十二《暴癥方》作"浸之密器中封口",《證類本草·牛膝》作"漬密封","以蜜",當作"密"。

③ 力:此指酒力。

④ 勿腹上:《外臺秘要方》卷十二《暴癥方》作"以衣覆"。

⑤ 葫:大蒜的別稱。參見本篇輯復。

⑥ 斤:似當作"片",形近而誤。參見本篇輯復。

之，從半合始，不知，稍稍增至一二升，不盡一劑皆愈。此灰入染絳，用葉中釀酒也。橉，直忍切①。

凡癥堅之起，多以漸生，如有卒覺便牢②大，自難治也。腹中癥③有結積，便害飲食，轉羸瘦，治之多用陷冰、玉壺、八毒諸大藥，今止取小易得者：

取虎杖根，勿令影臨水上者，可得石餘，杵熟煮汁，可丸④，以秫米五六升，炊飯内，日中塗藥後可飯⑤，取差⑥。

又方：亦可取根一升，搗千杵，酒漬之。從少起，日三服。此酒治癥，乃勝諸大藥。

又方：鼠矢一石。桑柴燒灰，以水淋之五度，取生鼈長一尺者，内中煮之。爛熟，去骨細擘，剉，更煎令可丸，丸如梧子大，一服七丸，日三。

又方：射罔二兩　椒三百粒

搗末，雞子白和爲丸，如大麻子，服一丸，漸至如大豆大，一丸至三丸爲度。

又方：大豬心一枚（破頭去血搗末）　雄黃　麝香　當門子五枚　巴豆百枚（去心、皮，生用）

---

①　橉直忍切：這是爲“橉”字用古代注音法“反切法”注音。橉（lìn），木名。一名欓。

②　牢：義同“堅”，堅硬。當是避隋文帝楊堅諱而改。

③　癥：《外臺秘要方》卷十二《暴癥方》作“微”，義長。

④　杵熟煮汁可丸：《外臺秘要方》卷十二《暴癥方》作“淨洗乾之搗作末”，無煮熟之義。

⑤　内日中塗藥後可飯：《外臺秘要方》卷十二《暴癥方》作：“内攪之，好酒五斗漬封，藥消飯浮，可飲一升半。”乃飲酒方，非謂喫飯。

⑥　杵熟……取差：本條語義零亂。《外臺秘要方》卷十二《暴癥方》作：“淨洗乾之，搗作末，以秫米五斗炊飲，内攪之，好酒五斗漬封，藥消飯浮，可飲一升半。勿食鮭、鹽，癥當出。”可參。

心縫①，以好酒於小銅器中煎之。令心没，欲歇②隨益，盡三升，當糜爛，煎令可丸，如麻子，服三丸，日三服。酒盡不糜者，出搗蜜丸之，良。

又：大黄(末)半斤　朴消三兩　蜜一斤

合於湯上煎。可丸如梧子，服十丸，日三服之。

治鼈瘕伏在心下，手揣見頭足，時時轉者：

白雌雞一雙，絕食一宿，明旦膏煎飯飼之。取其矢，無問多少，於銅器中以溺和之。火上熬可搗末，服方寸匕，日四五服，須消盡乃止。常飼雞取矢，差畢，殺雞單食之。《姚》同。

治心下有物，大如杯，不得食者：

葶藶二兩(熬之)　大黄二兩　澤漆四兩

搗篩蜜丸，和搗千杵，服如梧子大，二丸，日三服，稍加。其有陷冰、赭鬼③諸丸方，別在大方中。

治兩脅下有氣結者：

狼毒二兩　旋覆花一兩　附子二兩(炮之)

搗篩，蜜和丸，服如梧子大，二丸，稍加至三丸，服之。

熨癥法：

銅器受二升許，貯魚膏④令深二三寸，作大火炷六七枚，燃之令膏暖，重紙覆癥上，以器熨之，晝夜勿息，膏盡更益也。

又方：茱萸三升(碎之)

_____

① 心縫：此處語義未足。似當有將雄黄、麝香、巴豆納入豬心再縫合的表述。

② 歇：六醴齋本作“乾”。義長。

③ 赭鬼：可能指《肘後方·治瘴氣疫癘溫毒諸方第十五》之“虎頭殺鬼丸”，即“赭”爲“殺”誤字。

④ 魚膏：即魚脂、魚油。舊時常用以作燈火燃料。

以酒和煮，令熟布帛物裹以熨癥上，冷更均番用之，癥當移去，復逐熨，須臾消止。亦可用好①□□□□②茱萸（末），以雞子白和射罔服之③。

又方：竈中黃土一升④，先搗葫熟，内上⑤復搗，以苦酒澆令溫溫⑥，先以塗布一面，仍擒病上，以塗布上，乾復易之，取令消止，差。

治婦人臍下結物⑦，大如杯升，月經不通，發作往來，下痢羸瘦。此爲氣瘕，按之若牢强肉癥者，不可治。未者可治：

末乾漆一斤　生地黄三十斤

搗絞取汁，火煎乾漆令可丸，食後服如梧子大三丸，日三服，卽差。

附方

《外臺秘要方》方療心腹宿癥，卒得癥：

取朱砂細研，搜飯令朱多，以雄雞一隻，先餓二日，後以朱飯飼之，著雞於板上，收取糞，曝燥爲末，溫清酒服方寸匕至五錢，日三服。若病困者，晝夜可六服，一雞少，更飼一雞，取足

---

① 用好：六醴齋本作"再用好"。

② □□□□：底本此處有約十三字空檔，但道藏本、呂顒本、四庫本只空四字位置，《外臺秘要方》卷十二《療癥方》作"射罔五兩"四字。

③ 服之：《外臺秘要方》卷十二《療癥方》作"塗癥上"。

④ 竈中黃土一升：《外臺秘要方》卷十二《心下大如杯癥方》下有"生葫一升"。義足。參見本篇正文第四方，二者本爲同方，並參以下輯佚。

⑤ 上：四庫本、《外臺秘要方》卷十二《心下大如杯癥方》並作"土"。是。

⑥ 溫溫：濕潤貌。

⑦ "治婦人臍下結物"條：本方，《永樂大典》卷一四九四八《婦人積年血癥塊》收載於"婦人積年血癥方"，文字基本相同。

服之，俟愈卽止。

又，療食魚肉等成癥結在腹，并諸毒氣方：

狗糞五升，燒，末之，綿裹，酒五升，漬再宿，取清，分十服，日再，已後日三服。使盡隨所食，癥結卽便出矣。

《千金方》治食魚鱠及生肉住胸膈不化，必成癥瘕：

搗馬鞭草汁，飲之一升。生薑水亦得，卽消。

又方：治肉癥，思肉不已，食訖復思：

白馬尿三升，空心飲，當吐肉，肉不出，卽死。

《藥性論》云，治癥癖病：

鼈甲　訶梨勒皮　乾薑末等分

爲丸，空心下三十丸，再服。

宋明帝宮人患腰痛牽心，發則氣絕，徐文伯視之曰：髮癥[①]。以油灌之，吐物如髮，引之，長三尺，頭已成蛇，能動搖，懸之滴盡，惟一髮。

《勝金方》治膜外氣及氣塊方：

延胡索不限多少，爲末；豬胰一具，切作塊子，炙熟，蘸藥末食之。

輯佚

《備急千金要方》卷十一《堅癥積聚第五》

治卒暴癥方……又方：

蒜拾片（取五月五日戶上者，去皮）　桂一尺二寸　竈中黄土如雞子大一枚

---

①　髮癥：本案例現存最早記載是《南史》卷三十二《徐文伯傳》。彼傳作“髮瘕”。此列於“治癥癖病”下，似以“癥”爲是。

右三味，合搗，以淳苦酒和，塗布上以掩病處，不過三日消。凡蒜①亦佳。《肘後方》不用桂②。(213)

《外臺秘要方》卷十二《暴癥方》

《千金翼》療卒暴癥方：

蒜十片(去皮，五月五日戶上者)　伏龍肝鴨卵大一枚　桂心一尺二寸

右三味，合搗，以淳苦酒和之如泥，塗著布上，掩病處，三日消。《肘後》《千金》同。凡蒜或無桂心亦得用也。(336)

《醫心方》卷十《治癥瘕方第六》

《葛氏方》云：癥瘕病衝心不移動，飲食痛者死。(219)

○《千金方》治癥瘕方：

灸内踝後宛宛中，隨年壯。

又方：灸氣海穴百壯，在齊[臍]下一寸半。

又方：櫔白皮煎令可丸，服之取知。病動若下，減之。

又云，治癥堅，心下如坏[杯]，食則腹滿，心絞腹痛，方：

亭歷子二兩　大黃二兩　澤漆四兩

三味，各異搗五百杵，下篩，冶亭歷合膏，下二物散搗五百杵，和以蜜，服如梧子二丸。不知稍增，以知爲度。《葛氏方》《集驗方》同之。(221)

○《葛氏方》治心下有物大如杯，不得食者方：

亭歷二兩　大黃二兩　澤柒四兩

搗篩蜜丸，搗千杵，服如梧子二丸，日三。(221)

---

①　凡蒜：普通蒜，即非原限定"五月五日戶上者"。

②　肘後方不用桂：本方在《醫心方》原書本篇有用桂和不用桂兩首方(不用桂者見篇末倒數第二方)，本篇輯佚有引自《備急千金要方》和《外臺秘要方》的兩條同源方，皆用桂，但後者附記謂"無桂心亦得用"，諸說有異。

《醫心方》卷十《治暴癥方第七》

《拯要方》療卒暴癥,腹中有物堅如石,痛如刺,盡[畫]夜啼呼;不療,百日内皆死,方:

　　大黃半斤　　朴硝半斤

　　右,先搗大黃爲散,然後和朴硝,以蜜合令相得,於銅器中置湯上煎令可丸,丸如梧子大,酒飲任性,服廿丸,日二。不知,加之,以知爲度。今安[案]:《葛氏方》朴硝三兩,《范汪方》有白蜜一斤半。

　　《葛氏方》治卒暴癥,腹中有物堅如石,痛如刺,晝夜啼呼,不治之,百日死,方:

　　取牛膝根二斤,曝令小乾,以酒一斗漬之,密塞器口,舉著熱灰中,溫之令味出,先食,服五六合至一升,以意量多少。

　　又方:用蒴藋根,亦如此,尤良。

　　又方:多取常陸①根搗蒸之,以新布藉腹上,以藥披著布上,以衣覆上,冷復易之,晝夜勿息。以上《千金》《集驗方》同之。

　　又方:取虎杖根一升,乾搗酒漬飲之。從少起,日三,佳。此酒治癥,力勝諸大藥。(221—222)

《醫心方》卷十《治鱉瘕方第九》

《葛氏方》治鱉瘕伏在心下,手揣見頭足,時時轉動者:

　　白雌雞一雙,絶食一宿,明旦,膏煎飯飴②[飼]之,取其矢[屎]無多少,於銅器中以尿和,火上熬可搗末,服方寸匕,日四五,須消盡乃止。恒飴[飼]雞取矢[屎],差[瘥]畢,殺雞單食。(222—223)

---

　　①　常陸:中藥"商陸"的別名。
　　②　飴:同"飼",喂飼。

《醫心方》卷十《治魚瘕方第十》

《葛氏方》治食魚膾及生宍[肉]住胸中不消成瘕，方：

朴硝如半雞子者一枚　　大黃一兩

凡二物，以酒二升，煮取一升半，盡服之。(223)

治心腹寒冷食飲積聚結癖方第二十七

治腹中冷癖，水穀癊①結，心下停痰，兩脅痞滿，按之鳴轉，逆害飲食：

取大蟾蜍一枚(去皮及腹中物，支解之)　芒消大人一升，中人七合，瘦弱人五合

以水六升，煮取四升，一服一升。一服後，未得下，更一升，得下，則九日十日一作。

又方：茱萸八兩　消石一升　生薑一斤

以酒五升，合煮，取四升，先服一服一升。不痛者，止，勿再服之。下病後，好將養之。

又方：大黃八兩　葶藶四兩(並熬)　芒消四兩(熬令汁盡)

熟搗，蜜和丸，丸如梧子大，食後服三丸，稍增五丸。

又方：狼毒三兩　附子一兩　旋覆花三兩

搗，蜜丸，服如梧子大，食前三丸，日三服。

又方：巴豆三十枚(去心)　杏人二十枚(並熬)　桔梗六分　藜蘆四分　皂莢三分(並炙之)

搗，蜜和丸，如胡豆大，未食服一丸，日二。欲下病者，服

---

①　癊(yǐn)：同"飲"。痰飲。《外臺秘要方》卷十二《癖結方》正作"飲"。

二丸,長將息,百日都好,差。

又方:貝母二兩　桔梗二兩　礬石一兩　巴豆一兩(去心、皮,生用)

搗千杵,蜜和丸,如梧子,一服二丸,病後少少減服。

又方:茯苓一兩　茱萸三兩

搗,蜜丸,如梧子大,服五丸,日三服。

又,治暴宿食留飲不除,腹中爲患。方:

大黃　茯苓　芒消各三兩　巴豆一分

搗,蜜丸,如梧子大,一服二丸,不①痛止。

又方:椒目二兩　巴豆一兩(去皮心,熬)

搗,以棗膏,丸如麻子,服二丸,下,痛止。

又方:巴豆一枚(去心、皮,熬之)　椒目十四枚　豉十六粒

合搗爲丸,服二丸,當吐利,吐利不盡,更服二丸。服四神丸,下之,亦佳。

中候黑丸,治諸癥結痰癖第一良:

桔梗四分　桂四分　巴豆八分(去心、皮)　杏人五分(去皮)
芫花十二分

並熬,令紫色。先搗三味藥成末,又搗巴豆、杏人如膏,合和;又搗二千杵,丸如胡豆大,服一丸取利,至二三丸。兒生十日欲癇,皆與一二丸如粟粒大。諸腹内不便、體中覺患便服,得一兩行利,則好也。

硫黃丸,至熱,治人之大冷,夏月溫飲食,不解衣者:

硫黃　礬石　乾薑　茱萸　桂　烏頭　附子　椒　人參
細辛　皂莢　當歸

---

① 不:據下二條,似應爲“下”。

十二種分等，隨人多少。搗，蜜丸，如梧子大，一服十丸至二十丸，日三服。若冷痢者，加赤石脂、龍骨，即便愈也。

露宿丸，治大寒冷積聚方：

礬石① 乾薑 桂 桔梗 附子(炮) 皂莢各三兩

搗篩，蜜丸如梧子大，酒下十丸，加至一十五丸。

附方

《外臺秘要方》療癖方：

大黃十兩(杵，篩) 醋三升(和勻) 白蜜兩匙

煎堪丸，如梧桐子大，一服三十丸，生薑湯吞下。以利爲度，小者減之。

《聖惠方》治伏梁氣在心下，結聚不散：

用桃奴二兩，爲末，空心溫酒調二錢匕。

《簡要濟衆》治久積冷，不下食，嘔吐不止，冷在胃中：

半夏五兩(洗過)，爲末，每服二錢；白麵一兩，以水和搜，切作碁子②，水煮麵熟爲度。用生薑、醋調和，服之。

輯佚

《外臺秘要方》卷十二《寒癖方》

《肘後》療腹中冷癖……又方：

大黃三兩 甘草二兩(炙) 蜜一升二合 棗二十七枚

右四味切，以水四升，先煮三物，取二升一合，去滓，内蜜，

---

① 礬石：《備急千金要方》卷十七《氣極第四》、《醫心方》卷十《治積聚方第一》並作“礐石”，而注明“《肘後》作礬石”，則兩種文本由來已久。又，《備急千金要方》主治不盡相同。參見第三十三篇之輯佚。

② 碁子：即棋子。“碁”同“棋”。

再上火煎令烊,分再服。忌海藻、菘菜。(323)

《醫心方》卷九《治癖食方第八》

《葛氏方》治腹中冷癖、水穀癖[飲]結,心下停淡[痰],兩脅痞滿,案之鳴轉,逆害飲食,方:

大黃三兩　甘草二兩　蜜一升二合　棗廿七枚

以水三升,煮棗,取一升,内[納]諸藥,煮取一升七合,分再服。

又方:伏苓一兩　茱萸三兩

搗蜜丸如梧子,服五丸,日三。(206)

《醫心方》卷十《治積聚方第一》

《葛氏方》云:露宿丸①,治大寒冷積聚方:

礜石　乾薑　桂　桔梗　附子　皂莢各三兩

搗篩,蜜丸,服如梧子十丸,日三,稍增至十五丸。(216)

治胸膈上痰癊諸方第二十八

治卒頭痛如破,非中冷,又非中風②,方:

釜月下墨四分　附子三分　桂一分

搗篩,以冷水服方寸匕,當吐。一方無桂。

又方:苦參　桂　半夏等分

搗下篩,苦酒和,以塗痛,則差。

---

① 露宿丸:傳世本《肘後方》“礜石”作“礬石”,餘藥基本相同。《備急千金要方》用治氣極虛寒,參見本書第三十三篇輯佚。

② 又非中風:《外臺秘要方》卷八《痰厥頭痛方》引“《備急》”轉引“葛氏”此下有“是胸膈中痰,厥氣上衝所致,名厥頭痛,吐即差”數句。義足,可從。

又方：烏梅三十枚　鹽三指撮

酒三升，煮取一升，去滓，頓服，當吐，愈。

此本在雜治中，其病是胸中膈上痰厥氣上衝所致，名爲厥頭痛，吐之即差：

但單煮米作濃飲二三升許，適冷暖，飲盡二三升，須臾適吐①，適吐畢，又飲，如此數過。劇者，須臾吐膽乃止，不損人而即差。

治胸中多痰，頭痛不欲食及飲酒，則瘀阻痰②。方：

常山二兩　甘草一兩　松蘿一兩　瓜蔕三七枚

酒水各一升半，煮取升半，初服七合，取吐。吐不盡，餘更分二服，後可服半夏湯。

《胡洽》名粉隔湯③。

礬石一兩

水二升，煮取一升，内蜜半合，頓服。須臾，未吐，飲少熱湯。

又方：杜蘅三兩　松蘿三兩　瓜蔕三十枚④

酒一升二合，漬再宿，去滓，溫服五合。一服不吐，晚更一服。

----

①　適吐：探吐。適，通“擿（tī）”。擿，探；挑。《備急千金要方》卷十八第六、《醫心方》卷九第七引《千金方》正作“擿”。

②　瘀阻痰：《普濟方》卷一六六作“瘀阻作痰”，義長，當據補。

③　胡洽名粉隔湯：六字各本冠於以下用“礬石”之方方首，似爲下方方名。《普濟方》卷一六六置於前方“治胸中……作痰方”下，是（但方用此下“杜蘅、松蘿、瓜蔕”三味者，非是）。下方脱方名。又，上方《備急千金要方》卷十八第六名“斷膈湯”，《外臺秘要方》卷八《胸中痰澼方》引《千金》作“治膈湯”。疑本當作“治”，避李治諱改“斷”，“斷”俗訛而爲“粉”。

④　三十枚：《外臺秘要方》卷八《胸中痰澼方》作“三七枚”，合常規。

又方：瓜蔕一兩　赤小豆四兩

搗，末，溫湯三合，和服，便安臥，欲摘①之不吐，更服之。

又方：先作一升湯，投水一升，名爲生熟湯，及食三合鹽，以此湯送之。須臾欲吐，便摘②出；未盡，更服二合。飲湯二升後，亦可更服湯，不復也。

又方：常山四兩　甘草半兩

水七升，煮取三升，内半升蜜，服一升，不吐，更服。無蜜亦可。

方中能月服一種，則無痰水之患。又有旋覆五飲，在諸大方中。

若胸中痞寒③短氣膈④者：（膈，敷逼切）

甘草二兩　茯苓三兩　杏人五十枚（碎之）

水一斗三升，煮取六升，分爲五服。

又方：桂四兩　术　甘草二兩⑤　附子⑥（炮）

水六升，煮取三升，分爲三服。

膈中有結積，覺駭駭⑦不去者：

藜蘆一兩（炙，末之）　巴豆半兩（去皮心，熬之）

先搗巴豆如泥，入藜蘆末，又搗萬杵，蜜丸，如麻子大，服一丸至二三丸。

---

① 摘（tī）：探；挑。
② 摘：通“摘”。探；挑。《醫方類聚》卷一一八《咳嗽門五》正作“摘”。
③ 寒：當作“塞”。
④ 膈（bì）：氣鬱結。常例重言作“愊愊”。
⑤ 二兩：當作“各二兩”。
⑥ 附子：此處缺分量。
⑦ 駭駭：原指鼓聲，引申指用脹悶貌。

膈中之病，名曰膏肓，湯丸徑過，針灸不及，所以作丸含之，令氣勢得相燻染。有五膈丸方：

麥門冬十分（去心）　甘草十分（炙）　椒　遠志　附子（炮）　乾薑　人參　桂　細辛各六分

搗篩，以上好蜜丸如彈丸。以一丸含，稍稍嚥其汁，日三丸，服之①。主短氣，心胸滿，心下堅，冷氣也。

此疾有十許方，率皆相纇②，此丸最勝，用藥雖多，不合五膈之名③，謂憂膈、氣膈、恚膈④、寒膈，其病各有診⑤，別在大方中。又有七氣方，大約與此大同小別耳。

附方

《聖惠方》治痰厥頭痛：

以烏梅十個（取肉）　鹽二錢　酒一中盞

合煎至七分，去滓，非時溫服，吐即佳。

又方：治冷痰飲惡心：

用蓽撥一兩，搗爲末，於食前用清粥飲調半錢服。

又方：治痰壅嘔逆，心胸滿悶不下食：

用厚朴一兩，塗生薑汁，炙令黃，爲末，非時粥飲調下二錢匕。

---

① 日三丸服之：《外臺秘要方》卷八《五膈方》作"日三"，不言"服之"義長。"湯丸徑過"，故本方爲"含之"。

② 纇：同"類"。

③ 用藥……之名：《外臺秘要方》卷八《五膈方》作"五膈者"三字。

④ 恚膈：《外臺秘要方》卷八《五膈方》此下有"熱膈"，當從補，足"五膈"之數。

⑤ 診：此指證候。

《千金翼》論曰：治痰飲吐水，無時節者，其源以冷飲過度，遂令脾胃氣羸，不能消於飲食，飲食入胃，則皆變成冷水。反吐不停者，赤石脂散主之：

赤石脂一斤，搗篩，服方寸匕，酒飲自任，稍稍加至三匕，服盡一斤，則終身不吐淡水①，又不下痢。補五藏，令人肥健。有人痰飲，服諸藥不效，用此方遂愈。

《御藥院方》真宗賜高祖相國，去痰清目，進飲食，生犀丸：

川芎十兩（緊小者），粟米泔浸，三日換，切片子，日乾爲末，作兩料；每料入麝、腦各一分，生犀半兩，重湯煮②，蜜杵爲丸，小彈子大，茶酒嚼下一丸。痰，加朱砂半兩；膈壅，加牛黃一分，水飛鐵粉一分；頭目昏眩，加細辛一分；口眼喎斜，炮天南星一分。

又方：治膈壅風痰：

半夏，不計多少，酸漿浸一宿，溫湯洗五七遍，去惡氣，日中曬③乾，搗爲末，漿水搜餅子，日中乾之，再爲末，每五兩，入生腦子一錢，研勻，以漿水濃腳④，丸雞頭大，紗袋貯，通風處陰乾，每一丸，好茶或薄荷湯下。

王氏《博濟》治三焦氣不順，胸膈壅塞，頭昏目眩，涕唾痰涎，精神不爽。利膈丸：

---

① 淡水：卽“痰水”。“淡”爲“痰”的古字。
② 重湯煮：卽隔水煮。藥材放在容器中，再放水中煮，不直接受火。
③ 曬：“曬（晒）”的俗字。
④ 漿水濃腳：指漿水沉澱的稠滓。

牽牛子四兩（半生、半熟） 不蚛①皂莢（塗酥②）二兩

爲末，生薑自然汁③煮，糊丸如桐子大，每服二十丸，荆芥湯下。

《經驗後方》治頭風化痰：

川芎（不計分兩），用浄水洗浸，薄切片子，日乾或焙，杵爲末，煉蜜爲丸，如小彈子大，不拘時，茶酒嚼下。

又方：治風痰：

鬱金一分 藜蘆十分

各爲末，和令勻，每服一字，用溫漿水一盞，先以少漿水調下，餘者，水漱口，都服，便以食壓之。

《外臺秘要方》治一切風痰，風霍亂，食不消，大便澀：

訶梨勒三枚

搗取末，和酒頓服，三五度，良。

《勝金方》治風痰：

白僵蠶七個（直者）

細研，以薑汁一茶脚，溫水調灌之。

又方：治風痰：

以蘿蔔子爲末，溫水調一匙頭，良久吐出涎沫。如是癱緩風，以此吐後，用緊疏藥④服，疏後服和氣散，差。

《斗門方》治胸膈壅滯，去痰開胃：

---

① 蚛（zhòng）：蟲蛀；蟲咬。

② 塗酥：六醴齋本作“酥炙”。《博濟方》卷二《三焦總治》作“塗酥炙”，當從。

③ 生薑自然汁：謂生薑鮮品搗取而未兑水的原汁。

④ 緊疏藥：快瀉藥。緊，義近“駃（快）”；疏，疏瀉、泄下。

用半夏，净洗，焙乾，搗羅①爲末，以生薑自然汁和爲餅子，用濕紙裹，於慢火中煨令香，熟水兩盞，用餅子一塊，如彈丸大，入鹽半錢，煎取一盞，溫服。能去胸膈壅逆，大壓痰毒，及治酒食所傷，其功極驗。

輯佚

《外臺秘要方》卷八《胸中痰澼方》

《肘後》療胸中多痰，頭痛不欲食，及飲酒則癖阻痰方：

礬石一兩

右一味，以水二升，煮取一升，内蜜半合，頓服之。須臾未吐，飲少熱湯。(235)

《外臺秘要方》卷八《五膈方》

《張文仲》五膈丸方：

吳茱萸　麴　杏人(去皮尖)　乾薑　蜀椒(汗)　好豉(熬)

右六味，等分，搗篩，蜜和丸如梧子，飲服七丸，日三。忌生冷。此方出隱居《效驗》，《備急》《肘後》同。(243)

《醫心方》卷九《治淡[痰]飲方第七》

《葛氏方》治胸中多淡[痰]，頭痛不欲食，及飲酒人瘀僻[澼]菹淡[痰]②方：

恒山二兩　甘草一兩　松蘿十兩　瓜蒂三七枚

以酒、水各一升半，煮取升半，初服七合，取吐。吐不盡，餘更分二服。後可服半夏湯。

---

① 羅：用篩羅一類器物過篩。

② 菹淡：酸苦的痰液。《諸病源候論·飲酒人瘀癖菹痰候》："夫飲酒人大渴，渴而飲水，水與酒停聚……則令嘔吐宿水，色如菹汁、小豆汁之類酸苦者，故謂之酒癖菹痰也。"

又方：先作一升湯，投一升水，名爲生熟湯，乃湌[餐]三合鹽，以此易送。須臾欲吐，便摘①出。未盡，更服二合。

又云，若胸中常有淡[痰]冷水飲，虛羸不足，取吐者方：《范汪方》號半夏伏苓湯。

半夏一升（洗）　生薑半斤　伏苓三兩　水七升，煮取一升半，分再服。（205—206）

〇《胡洽方》治淡[痰]冷澼氣方：

生薑八兩　附子四兩

二物，以水三升，煮取一升半，分再服。《葛氏方》同之。（206）

治卒患胸痹痛方第二十九

胸痹之病，令人心中堅痞忽痛②，肌中苦痹。絞急如刺，不得俛③仰，其胸前皮皆痛④，不得手犯⑤，胸滿短氣，咳嗽引痛，煩悶自汗出，或徹引背膂，不卽治之，數日害人。治之方：

用雄黄、巴豆，先搗雄黄，細篩，内巴豆，務熟搗相入，丸如小豆大，服一丸不效，稍益之。

又方：取枳實，搗，宜服方寸匕，日三夜一服。

又方：搗括樓實大者一枚　切薤白半升

---

①　摘（tī）：探；挑。此指探吐，以物挑探喉間引發嘔吐。

②　堅痞忽痛：《外臺秘要方》卷十二《胸痹欬唾短氣方》引作“堅痞急痛”。

③　俛：同“俯”。

④　皮皆痛：似當作“及背痛”。《外臺秘要方》卷十二《胸痹欬唾短氣方》作“及背皆痛”。

⑤　不得手犯：謂不能觸碰。《外臺秘要方》卷十二《胸痹欬唾短氣方》作“手不得犯”。

以白酒七升，煮取二升，分再服。亦可加半夏四兩①。（湯洗去滑，則用之。）

又方②：橘皮半斤　枳實四枚　生薑半斤

水四升，煮取二升，分再服。

又方：枳實　桂等分

搗末，橘皮湯下方寸匕，日三服。

《仲景方》，神效。③

又方：桂　烏喙　乾薑各一分　人參　細辛　茱萸各二分　貝母二分

合搗，蜜和丸如小豆大，一服三丸，日三服之。

若已差，復發者：

下韭④根五斤，搗，絞取汁，飲之愈。

附方

《杜壬》治胸膈痛徹背，心腹痞滿，氣不得通及治痰嗽：

大栝蔞去穰，取子熟炒，別研，和子皮，麵糊爲丸，如梧桐子大，米飲下十五丸。

---

① 亦可加半夏四兩：此方加半夏，即《金匱要略方》第九篇之"栝樓薤白半夏湯"。

② 本方：出《金匱要略方》第九篇。《金匱》該方主治爲："胸痹，胸中氣塞，短氣……橘皮枳實生薑湯亦主之。"附注："《肘後》《千金》云：治胸痹，胸中愊愊如滿，噎塞習習如癢，喉中澀，唾燥沫是也。"《外臺秘要方》卷十二《胸痹噎塞方》引《千金》該方謂"《肘後》同"。

③ 仲景方神效：此五字似爲前方的評價語。底本單獨佔行，各本同。惟《醫方類聚》卷九三《心腹痛門二》此五字連上行，可從。

④ 韭：《外臺秘要方》卷十二《胸痹欬唾短氣方》作"薤"，似是。

輯佚

《備急千金要方》卷十三《胸痹第七》

胸痹之病，喘息欬唾，胸背痛，短氣，寸脉沉而遲，關上小緊數，栝樓湯主之。方：

栝樓實一枚　薤白一斤　半夏半斤　生薑四兩　枳實二兩

右五味，㕮咀，以白酨漿一斗，煮取四升，服一升，日三。《仲景》《肘後》不用生薑、枳實、半夏[1]。(243)

《外臺秘要方》卷十二《胸痹短氣》

《千金》論曰：夫脉當取太過與不及，陽微陰弦，即胸痹而痛。所以然者，責其極虛故也。今陽虛，知在上焦，所以胸痹心痛者，以其脉陰弦故也。平人無寒熱，短氣不足以息者，實也。仲景《傷寒論》同。

胸痹之病，喘息欬唾，胸背痛，短氣，其脉沉而遲，關上小緊數者，栝樓湯主之。方：

栝樓一枚　薤白一斤　半夏半升(洗)　生薑四兩　枳實二兩(炙)

右五味，切，以白酨漿一斗，煮取四升，服一升，日三。《肘後》、仲景《傷寒論》無生薑、枳實、半夏等三味，同。《小品》云：用水一斗。忌羊肉、錫。(339—340)

《永樂大典》卷一○一一二《枳實》

《葛洪》治卒胸痹痛：

單用枳實一物，搗末方寸匕，日三夜一。(中華書局影印《永樂大典》11 册 310)

---

① 仲景肘後不用生薑枳實半夏：此即《肘後方》本篇第三方，又見於《金匱要略方》第九篇，方名"栝樓薤白白酒湯"。二書皆用酒煮，而非白酨漿。

治卒胃反嘔啘方第三十

《葛氏》治卒乾嘔不息。方：

破雞子去白，吞中黄數枚，即愈也。

又方：搗葛根，絞取汁，服一升許。

又方：一云①蔗汁，溫令熱，服一升，日三。一方，生薑汁，服一升。

又方：灸兩腕後兩筋中一穴②，名間使，各七壯。灸心主尺澤，亦佳。

又方：甘草　人參各二兩　生薑四兩

水六升，煮取二升，分爲三服。

治卒嘔啘又厥逆。方：

用生薑半斤（去皮切之）　橘皮四兩（擘之）

以水七升，煮三升，去滓。適寒溫，服一升，日三服。

又方：虆蕷藤斷之，當汁出，器承取，飲一升。生葛藤尤佳。

治卒啘不止。方：

飲新汲井水數升，甚良。

又方：痛爪③眉中夾④，間氣⑤也。

---

① 一云：二字似誤。《證類本草·甘蔗》作“甘”，義長。

② 一穴：《醫心方》卷九《治乾嘔方》作“一夫”。又，本條似有誤置，按慣例，針灸方當在藥方之後。

③ 爪：同“抓”。

④ 夾：《外臺秘要方》卷六《啘方》、《醫心方》卷九《治啘方》作“央”。可從。

⑤ 間氣：《外臺秘要方》卷六《啘方》作“閉氣”。義長。下文也有“閉氣”。

又方：以物刺鼻中各一分來許；皂莢内鼻中，令嚔①，差。

又方：但閉氣仰②引之。

又方：好豉二升，煮取汁，服之也。

又方：香蘇濃煮汁，頓服一二升，良。

又方：粱米三升，爲粉，井花水服之，良。

又方：用枇杷葉一斤，拭去毛，炙③，水一斗，煮取三升。服蘆根亦佳。

治食後喜嘔吐者：

燒鹿角灰二兩　人參一兩

搗末，方寸匕，日三服。《姚》同。

治人忽惡心不已。方：

薤白半斤　茱萸一兩　豉半升　米一合　棗四枚　枳實二枚鹽如彈丸

水三升，煮取一升半，分爲三服。

又方：但多嚼荳蔻子，及咬檳榔，亦佳。

治人胃反不受食，食畢輒吐出。方：

大黃四兩　甘草二兩

水二升，煮取一升半，分爲再服之。

治人食畢噫醋④及醋心。方：

人參一兩　茱萸半斤　生薑六兩　大棗十二枚

水六升，煮取二升，分爲再服也。

———————

① 嚔："嚏"俗字。

② 仰：《外臺秘要方》卷六《噦方》、《醫心方》卷九《治噦方第十八》作"抑"，可從。

③ 炙：《外臺秘要方》卷六《嘔噦方》作"蜜炙"。

④ 噫(ài)醋：謂胃酸返出口中。

噦①不止：

半夏（洗，乾）

末之，服一匕，則立止。

又方：乾薑六分　附子四分（炮）

搗，苦酒丸如梧子，服三丸，日三效。

附方

《張仲景方》治反胃嘔吐，大半夏湯：

半夏三升　人參三兩　白蜜一升

以水一斗二升，煎揚之一百二十遍，煮下三升半，溫服一升，日再。亦治膈間痰飲。

又方，主嘔噦，穀不得下，眩悸，半夏加茯苓湯：

半夏一升　生薑半斤　茯苓三兩（切）

以水七升，煎取一升半，分溫服之。

《千金方》治反胃，食即吐：

搗粟米作粉，和水，丸如梧子大七枚，爛煮，内醋中，細吞之，得下便已。麵亦得用之。

又方，治乾噦：

若手足厥冷，宜食生薑，此是嘔家聖藥。

治心下痞堅，不能食，胸中嘔噦：

生薑八兩（細切，以水三升，煮取一升）　半夏五合（洗去滑，以水五升，煮取一升）

二味合煮，取一升半，稍稍服之。

又方，主乾嘔：

---

① 噦（yuě）：乾嘔。

取羊乳一盃,空心飲之。

《斗門方》治翻胃①:

用附子一個(最大者),坐於塼上,四面著火漸逼②,碎③入生薑自然汁中;又依前火逼乾,復淬之,約生薑汁盡盡④半椀許。搗羅爲末,用粟米飲下一錢,不過三服,差。

《經驗方》治嘔逆反胃散:

大附子一個　生薑一斤

細剉,煮,研如麵糊,米飲下之。

又方:治丈夫婦人吐逆,連日不止,粥食湯藥不能下者,可以應用此候效摩丸:

五靈脂(不夾土石,揀精好者,不計多少)

搗羅爲末,研,狗膽汁和爲丸,如雞頭大,每服一丸,煎熱生薑酒,摩令極細,更以少生薑酒化以湯,湯藥令極熱,須是先做下粥,溫熱得所⑤。左手與患人藥喫,不得嗽⑥口,右手急將粥與患人喫,不令太多。

又方:碧霞丹治吐逆,立效:

---

①　翻胃:卽"反胃",本節標題亦作"胃反"。並指食入卽吐或延後嘔吐之症。

②　逼:通"煏"。火烘乾。《玉篇》:"煏,火乾也。"下"逼"字同此。

③　碎:《證類本草》卷十"附子"條同,當據後句校作"淬"。《嚴氏濟生方·嘔吐翻胃噎膈門》《普濟本事方·反胃嘔吐霍亂》載本方正作"淬"。淬:淬火。此指將烤乾的附子蘸入生薑汁中再取出。下"淬"字卽此義。

④　盡盡:《證類本草·附子》作"可盡",義長。《普濟方》卷三十六《胃腑門》同。

⑤　得所:得宜;適宜。

⑥　嗽:同"漱"。本處謂不得因藥汁苦辣而漱口吐去。

北來黃丹四兩，篩過，用好米醋半昇①，同藥入銚②内，煎令乾；却③用炭火三秤，就銚内煨④透紅，冷，取，研細爲末，用粟米飯丸，如桐子大，煎醋湯下七丸，不嚼，只一服。

《孫真人食忌》治嘔吐：

以白檳榔一顆（煨）　橘皮一分（炙）

爲末，水一盞，煎半盞服。

《廣濟方》治嘔逆不能食：

訶梨勒皮二兩（去核，熬）

爲末，蜜和丸，如梧桐子大，空心服二十丸，日二服。

《食醫心鏡》主脾胃氣弱，食不消化，嘔逆反胃，湯飲不下：

粟米半升（杵細）

水和丸，如梧子大，煮令熟，點少鹽，空心和汁吞下。

《金匱玉函方》治五噎⑤心膈氣滯，煩悶吐逆，不下食：

蘆根五兩，剉

以水三大盞，煮取二盞，去滓，不計時，溫服。

《外臺秘要方》治反胃：

昔幼年經患此疾，每服食餅及羹粥等，須臾吐出。貞觀許奉御兄弟及柴、蔣等家，時稱名醫，奉勑⑥令治，罄竭⑦各人所長，竟不能療。漸羸憊，候絕朝夕。忽有一衛士云：服驢小便

①　昇：當作“升”。

②　銚（diào）：煮水熬藥等用的炊具。

③　却：再，又。

④　煨：當作“煅”。

⑤　金匱玉函方治五噎：本條係從《證類本草·蘆根》條轉引，今傳《金匱玉函經》亦將本方作爲“附方”載入書末，並非《金匱玉函經》實有其方。

⑥　勑（chì）：亦作“敕（勑）”，帝王的詔書、命令。

⑦　罄竭：竭盡，用盡。

極驗，旦服二合，後食唯吐一半；晡時又服二合，人定①時食粥，吐即便定。迄至今日午時奏之。大内②中五六人患反胃，同服，一時俱差。此藥稍有毒，服時不可過多。承取尿，及熱③服二合，病深七日以來，服之良。後來療人，並差。

又方：治嘔：

麻仁三兩（杵，熬）

以水研，取汁，著少鹽喫，立效。李諫議用，極妙。

又方：治久患咳噫④，連咳四五十聲者：

取生薑汁半合，蜜一匙頭，煎令熟。溫服，如此三服，立效。

又方：治咳噫：

生薑四兩，爛搗，入蘭香葉二兩，椒末一錢匕，鹽和麪四兩，裹作燒餅熟煨，空心喫，不過三兩度，效。

《孫尚藥方》治諸吃噫⑤：

橘皮二兩（湯浸去瓤，剉）

以水一升，煎之五合，通熱頓服，更加枳殼一兩，去瓤炒，同煎之，服，效。

《梅師方》主胃反，朝食暮吐⑥，旋旋吐者：

以甘蔗汁七升，生薑汁一升，二味相和，分爲三服。

---

① 人定：古時段名。指天黑後的一段時間。約當亥時。
② 大内：皇宮。
③ 及熱：趁熱。
④ 咳（è）噫（ài）：呃逆，打嗝。非指咳嗽。參見第十三篇之注。
⑤ 吃噫：義同“呃噫”。呃逆、噫氣。
⑥ 朝食暮吐：道藏本、呂顒本、《醫方類聚》卷一〇四《嘔吐門一》此下皆有“暮食朝吐”四字。可從。

又方:治醋心:

檳榔四兩　橘皮二兩

細搗爲散,空心生蜜湯下方寸匕。

《兵部手集》治醋心,每醋氣上攻如釅醋①:

吳茱萸一合

水三盞,煎七分,頓服,縱濃,亦須強服。近有人心如蜇②破,服此方後,二十年不發。

輯佚

《外臺秘要方》卷六《乾嘔方》

《廣濟》療卒乾嘔不息方:

破雞子去白,吞中黃數枚則愈。《肘後》《備急》《張文仲》同。

又方:生葛根絞取汁服一升。

又方:甘蔗汁溫令熱服一升,日三服。一云甘草汁。《張文仲》同。(188)

《醫心方》卷九《治胃反吐食方第九》

《葛氏方》治胃反不受食,食畢輒吐出,方:

大黃四兩　甘草二兩

水三升,煮取一升半,分再服之。(206)

《醫心方》卷九《治惡心方第十四》

《葛氏方》治人忽惡心不已,方:

薤白半斤　茱萸一兩　豉半斤　米一合　棗四枚　枳實二枚
鹽如彈丸

---

① 釅(yàn)醋:淳濃的醋。
② 蜇:刺。

水三升，煮取一升半，分三服。

又方：但多嚼荳[豆]蔻[蔻]子及啖檳榔亦佳。(210)

《醫心方》卷九《治噫酢方第十五》

《葛氏方》人食畢噫酢及酢心方：

人參二兩　茱萸半升　生薑三兩　大棗十二枚

水六升，煮取二升，分再服。《集驗方》同之。(210)

《醫心方》卷九《治嘔吐方第十六》

《葛氏方》治卒嘔啘又厥逆方：

生薑半斤(切)　橘皮四兩

水七升，煮取三升，適寒溫，服一升，日三。(211)

《醫心方》卷九《治乾嘔方第十七》

《葛氏方》治乾嘔不息方：

搗葛根，絞汁，服一升許。

又方：灸兩手腕後兩筋中一夫，名間使，各七壯。(212)

《醫心方》卷九《治噦方第十八》

《葛氏方》治卒啘不止方[①]：

飲新汲井水數升。今案：《新錄方》云：服井華水二升。

又方：但閉氣抑引。

又方：痛爪[抓]眉中央，閉氣。

又方：好豉二升，煮取汁飲之。

又方：枇杷葉一斤，水一斗，煮取三升，再服。

又方：煮蘆根亦佳。今案：《千金方》：濃煮三斤飲汁。

又方：以物刺鼻中，若以少許皂莢内[納]鼻中，令嚏卽止。

(212)

---

① 治卒啘不止方：本篇與底本基本內容相同，只是文序有別。

治卒發黃疸諸黃病①第三十一

治黃疸方：

蕪菁子五升

搗篩，服方寸匕，日三，先後十日，愈之。

又方②：燒亂髮，服一錢匕，日三服。秘方，此治黃疸。

又方：搗生麥苗，水和，絞取汁，服三升，以小麥勝大麥，一服六七合，日三四。此酒疸也。

又方：取藜蘆著灰中炮之，令小變色，搗，下篩，末，服半錢匕，當小吐，不過數服。此秘方也。

又方：取小豆、秫米、雞屎白各二分

搗篩，爲末，分爲三服，黃汁當出，此通治面目黃，卽差。

疸病有五種，謂黃疸、穀疸、酒疸、女疸、勞疸③也。**黃汁**④**者，身體四肢微腫，胸滿不得汗，汗出如黃檗汗**⑤**，由大汗出，卒入水所致。方：**

豬脂一斤，溫令熱，盡服之，日三，當下，下則稍愈。

---

① 病：原書目錄此下有“方”字，合前後文例，可從。

② 又方：《外臺秘要方》卷四《黃疸方》作：“《肘後》療黃疸方：燒亂髮服方寸匕，日三，秘驗。酒飲並得。”

③ 黃疸……勞疸：《備急千金要方》卷十《傷寒發黃第五》、《醫心方》卷十《治黃疸方》作“黃汗、黃疸、穀疸、酒疸、女勞疸”，《證類本草·豚卵》引《肘後方》作“黃疸、穀疸、酒疸、黑疸、女勞疸”。

④ 汁：《證類本草·豚卵》引《肘後方》作“汗”。據上注引《醫心方》，亦當作“汗”。

⑤ 汗：六醴齋本、《證類本草·豚卵》引《肘後方》並作“汁”，當據改。

又方：梔子十五枚　栝蔞子三枚　苦參三分

搗末，以苦酒漬雞子二枚令軟，合黃白以和藥，搗丸，如梧子大，每服十丸，日五六，除熱，不吐，即下，自消也。

又方：黃雌雞一隻，治之，剉生地黃三斤，内腹中，急縛仰置銅器中，蒸令極熟，絞取汁，再服①之。

又方②：生茅根一把，細切，以豬肉一斤合作羹，盡啜食之。

又方：柞樹皮，燒末，服方寸匕，日三服。

又方：甘草一尺　梔子十五枚　黃檗十五分

水四升，煮取一升半，分爲再服。此藥亦治溫病發黃。

又方：茵陳六兩

水一斗二升，煮取六升，去滓，内大黃二兩，梔子十四枚，煮取三升，分爲三服。

又方：麻黃一把

酒五升，煮取二升半，可盡服，汗出，差。

若變成疸③者多死，急治之。方：

土瓜根，搗取汁，頓服一升，至三服④。須病汗，當小便去⑤；不爾，更服之。

---

① 再服：謂分兩次服用。

② 又方：《醫心方》卷十《治黃疸方》作"治黃疸一身面目悉黃如橘方"。

③ 若變成疸：《外臺秘要方》卷四《黑疸方》作"療黃疸變成黑疸"，《證類本草·王瓜》作"治黃疸變成黑疸"，二者一致。

④ 至三服：《證類本草·王瓜》引《肘後方》作"平旦服食後"，《外臺秘要方》卷四《黑疸方》作"平旦服至食時"。

⑤ 須病……便去：六醴齋本作"須發汗或小便去"，義長。《外臺秘要方》卷四《黑疸方》作"病從小便去則愈"；其下附記："先須量病人氣力，不得多服，力衰則起不得。"

穀疸者，食畢頭旋，心怫欝①不安而發黃，由失飢大食，胃氣衝燻所致。治之方：

茵陳四兩

水一斗，煮取六升，去滓，內大黃二兩，梔子七枚②，煮取二升，分三服，溺去黃汁，差。

又方：苦參三兩　龍膽一合

末，牛膽丸如梧子，以生麥汁服五丸，日三服。

酒疸者，心懊痛，足脛滿，小便黃，飲酒發赤斑黃黑，由大醉當風入水所致。治之方：

黃耆二兩　木蘭一兩

末之，酒服方寸匕，日三服。

又方：大黃一兩　枳實五枚　梔子七枚　豉六合

水六升，煮取二升，分爲三服。

又方：芫花　椒目等分　燒末，服半錢，日一兩遍。

女勞疸者，身目皆黃，發熱惡寒，小腹滿急，小便難，由大勞大熱交接，交接後入水所致。治之方：

消石　礬石等分

末，以大麥粥飲服方寸匕。日三，令小汗出，小便當去黃汁也。

又方③：亂髮如雞子大，豬膏半斤，煎令消盡，分二服。

---

① 怫（fú）欝：憂鬱不舒。

② 七枚：《醫心方》卷十《治黃疸方》作“二七枚”。

③ 又方：《外臺秘要方》卷四《諸黃方》作“仲景《傷寒論》諸黃，豬膏髮煎主之方”。

附方

《外臺秘要方》治黃疸：

柳枝，以水一斗，煮取濃汁半升，服令盡。

又方：治陰黃汗染衣，涕唾黃：

取蔓菁子，搗末，平旦以井花水服一匙，日再。加至兩匙，以知爲度。每夜小便，重浸少許帛子，各書記日，色漸退白，則差。不過服五升。

《圖經》曰：黃疸病及狐惑病，並豬苓散主之：

豬苓　茯苓　术等分

杵末，每服方寸匕，水調下。

《食療》云，主心急黃：

以百合蒸過，蜜和食之，作粉尤佳。紅花者名山丹，不堪食。

治黃疸：

用秦艽一大兩，細剉，作兩貼子，以上好酒一升，每貼半升酒，絞取汁，去滓，空腹分兩服，或利便止，就中①好酒人易治。凡黃有數種，傷酒曰酒黃；夜食誤食鼠糞，亦作黃；因勞發黃，多痰涕，目有赤脉，日益憔悴，或面赤惡心者是。崔元亮用之，及治人皆得②，方③極效。秦艽須用新羅文④者。

---

① 就中：其中。

② 得：六醴齋本作“此”，連下文。

③ 方：《醫方類聚》卷一三二《黃疸門二》作“力”，屬上，義長。

④ 新羅文：道藏本、四庫本並作“新好羅文”，當從。“文”同“紋”。

《傷寒頻要①》療男子婦人黃疸病，醫不愈，耳目②悉黃，食飲不消。胃中脹熱，生黃衣，在胃中有乾屎使病爾：

用煎豬脂一小升，溫熱頓服之，日三。燥屎下去，乃愈。

又方：治黃百藥不差：

煮驢頭熟，以薑虀啖之，并隨多少飲汁。

又方：治黃疸，身眼皆如金色：

不可使婦人雞犬見，取東引桃根，切細如箸若釵股③以下者一握，以水一大升，煎取一小升，適溫，空腹頓服。後三五日，其黃離離④如薄雲散，唯眼最後差，百日方平復。身黃散後，可時時飲一盞清酒，則眼中易散。不飲則散遲。忌食熱麵、豬、魚等肉。此是徐之才家秘方。

《正元廣利方⑤》療黃，心煩熱，口乾，皮肉皆黃：

以秦艽十二分，牛乳一大升，同煮，取七合，去滓。分溫再服，差。此方出於許人則。

---

① 傷寒頻要：六醴齋本、四庫本、《醫方類聚》卷一三二《黃疸門二》並作“傷寒類要”，與《證類本草·豚卵》條相合，當據改。

② 耳目：《證類本草·豚卵》條同。《外臺秘要方》卷四《黃疸方》作“身目”，義長。

③ 箸若釵股：筷子或釵股。箸，今稱筷子；釵股，古人固定頭髮的釵，多有兩股。

④ 離離：消散貌。

⑤ 正元廣利方：書名。原名“貞元集要廣利方”，亦稱“貞元廣利方”。唐代李適撰於貞元十二年(796)，以此得名。歷史傳抄中因避宋仁宗趙禎嫌名諱改“貞”爲“正”。

輯佚

《外臺秘要方》卷四《黄疸遍身方》

《肘後》療黄疸者，一身面目悉黄如橘柚，暴得熱，外以冷迫之，熱因留胃中，生黄衣，熱熏上所致。方：

豬脂一升

右一味，成煎者，溫令熱，盡服之，日三，燥屎當下，下則稍愈，便止。與前《近效方》同。《備急》《崔氏》同。(140)

《外臺秘要方》卷四《瘴黄①方》

《必效》……又療瘴黄汗染衣，涕唾黄者，方：

取蔓菁子搗細末，平旦以井花水和一大匙服之，日再，漸加至兩匙，以知爲度。每夜小便裏浸少許帛，各書記日，色漸退白，則差。不過服五升以來必差。李潤洲傳，極效。《備急》《肘後》《張文仲》《深師》同。(142)

《外臺秘要方》卷四《酒疸方》

仲景《傷寒論》酒癉者，心中懊憹，或熱痛，梔子枳實豉大黄湯主之，方：

梔子七枚　枳實五枚　香豉一升　大黄一兩

右四味切，以水六升，煮取二升，去滓，溫服七合，日三服。《肘後》《千金》同。

《肘後》療酒疸者，心中懊痛，足脛滿，小便黄，飲酒面發赤斑黄黑，由大醉當風入水所致。黄耆散方：

黄耆二兩　木蘭皮一兩

---

① 瘴黄：卽"陰黄"。《外臺秘要方》本篇引《病源》"瘴黄"論，《諸病源候論》卷十二正作"陰黄"。

右二味爲散，酒服方寸匕，日三。《備急》《文仲》同。(144)

《醫心方》卷十《治黃疸方第廿五》

《葛氏方》云：黃病有五種，謂黃汗、黃疸、穀疸、酒疸、女勞疸也。

又云，治黃疸一身面目悉黃如橘方：

生茅根一把細切，以豬宍[肉]一斤合作羹盡食。今案：《范汪方》：治年六十以上一服愈。

又方：搗生麥苗，水和絞取汁，服三升，小麥勝大麥。今案：《范汪方》：不和水。(231)

○灸黃疸法：

《葛氏方》灸脾俞百壯(穴在第十一椎下兩旁一寸半)。

又方：灸手太陰，隨年壯(穴在手小指端)；

又方：灸錢孔百壯(穴度乳至齊[臍]，中屈筋[筋]頭骨是)；

又方：灸胃管百壯(穴在鳩尾齊[臍]中已[以]上。)《千金方》《小品方》同之。(232)

《醫心方》卷十《治黃汗方第廿六》

《醫門方》療黃汗：黃汗之病狀，如風水，其脉沉遲，皮膚冷，手足微厥，面目四支[肢]皮膚皆腫，胸中滿，方：

夕[芍]藥八兩　桂心三兩　黃耆五兩　苦酒五合

以水七升，煮取三升，飲一升。心當煩，勿怪。至六七日卽差[瘥]。今案：《葛氏方》夕[芍]藥三兩，苦酒一升。《僧深方》苦酒二升，水二斗。(232)

《醫心方》卷十《治穀疸方第廿七》

《葛氏方》治穀疸方：

茵陳蒿四兩，水一斗，煮得六升，去滓，內[納]大黃二兩，支[梔]子二七枚，煮服二升，分三服，溺當去黃汁。(232)

《醫心方》卷十《治酒疸方第廿八》

《千金方》治飲酒食少飲多澹結，發黃疸，心中懊憹而不甚熱，或乾嘔，枳實大黃湯①下之，方：

枳實九枚　　大黃二兩　　豆豉半升　　支[梔]子十枚

右四味，以水六升，煮取二升，分三服。今案：《葛氏方》大黃一兩，枳實五枚，支[梔]子七枚，豉一升。（232）

《醫心方》卷十《治女勞疸方第廿九》

《千金方》云：黃疸日晡發熱惡寒，少腹急，體黃顏黑，大便溏黑，足心熱，此爲女勞也，腹滿者難治，治之方：

滑石　　石膏②

右二味，分等，治③，以大麥粥汁服方寸匕，日三，小便極利則差[瘥]。今案：《葛氏方》有消石、樊[礬]石；《小品方》有石膏，無樊[礬]石；《范汪方》有樊[礬]石，無石膏。（233）

《醫心方》卷十《治黑疸方第卅》

《葛氏方》治黑疸者多死，急治之方：

土瓜根搗絞取汁，頓服一升，至三升頃，病當隨小便去，不去更服之。今案：《范汪方》云：黑疸甚困，醫所不治，治之立愈。（233）

《證類本草》卷九《王瓜》

《肘後方》治黃疸變成黑疸，醫所不能治：

----

①　枳實大黃湯：本方已見於上引《外臺秘要方》引《仲景傷寒論》酒疸方。描述與用量皆有差別。

②　滑石石膏：“滑”字原寫作“消”，删字後改“滑”。按《備急千金要方》卷十《傷寒發黃第五》治女勞疸有相連兩方，前方用“消石礬石”，本條所錄爲後方，用“滑石石膏”。“今案”所注《葛氏方》有消石、樊[礬]石，似指四味皆有。

③　治：《醫心方》原書旁注：“冶歟？”按，古方書表示藥物炮製加工，早前作“冶”，後作“治”。《醫心方》引錄古籍以“冶”爲多。

土瓜根汁，頓服一小升。平旦服，食後須病汗[①]，當小便出，愈。不爾，再服。(220)

《證類本草》卷十五《亂髮》

《肘後方》治黃疸：

燒亂髮灰，水調服一錢匕，日三服。秘方。

又方：女勞疸，身目皆黃，發熱惡寒，小腹滿急，小便難，由大熱大勞、交接後入水所致：

亂髮如雞子大，豬脂半斤，煎令盡，分二服。(363)

治卒患腰脅痛諸方第三十二

《葛氏》治卒腰痛諸方，不得俛仰方：

正立倚小竹，度其人足下至臍，斷竹，及[②]以度後當脊中，灸竹上頭處，隨年壯。畢，藏竹，勿令人得矣。

又方：鹿角長六寸，燒，搗末，酒服之。鹿茸尤佳。

又方：取鼈甲一枚，炙，搗篩，服方寸匕，食後，日三服。

又方：桂八分　牡丹四分　附子二分

搗末，酒服一刀圭，日再服。

治腎氣虛衰，腰脊疼痛，或當風臥濕，爲冷所中，不速治，

---

① 須便汗：此語不通。參見正文同條注文與《醫心方》上條。

② 及：據《醫心方》卷六《治卒腰痛方第七》，當作“反”。

流入腿膝,爲偏枯冷痹,緩弱,宜速治之。方①:

獨活四分　附子一枚(大者,炮)　杜仲　茯苓　桂心各八分
牛膝　秦艽　防風　芎藭　芍藥六分②　細辛五分　乾地黄十
分(切)

水九升,煮取三升,空腹分三服,如行八九里進一服,忌如
前,頓服三劑。

治諸腰痛,或腎虚冷,腰疼痛,陰萎方:

乾漆(熬煙絕)　巴戟天(去心)　杜仲　牛膝各十二分　桂心
狗脊　獨活各八分　五加皮　山茱萸　乾薯蕷各十分　防風
六分　附子四分

煉蜜丸,如梧子大,空腹酒下二十丸,日再。加減,以知爲
度也,大效。

脅痛如打方:

大豆半升,熬令焦,好酒一升,煮之令沸,熟③飲取醉。

又方:芫花　菊花等分　躑躅花半斤

布囊貯,蒸令熱,以熨痛處,冷復易之。

又方:去窮骨上一寸,灸七壯,其左右一寸,又灸七壯。

---

①　本方:《外臺秘要方》卷十七《腎虚腰痛方》引《古今錄驗》名"獨活續斷
湯",主治爲:"療腰痛,皆猶[由]腎氣虚弱,臥冷濕地,當風所得,不時差,久久
流入脚膝,冷痹疼弱重滯,或偏枯,腰脚疼攣,脚重急痛"。全方十五味藥,附注
云:"《肘後》有附子,無續斷、甘草、牛膝、人參、當歸,止十二味。"今本篇所存又
有變化。參見本篇輯佚第一條《備急千金要方》、第二條《外臺秘要方》引方及
其附注。

②　六分:當作"各六分"。

③　熟:四庫本作"熱"。

又,積年久痛[1],有時發動方:

乾地黃十分　甘草五分　乾漆五分　水[2]五分　桂一尺

搗篩,酒服一匕,日三服。

又方:六七月取地膚子,陰乾,末,服[3]方寸匕,日五六服。

治反腰有血痛方:

搗杜仲三升許,以苦酒和,塗痛上,乾復塗;并灸足腫[4]白肉際,三壯。

治臂[5]腰痛

生葛根,嚼之,咽其汁,多多益佳。

又方:生地黃,搗,絞取汁三升,煎取二升,内蜜一升,和一升,日三服,不差,則更服之。

又方:灸腰眼中,七壯。

臂腰者,猶如反腰,忽轉而俛[6]之。

治腰中常冷,如帶錢方:

甘草　乾薑各二兩　茯苓　术各四兩

水五升,煮取三升,分爲三服。《小品》云:溫。[7]

---

① 痛(chèn):即"疢",《證類本草·地膚子》即作"疢"。"疢","疹"之俗字。此處借作"疢",指疾病。六醴齋本、四庫本均作"痛"。

② 水:爲"术"的誤字。《外臺秘要方》卷十七《久腰痛方》作"白术"。義長。

③ 服:《證類本草·地膚子》作"酒服"。

④ 腫:《醫心方》卷六《治㿉腰方》作"踵"。踵,脚跟。當從。

⑤ 臂(guì)腰痛:指突發性腰痛。《諸病源候論》卷五《腰背病諸侯》:"卒然傷腰致痛,謂臂腰。"《醫心方》卷六《治㿉腰痛方》引作"㮨(概)腰痛"。

⑥ 俛:通"踠(wò)",又作"踤",筋骨折傷。《醫心方》卷六《治㿉腰痛方》作"挽"。

⑦ 小品云溫:本句語義不完整,似有誤。

治脅卒痛如打方：

以繩橫度兩乳中間，屈繩從乳橫度，以趁^①痛脅下，灸繩下屈處，三十壯，便愈。此本在雜治中。

《隱居效方》腰背痛方：

杜仲一斤（切）

酒二斗，漬十日，服三合。

附方

《千金方》治腰脚疼痛：

胡麻一升（新者）

熬令香，杵篩，日服一小升，計服一斗，即永差。酒飲、蜜湯、羹汁皆可服之，佳。

《續千金方》治腰膝疼痛傷敗：

鹿茸（不限多少）

塗酥，灸紫色，爲末，溫酒調下一錢匕。

《經驗方》治腰脚痛：

威靈仙一斤（洗，乾）

好酒浸七日，爲末，麵糊丸桐子大，以浸藥酒，下二十丸。

《經驗後方》治腰疼神妙。

用破故紙^②，爲末，溫酒下三錢匕。

又方，治腎虛腰脚無力：

生栗，袋貯，懸乾，每日平明^③喫十餘顆，次喫豬腎粥。

---

①　趁：同"趂"。此指移向。《醫心方》卷六《治㿏腰痛方》作"起"。
②　破故紙：中藥補骨脂的別名。
③　平明：平旦，黎明。按："平旦"爲時段名，稱"平明"可能是避李旦諱之改稱。

又方，治丈夫腰膝積冷痛，或頑麻無力：

菟絲子(洗，秤)一兩　牛膝一兩

同浸於銀器內，用酒過一寸，五日曝乾，爲末，將元①浸酒，再入少醇酒作糊，搜和丸，如梧桐子大，空心酒下二十丸。

《外臺秘要方》療腰痛：

取黃狗皮，炙，裹腰痛處，取暖徹爲度，頻卽差也。《徐伯玉方》同。

《斗門方》治腰痛：

用大黃半兩，更入生薑半兩，同切如小豆大，於鐺內炒令黃色，投水兩椀，至五更初，頓服，天明取下②腰間惡血物，用盆器貯，如雞肝樣，卽痛止。

又方，治腰重痛：

用檳榔，爲末，酒下一錢。

《梅師方》治卒腰痛，暫③轉不得：

鹿角一枚，長五寸，酒二升，燒鹿角令赤，內酒中，浸一宿，飲之。

崔元亮《海上方》治腰脚冷風氣：

以大黃二大兩，切如碁子，和少酥炒，令酥盡入藥中，切不得令黃焦，則無力，搗篩，爲末，每日空腹以水大三合，入生薑兩片如錢，煎十餘沸，去薑，取大黃末兩錢，別置椀子中，以薑湯調之，空腹頓服。如有餘薑湯，徐徐呷之令盡，當下冷膿多惡物等，病卽差，止。

古人用毒藥攻病，必隨人之虛實而處置，非一切而用也。

---

① 元：同"原"，原先。

② 取下：瀉下。

③ 暫：突然。"暫轉不得"，卽需要慢慢扭轉。

姚僧垣初仕,梁武帝因發熱,欲服大黃。僧垣曰:大黃乃是快藥,至尊年高,不可輕用。帝弗從,幾至委頓①。元帝常有心腹疾,諸醫咸謂宜用平藥,可漸宣通。僧垣曰:脉洪而實,此有宿食,非用大黃無差理。帝從,而遂愈。以此言之,今醫用一毒藥而攻衆病,其偶中病,便謂此方之神奇;其差誤,乃不言用藥之失。如此者衆矣,可不戒哉!

《修真方》神仙方:

菟絲子一斗,酒一斗,浸良久,漉出暴乾,又浸,以酒盡爲度。每服二錢,溫酒下,日二服,後喫三五匙水飯壓之。至三七日加至三錢匕,服之令人光澤,三年,老變爲少。此藥治腰膝去風,久服延年。

輯佚

《備急千金要方》卷八《偏風第四》

治腰背痛獨活寄生湯。夫腰背痛者,皆猶腎氣虛弱,臥冷濕地當風所得也。不時速治,喜流入脚膝,爲偏枯冷痹,緩弱疼重,或腰痛攣②脚重痹,宜急服此方:

獨活三兩　寄生《《古今錄驗》用續斷）　杜仲　牛膝　細辛秦芁　茯苓　桂心　防風　芎藭　人參　甘草　當歸　芍藥乾地黃各二兩

右十五味,㕮咀,以水一斗,煮取三升,分三服,溫身勿冷也,喜虛下利者,除乾地黃;服湯,取蒴藋葉火燎,厚安席上,及熱眠上,冷復燎之。冬月取根、春取莖,熬,臥之佳。其餘薄熨

---

① 委頓:疲困。
② 攣:《婦人大全良方》卷四《婦人腰痛方論第七》作"拘攣",義長。

不及蒴藋蒸也,諸處風濕亦用此法。新産竟便患腹痛不得轉動,及腰脚攣痛不得屈伸痹弱者,宜服此湯,除風消血也。《肘後》有附子一枚大者,無寄生、人參、甘草、當歸。(166—167)

《外臺秘要方》卷十七《腎虛腰痛方》

《古今錄驗》療腰痛,皆猶[由]腎氣虛弱,臥冷濕地,當風所得,不時差,久久流入脚膝,冷痹疼弱重滯,或偏枯,腰脚疼攣,脚重急痛,獨活續斷湯方:

獨活二兩　續斷二兩　杜仲二兩　桂心二兩　防風二兩　芎藭三兩　牛膝二兩　細辛二兩　秦艽三兩　茯苓三兩　人參二兩　當歸二兩　芍藥二兩(白者)　乾地黃三兩　甘草三兩(炙)

右十五味,切,以水一斗,煮取三升,分三服。溫將息,勿取冷,宜用蒴藋葉火燎,厚安牀上,及熱臥上,冷卽易之。冬月取根搗用,事須熬之。忌蕪荑、生葱、生菜、海藻、菘菜、酢物。《肘後》有附子,無續斷、甘草、牛膝、人參、當歸,止十二味。(469—470)

《醫心方》卷六《治卒腰痛方第七》

《千金方》……治腰脊疼不隨方:

鹿角去上皮取白者,熬黃,末,酒服方寸匕,日三。特禁生魚,餘不禁。新者良,陳者不服①,角中黃處亦不中服,大大神良。今案:《葛氏方》:鹿茸尤佳。(155)

○《葛氏方》治卒腰痛不得俛[俯]仰方:

正倚立,以竹度其人足下至齊[臍],斷竹,反以度之背後,當脊中,灸竹上頭處,追[隨]年壯。畢,藏竹,勿令人得之。

――――――――

① 不服:《備急千金要方》卷十九《腰痛第七》作"不任服",當據補"任"字。

又方：去窮骨①一寸，灸七壯。其左右各一寸，灸七壯。
(156)

《醫心方》卷六《治㿉[臀]腰痛方第八》

《葛氏方》云：㿉[臀]腰②者，是反腰忽動轉而挽③之。

治㿉[臀]腰痛欲死方：

生葛根削之，嚼咽其汁，多多益佳。

又方：生地黄搗絞取三升，煎得二升，内[納]白蜜一升，日三服。不差[瘥]更作。

又云，治反腰有血痛方：

搗桂④，下篩[篩]三升許，以苦酒和以塗痛上，乾復塗。

又方：灸足踵白宍[肉]際三壯。(156)

《證類本草》卷二十五《生大豆》

《肘後方》治腰脅卒痛、背痛：

大豆二升，酒三升，煮取二升，頓服，佳。(486)

治虛損羸瘦不堪勞動方第三十三

治人素有勞根⑤，苦作便發，則身百節皮膚，無處不疼痛，或熱筋急。方：

取白柘東南行根一尺，刮去上皮，取中間皮以燒屑，亦可

---

① 窮骨：尾骶骨。
② 㿉腰：同"臀（ɡuì）腰"，突發性腰痛，俗稱"岔氣"。
③ 挽：同"踠（wò）"，又作"踠"。筋骨扭傷、折傷。
④ 桂：《證類本草·桂》同，《肘後方》本篇作"杜仲"。
⑤ 勞根：謂虛勞的病根。

細切搗之。以酒服三方寸匕，厚覆取汗，日三服。無酒，以漿服之。白柘，是柘之無刺者也。

治卒連時不得眠方：

暮以新布火炙以熨目，并蒸大豆，更番囊貯枕，枕冷復更易熱，終夜常枕熱豆，即立愈也。

此二條本在雜治中，並皆虛勞，患此疾，雖非乃飆急①，不即治，亦漸瘵人。後方勞救，爲力數倍，今故略載諸法。

凡男女因積勞虛損，或大病後不復常，若四體沉滯，骨肉疼酸，吸吸②少氣，行動喘惙③；或小腹拘急，腰背強痛，心中虛悸，咽乾唇燥，面體少色；或飲食無味，陰陽廢弱④，悲憂慘戚，多臥少起。久者積年，輕者纏百日，漸至瘦削，五藏氣竭，則難可復振。治之湯方：

甘草二兩　桂三兩　芍藥四兩　生薑五兩（無者，亦可用乾薑）大棗二七枚

以水九升，煮取三升，去滓。內飴八兩，分三服，間日復作一劑，後可將諸丸散耳。黃耆加二兩，人參二兩，爲佳。若患痰滿及溏泄，可除飴耳。《姚》同。

又方：烏雌雞一頭（治如食法），以生地黃一斤（切）、飴糖二升內腹內，急縛⑤，銅器貯，甑中蒸五升米久。須臾取出，食肉，飲汁，勿啖鹽，三月三度作之。《姚》云：神良，並止盜汗。

---

① 雖非乃飆急：六醴齋本作"雖非急飆，若"。四庫本作"雖非飆急，若"，可從。

② 吸吸：呼吸短促貌。

③ 喘惙（chuò）：喘促氣短。惙，短氣貌。

④ 陰陽廢弱：指性機能下降或全廢。

⑤ 急縛：緊緊綁紮。

又方:甘草一兩　白术四兩　麥門冬四兩　牡蠣二兩　大棗二十枚　膠三兩

水八升,煮取二升,再服。

又方:黃耆　枸杞根白皮　生薑三兩①　甘草　麥門冬桂各二兩　生米三合

水九升,煮取三升,分四服。

又方:羊腎一枚(切)　术一升

以水一斗,煮取九升,服一升,日二三服,一日盡。冬月分二日服,日可再服。

又,有建中腎瀝湯法諸丸方:

乾地黃四兩　茯苓　薯蕷　桂　牡丹　山茱萸各二兩　附子　澤瀉一兩②

搗,蜜丸,如梧子,服七丸,日三,加至十丸。

此是張仲景八味腎氣丸方,療虛勞不足,大傷飲水,腰痛,小腹急,小便不利。又云,長服卽去附子,加五味子,治大風冷。

又方:苦參　黃連　菖蒲　車前子　悲冬③　枸杞子各一升

搗,蜜丸如梧子大,服十丸,日三服。

有腎氣大丸法諸散方:

术一斤　桂半斤　乾地黃　澤瀉　茯苓各四兩

搗篩,飲服方寸匕,日三兩服,佳。

又方:生地黃二斤　麵一斤

---

① 三兩:當作"各三兩"。
② 一兩:當作"各一兩"。
③ 悲冬:道藏本、呂顒本、六醴齋本、四庫本、《醫方類聚》卷一五一《諸虛門九》並作"忍冬",當據改。

搗,炒乾,篩,酒服方寸匕,日三服。

附方

枸①杞子酒,主補虚,長肌肉,益顏色,肥健人,能去勞熱:
用生枸杞子五升,好酒二斗。研,搦②,匀碎,浸七日,漉去滓,飲之。初以三合爲始,後卽任意飲之。《外臺秘要方》同。

《食療》補虚勞,治肺勞,止渴,去熱風:
用天門冬(去皮心),入蜜煮之,食後服之。若曝乾入蜜丸,尤佳。亦用洗面,甚佳。

又方:雀卵白,和天雄末、菟絲子末,爲丸,空心酒下五丸。
主男子陰痿不起,女子帶下,便溺不利,除疝瘕,決癰腫,續五藏氣。

《經驗方》暖精氣,益元陽:
白龍骨　遠志等分
爲末,煉蜜丸,如梧桐子大,空心臥時冷水下三十丸。

又方,除盜汗及陰汗:
牡蠣,爲末,有汗處粉之。

《經驗後方》治五勞七傷,陽氣衰弱,腰脚無力,羊腎蓯蓉羹法:
羊腎一對(去脂膜,細切)　肉蓯蓉一兩(酒浸一宿,刮去皺皮③,細切)
相和作羹,葱白、鹽、五味等,如常法事治④,空腹食之。

---

① 枸:本條漏寫出處。《證類本草·枸杞》引自"聖惠方",可據補。
② 搦(nuò):按壓。
③ 皺(cūn)皮:皺縮的表皮。
④ 如常法事治:謂按日常做羹的方法加工。

又方:治男子女人五勞七傷,下元久冷,烏髭鬢,一切風病,四肢疼痛,駐顏壯氣:

補骨脂一斤,酒浸一宿,放乾,却用烏油麻一升,和炒,令麻子聲絶,即播①去,只取補骨脂爲末,醋煮麵糊丸,如梧桐子大,早晨溫酒,鹽湯下二十丸。

又方,固陽丹:

菟絲子二兩(酒浸十日,水淘②,焙乾爲末)　更入杜仲一兩(蜜炙)

搗,用薯蕷末,酒煮爲糊,丸如梧桐子大,空心用酒下五十丸。

《食醫心鏡》益丈夫,興陽,理腿膝冷:

淫羊藿一斤

酒一斗浸,經三日,飲之,佳。

《御藥院》治脚膝風濕,虛汗少力,多疼痛及陰汗:

燒礬作灰,細研末,一匙頭,沸湯投之,淋洗痛處。

《外臺秘要方》補虛勞,益髓,長肌,悅顏色,令人肥健:

鹿角膠(炙)

搗爲末,以酒服方寸匕,日三服。

又,治骨蒸:

桃仁一百二十枚(去皮、雙人③、留尖)

杵和爲丸,平旦井花水頓服令盡,服訖,量性飲酒令醉,仍須喫水,能多最精。隔日又服一劑,百日不得食肉。

又,骨蒸亦曰内蒸,所以言内者,必外寒内熱附骨也,其根

---

① 播:通"簸"。利用風力揚去麻子。
② 水淘:六醴齋本在"菟絲子二兩"下,義勝,當從。
③ 雙人:謂核中有兩個果仁的。"人",用同"仁"。

在五臟六府之中，或皮燥而無光。蒸作之時，四肢漸細，足胅①腫者。

石膏十分，研如乳法，和水②服方寸匕，日再，以體涼爲度。

崔元亮《海上方》療骨蒸鬼氣：

取童子小便五大斗（澄過）　青蒿五斗（八月九月採，帶子者最好，細剉）

二物相和，内好大釜中，以猛火煎取三大斗，去滓，浄洗釜，令乾，再瀉汁，安釜中，以微火煎，可③二大斗。卽取豬膽十枚，相和煎一大斗半，除火待冷，以新瓷器貯，每欲服時，取甘草二三兩，熟炙，搗末，以煎和，搗一千杵爲丸。空腹粥飲下二十丸，漸增至三十丸，止。

輯佚

《備急千金要方》卷十七《肺虚實第二》

治肺虚寒，厲風所傷，語聲嘶塞，氣息喘憊，欬唾，酥蜜膏酒止氣嗽通聲方……又方④：

豬胰三具　大棗百枚

右二味，以酒五升漬之，秋冬七日，春夏五日出⑤，布絞去滓，七日服盡。二七日忌鹽，羊胰亦得。治欬嗽胸脅支滿多喘

---

①　胅：道藏本、吕顒本、四庫本並同，六醴齋本作"肤"。當作"跌"，同"跗"，脚背。

②　水：六醴齋本作"冰"。按此證爲骨蒸發熱，其治療要求"體涼爲度"，故作"冰"似可從。

③　可：大約。

④　本方：已見於本篇正文，用治"久咳嗽上氣"，主治與用法不同。

⑤　出：《外臺秘要方》卷十《肺虚寒方》作"生"，屬下。

上氣,尤良。《肘後》方治久欬上氣二十年諸治不差者。(306)

〇治肺與大腸俱不足,虛寒乏氣,小腹拘急,腰痛羸瘠百病,小建中湯方:

大棗十二枚　生薑三兩　甘草二兩　桂心三兩　芍藥六兩

右五味,㕮咀,以水八升,煮取三升,去滓,内糖八兩,煮三沸,分三服。《肘後》用黄耆、人參各二兩,名黄耆建中湯。(308)

《備急千金要方》卷十七《氣極第四》

治氣極虛寒,皮痹不已,内舍於肺,寒氣入客於六腑,腹脹虛滿,寒冷積聚百病,大露宿丸①方:

礜石(《肘後》作礬石)　乾薑　桂心　皂莢　桔梗　附子各三兩

右六味,末之,蜜丸酒服如梧子十丸,日三,漸加之。慎熱及近火等。

治氣極虛寒,澼飲,胸中痰滿,心腹痛,氣急,不下飲食,硫黄丸②方:

硫黄　礜石　乾薑　附子　烏頭　桂心　細辛　白术　桔梗　茯苓各二兩

右十味,末之,蜜丸如梧子,酒服十丸,日三,漸加之,以知爲度。《肘後》無白术、桔梗、茯苓,用吴茱萸、蜀椒、人參、皂莢、當歸十二種爲丸,用治人大冷、夏月温飲食不解衣者。(308—309)

《備急千金要方》卷十九《補腎第八》

凡男女因積勞虛損,或大病後不復,常苦四體沈滯,骨肉疼酸,吸吸少氣,行動喘惙;或少腹拘急,腰背强痛,心中虛悸,

---

① 大露宿丸:《肘後方》第二十七篇,名“露宿丸”,二文基本一致。

② 硫黄丸:《肘後方》第二十七篇有本方,方劑組成與文下附注相合。

咽乾脣燥，面體少色；或飲食無味，陰陽廢弱，悲憂慘戚，多臥少起，久者積年，輕者百日，漸致瘦削，五藏氣竭，則難可復振，治之以小建中湯。方：

甘草一兩　桂心三兩　芍藥六兩　生薑三兩　大棗十二枚膠飴一升

右六味，㕮咀，以水九升，煮取三升，去滓，内膠飴，一服一升，日三。間三日復作一劑，後可將諸丸散。《仲景》云：嘔家不可服。《肘後》云：加黄耆、人參各二兩爲佳。若患痰滿及溏泄，可除膠飴。《胡洽方》有半夏六兩，黄耆三兩。《古今錄驗》名芍藥湯。（349—350）

〇八味腎氣丸，治虛勞不足，大渴欲飲水，腰痛小腹拘急，小便不利，方：

乾地黄八兩　山茱萸　署預各四兩　澤瀉　牡丹皮　茯苓各三兩　桂心　附子各三兩

右末之，蜜丸如梧子，酒下十五丸，日三，加至二十五丸。《仲景》云：常服去附子，加五味子。《姚公》云：加五味子三兩，蓯蓉四兩。《張文仲》云：五味子、蓯蓉各四兩。《肘後方》云：地黄四兩，附子、澤瀉各一兩，餘各二兩。（355）

《外臺秘要方》卷十六《筋實極方》

《千金》……又療筋實極則手足爪甲或青或黄，或黑烏黯，四肢筋急煩滿，地黄煎方：

生地黄汁三升　生葛汁一升（澄清）　生玄參汁一升　大黄二兩　栀子仁　升麻　麻黄（去節）　犀角（屑）各三兩　石膏五兩（碎）　芍藥四兩

右十一味，切，以水七升，煮取二升，去滓，下地黄汁一兩沸，次下葛汁等煎，取三升，分爲三服，日再。忌蕪荑。《删繁》《肘後》同。（435）

《外臺秘要方》卷十六《溫脾丸主脾胃中冷及不足方》

《千金翼》……又溫脾丸，主脾胃氣弱，大腹冷則下痢，少腹熱則小便難，氣䐜①腹滿，喘氣虛乏，乾嘔不得食，溫中消穀，療脾益氣方：

法麴(熬)　吳茱萸　小麥蘗各五合(熬)　枳實三枚(炙)　甘草(炙)　桂心　厚朴(炙)　當歸　茯苓各三兩　細辛　乾薑　麥門冬(去心)　人參　桔梗　附子各一兩(炮)

右十五味，搗篩，蜜和丸如梧子，空腹飲服七丸，日三，亦可加大黃二兩。忌海藻、菘菜、豬肉、冷水、生葱、生菜、酢物。《文仲》《肘後》同。(444)

《外臺秘要方》卷十六《腎勞熱方》

《千金》療腎勞熱，陰囊生瘡，麻黃根粉方：

麻黃根三兩　石硫黃三兩(研)　米粉五合

右三味，搗下篩，合研，安絮如常用粉法撲瘡上，粉濕更撲之。《删繁》《肘後》同。(450)

《醫心方》卷九《治少氣方第四》

《葛氏方》治卒乏氣、氣不復報、肩息方：

乾薑三升

㕮咀，以酒一升漬之，服一升，日三。

又方：度手母指折度心下，灸三壯即差[瘥]。

又方：麻黃三兩

先以水五升，煮一沸，去沫，乃内[納]甘草二兩，杏人六十枚，煮取二升半，三服。(202)

---

① 氣䐜：腸鳴。"䐜"，通"響"。

《醫心方》卷十三《治虚勞不得眠方第七》

《葛氏方》云：治卒苦連時不得眠方：

暮以新布火炙熨目，并蒸大豆，囊盛枕之，冷復易，終夜常枕，立愈。(287)

治脾胃虚弱不能飲食方第三十四

治卒得食病，似傷寒，其人但欲臥，七八日不治殺人。方：

按其脊兩邊有陷處，正灸陷處兩頭，各七壯，即愈。

治食魚鱠①及生肉，住胸膈中不消化，吐之又不出，不可留，多使成癥。方：

朴消（如半雞子）一枚　　大黄一兩

凡二物，㕮咀，以酒二升，煮取一升，去滓，盡服之，立消。若無朴消者，芒消代之，皆可用。

治食生冷雜物，或寒時衣薄當風，或夜食便臥，不即消，心腹煩痛，脹急，或連日不化。方：

燒地令極熱，即敷②薄薦莞席③，向④臥，覆取汗，即立愈也。

---

① 魚鱠(kuài)：此指生魚片。"鱠"同"膾"，細切肉。

② 敷：鋪開。

③ 薄薦莞(guān)席：指薄席。薦，草席。莞，又名水葱，莖高五六尺，可織席。《普濟方》卷二三《脾胃虚冷水穀不化》作"薄薦若莞席"，分指二物，義長。

④ 向：諸本同，難解。按古醫書常例，可能應爲"東向"。

治食過飽煩悶，但欲臥而腹脹。方：

熬麵令微香，搗，服方寸匕。得大麥生麵益佳，無麵，以麋①亦得。

此四條②本在雜治中，皆食飲脾胃家事，令胃氣充實，則永無食患。食③宜先治其本，故後疏諸法。

腹中虛冷，不能飲食，食輒不消，羸瘦致之，四肢尪弱④，百疾因此互生⑤：

生地黃十斤，搗絞取汁，和好麵三斤，以日曝乾，更和汁，盡止。未⑥，食後服半合，日三，稍增至三合。

又方：麵半斤　麥蘖五升　豉五合　杏仁二升

皆熬令黃香，搗篩，丸如彈⑦，服一枚，後稍增之。

又方：大黃　芍藥各半斤(搗，末之)　芒消半斤

以蜜三斤，於銅器中湯上煎，可丸如梧子大，服七丸至十丸。

又方：麴一斤　乾薑十兩　茱萸一升　鹽一彈⑧

合搗，蜜和如彈丸，日三服。

又方：术二斤　麴一斤(熬令黃)

———————————

①　麋：《證類本草·小麥》、《永樂大典》卷二二一八一《小麥》引作“糵”。義長。

②　四條：《醫方類聚》卷一〇一《脾胃門三》無本篇首條，故本處作“三條”。

③　食：疑當爲“食患”，二字重文。

④　尪(wāng)弱：消瘦羸弱。

⑤　互生：輪流發生。

⑥　未：當作“末”。

⑦　彈：當作“彈子”或“彈丸”。

⑧　一彈：當作“一彈子”，亦云“一彈丸(大)”。

搗,蜜丸如梧子大,服三十丸,日三。若大冷,可加乾薑三兩。若患腹痛,加當歸三兩。羸弱,加甘草二兩,并長將息,徐以麴术法。療產後心下停水,仍須利之。

治脾胃氣弱,水穀不得下,遂成不復受食。方:

大麻子三升　　大豆①炒黃香

合搗篩,食前一二方寸匕,日四五服,佳矣。

治飽食便臥,得穀勞病,令人四肢煩重,嘿嘿②欲臥,食畢輒甚。方:

大麥蘗一升　　椒一兩(並熬)　　乾薑三兩

搗末,服方寸匕,日三四服。

附方

《食醫心鏡》治脾胃氣冷,不能下食,虛弱無力,鶻突羹③:

鯽魚半斤,細切,起作鱠,沸豉汁熱投之,著胡椒、乾薑、蒔蘿、橘皮等末,空腹食之。

《近世方》主脾胃虛冷,不下食,積久羸弱成瘵者:

溫州白乾薑一物,漿水煮,令透心潤濕,取出焙乾,搗篩,陳廩米煮粥飲,丸如桐子,一服三五十丸,湯使任用,其效如神。

《食療》治胃氣虛,風熱不能食:

生薑汁半雞子殼　　生地黃汁少許　　蜜一匙頭

和水三合,頓服,立差。

《經驗方》治脾元氣發歇,痛不可忍者:

---

①　大豆:此處缺分量。《醫心方》卷九《治宿食不消方》作"大豆黃卷二升並"七字。

②　嘿嘿:同"默默"。謂神疲語靜。

③　鶻突羹:謂雜合之羹。"鶻突",同"糊塗"。

吳茱萸一兩　桃仁一兩

和炒，令茱萸焦黑，後去茱萸，取桃仁，去皮尖，研細，葱白三莖煨熟，以酒浸，溫分二服。

《經驗後方》治脾胃進食：

茴香二兩　生薑四兩

同搗令勻，淨器內濕紙蓋一宿，次以銀石器中文武火①炒令黃焦，爲末，酒丸如梧子大，每服十丸至十五丸，茶酒下。

《外臺秘要方》治久患氣脹：

烏牛尿，空心溫服一升，日一服，氣散卽止。

輯佚

《醫心方》卷九《治宿食不消方第十》

《范汪方》治食生冷之物，或寒時衣薄當風、食不消，或夜食以臥、不消化、心腹煩痛脹急，或連日不化，方：

燒地令熱，以蔣席布上臥上，厚覆取汗愈。《葛氏方》同之。（208）

○《葛氏方》治脾胃氣弱，穀不得下，遂成不復受食，方：

大麻子仁一升　大豆黃卷二升

并熬令黃香，搗簁[篩]，飲服一二方寸匕，日四五。今案：《僧深方》：大麻子人三升，大豆二升，調中下氣，調冷熱，利水穀。（208）

《醫心方》卷九《治寒冷不食方第十一》

《葛氏方》治胃中虛冷不能飲食，食輒不消，羸瘦惙乏、四支[肢]尪弱、百疾因此牙[互]生，方：

薤白一斤　枳實三兩　橘皮一兩　大棗二十枚　粳米二合

---

①　文武火：小而弱的火爲文火，大而猛的火爲武火。

豉七合

以水七升,先煮薤,得五升,内[納]諸藥,煮取二升半,分三服,日日作之。(208)

《醫心方》卷九《治穀勞欲臥方第十三》

《葛氏方》治飽食竟便臥,得穀勞病,令人四支[肢]煩重欲臥、食畢輒甚,方:

大麥蘗[櫱]一斤　椒一兩　乾薑三兩

搗末,服方寸匕,日三四服。今案:《范汪方》:大麥蘗[櫱]一升,椒二升,乾薑三兩也。

又云①,治食過飽,煩悶,但欲臥而腹脹,方:

熬麥麪令微香,搗服方寸匕,得大麥麪益佳。無麪者,蘗可用。(209—210)

治卒絕糧失食飢憊欲死方第三十五

粒食者,生人②之所資,數日乏絕,便能致命。《本草》有不飢之文,而醫方莫言斯術者,當以其涉在仙奇之境,非庸俗所能遵故也。遂使荒饉之歲,餓屍橫路,良可哀乎!今略載其易爲者云。

---

① 本方:亦見於《醫心方》卷廿九《治飲食過度方第十七》,内容相同。

② 生人:人民。《醫心方》卷廿六《斷穀方》引作"生民"。"人"當爲"民",唐傳時避李世民諱而改字。

　　若脱①值奔竄在無人之鄉，及墮墜谿谷、空井、深塚之中，四顧迥絕，無可藉口②者，便須飲水服氣，其服法如左：

　　閉口，以舌料③上下齒，取津液而咽之，一日得三百六十咽便佳。漸習乃可至千，自然不飢。三五日小疲極④，過此便漸輕強。

　　復有食十二時、六戊者諸法，恐危逼之地，不能曉方面及時之早晚，故不論此。若有水者，卒無器，便與左手貯。祝曰：丞掾吏之賜，真乏糧，正赤黃，行無過城下，諸醫以自防⑤。畢，三叩齒⑥，右手指三叩左手，如此三遍，便飲之。後復有盃器貯水，尤佳。亦左手執，右手以物扣之如法。日服三升，便不復飢，即差。

　　若可得游涉之地，周行山澤間者：

　　但取松、柏葉，細切，水服二合。日中二三升，便佳。又，掘取白茅根，洗淨，切，服之。

　　此三物得行曝燥，石上搗碎服，服者食方寸，辟⑦一日。

　　又，有大豆者，取含光明帀熱⑧，以水服，盡此則解十日。

────────

　　①　若脱：假如，萬一。
　　②　藉口：充腹，充饑。
　　③　料：料弄；撩動。
　　④　疲極：疲勞。“極”亦“疲”，同義連用。
　　⑤　丞掾……自防：此段咒語不甚分明，當有誤。《修真精義雜論·服水絕穀法》作：“承掾史之賜神人之糧正赤黃行無過域下諸醫以自防。”《聖濟總錄》卷一九八作：“承掾史之賜真人之糧中正赤黃行無過城諸醫以自防。”綜合數本，似當作：“丞掾吏之賜，真人之糧正赤黃，行無過城下，諸醫以自防。”
　　⑥　叩齒：上下牙相互咬合叩擊。
　　⑦　辟：指辟穀。即不喫飯食。
　　⑧　取含光明帀熱：《醫心方》卷廿六《斷穀方》作“取三升，捼令光明遍熱”。取含，當作“捼令”。帀熱，遍熱。帀，同“匝”，周遍。

赤小豆亦佳。得熬二豆黃，末，服一二升，辟十日。草中有术、天門冬、麥門冬、黃精、萎[蕤]蕤、貝母，或生或熟，皆可單食。樹木上自耳①及檀、榆白皮，並可辟飢也。

若遇荒年穀貴，無以充糧，應須藥濟命者：

取稻米一斗，淘汰之，百蒸百曝，搗，日一湌②，以水。得三十日都止，則可終身不食，日行三百里。

又方：粳米一斗③，酒三升漬之，出曝之；又漬，酒盡止。出，稍食之，渴飲之，辟三十日；足一斛二升，辟周年。

有守中丸藥法：

其疏諸米豆者，是人間易得易作，且不乖④穀氣，使質力無減耳。恐肉穢之身，忽然專禦藥物，或非所堪。若可得頻營⑤，則自更按余所撰穀方⑥中求也。

附方

《聖惠方》絕穀昇仙不食法：

取松實，搗爲膏，酒調下三錢，日三，則不飢。渴飲水，勿食他物，百日身輕，日行五百里。

《野人閑話》云，伏虎尊師煉松脂法：

十斤松脂，五度以水煮過，令苦味盡，取得後，每一斤煉了

---

① 自耳：《醫心方》卷二十六《斷穀方》作"白耳"，似指白木耳。

② 湌：同"餐"。

③ 斗：《證類本草·秫米》作"升"，後句"一斛二升"相應地作"一斗二升"，較合文義。

④ 乖：反；違逆。

⑤ 營：謀求。

⑥ 穀方：似即指本篇及本篇《輯佚》引"斷穀方"。

松脂入四兩茯苓末,每晨水下一刀圭,卽終年不食,而復延齡,身輕清爽。

《抱朴子》云:漢成帝時,獵者於終南山見一人,無衣服,身皆生黑毛,跳坑越澗如飛,乃密伺其所在,合圍取得,乃是一婦人。問之,言:我是秦之宮人,關東賊至,秦王出降,驚走入山,飢無所食,洎①欲餓死,有一老公教我喫松柏葉實。初時苦澀,後稍便喫,遂不復飢,冬不寒,夏不熱。此女是秦人,至成帝時,三百餘載也。

輯佚

《醫心方》卷廿六《斷穀方第七》

《葛氏方》云:粒食者,生民之所資。數日乏絶,便能致令②[命]。本草有不飢之文,醫方莫言斯術者,當以其涉在仙奇之境,【非③】庸俗所能遵故也。遂使荒饉之歲,委尸橫路,良可衰乎! 今略載其易者云。

又云,若脱④值奔竄在無人之鄉,及墮澗谷、空井、深冢之中,四顧迴絶,無可蘇日者,便應服氣,法:

開口以舌䊷⑤[料]上下齒,取津液而咽之。一日得三百六十咽便佳,漸習,乃至千,自然不飢。五三日中小疲極⑥,過此漸輕強。

---

① 洎(jì):及;到。
② 令:本書第三十五篇作"命",是。
③ 非:原脱,文不可通。據本書第三十五篇補。
④ 脱:或。
⑤ 䊷:同"料",撩動。
⑥ 疲極:疲倦,疲憊。二字同義複用。

又云,若得游涉之地、周行山澤間者方:

但取松柏葉細切,水服一二合,日中二三升,便佳。

又方:堀[掘]取白茅根,淨洗,切服之。或方云①:三月三日若十三日,取茅根,暴乾服。

又方:有大豆者,取三升,挼②令光明匝熱,以水服之,赤小豆亦佳。

又方:有术、天門冬、麥門冬、黃精、土藷③、貝母,或生或熟,皆可單食。

又方:樹木上白耳及桓榆④白皮并皆辟飢。

又云,若遇荒年穀貴,無以充糧,應預合諸藥以濟命。方:

取稻米洮[淘]汰之,百蒸,曝,搗一日,食以水,得卅日都止,則可終身不食,日行三百里。

又方:粳米　黍米　小麥　麻子(熬)　大豆黃卷各五合

搗末,以白蜜一斤,煎一沸,冷水中丸如李,頓吞之,則終身不復飢之[也]。(603—604)

---

①　或方云:旁注:(此方)字治本無。

②　挼(ruó):搓揉。

③　土藷:薯蕷(山藥)的別名。本書第三十五篇作"萎[葳]蕤"。

④　桓榆:《醫心方·札記》:按"桓榆"即"還榆",謂成荚之榆也。《本草和名》:榆皮,一名"還榆"。出《七卷食經》。還、桓音義同,謂其荚如環也。

※治卒吐血唾血大小便血方·類聚佚篇

《醫方類聚》卷八五《血病門二》

《葛氏方》①：

末黄連、蝎②[蠍—蠟—蠟]各一兩，先鎔蝎[蠍—蠟—蠟]，內黄連攪調，分爲三丸，溫酒一升和一丸服之，盡三丸便止。

又方：乾薑二兩　艾葉二升　膠如手掌大

水三升，煮取一升，去滓；又内馬矢汁一升，合煮取一升，頓服，即止。《小品》同。

又方：向東者荷根一把，搗絞取汁三升服之。《小品》云：不服餘藥。亦療蠱毒及痔血，婦人患腰痛。

《姚氏》療衄吐一月者：

刺羊血熱飲之，即差。

又方：生地黄搗絞取汁，著垍③碗中；膠如兩指大，合蒸之，於三升米飯下熟，適寒溫一服，效。秘方。

舌上忽出血如簪孔者：

小豆一升，搗碎，水三升，和攪取汁飲之。《姚》云：立止。

又方：乾地黄五兩　膠三兩

炙令燋，末，服之方寸匕，立愈。

又方：巴豆一枚，燒作屑，亂髮如雞子，燒末，以酒頓服之。

---

① 葛氏方：此爲該篇引文第一條，未説明主治何處出血，可能是通治方。

② 蝎：當作“蠍”，“蠟”的俗字。簡化字作“蜡”。下“蝎”字同。

③ 垍（jì）：陶器。

《姚》同。

又方:黃連半兩　黃檗三兩　梔子二十枚

酒二升,漬一宿,去滓,煮三沸,頓服。

又方:濃煮香茙①汁,服一升,日三服。(第五册,38)

《姚》治下血不禁如刺豬②者:

用藥:葛氏第一豉汁方③。不差重作,大效。

又方,下血不絶:

大古錢四百,以酒三升,煮取二升,分三服,亦可服半劑。

下血如小豆汁者:

黃連末　犀角屑各三兩

以水五升,煮取三升,去滓,内豉一升,更煮三沸,分二服。

《近效方》按:小便赤,有服石發此病者,宜檢右論。又《姚》:有大效。

《葛氏》人有九竅四支指歧間皆血,方:

以井華水潠其血,令卒然至,勿使病者先知,卽佳矣。

《姚氏》云,此暴驚所爲:

急刺羊血,飮熱血二升。

又方,治吐血衄血:

以百葉、石榴花作末,吹鼻中效。(第五册,38—39)

《醫方類聚》卷八五《血病門二》

《葛氏》卒嘔血,腹内絞急痛,胸中隱然而痛,血色紫黑,或從尿出:

---

①　香茙:卽香薷。茙,通"薷"。

②　刺豬:殺豬。似以殺豬時刀刺豬頸血出如注,借以形容出血之盛。

③　葛氏第一豉汁方:欠詳。《醫方類聚》卷八四轉引《聖惠方》有:"《肘後方》豉三升,水三斗,煮三沸,去滓,服一升,日三。冬必溫之。《姚》内[同?]。"本方雖用豉,但所治爲舌上出血。

灸主下①左右各五分，十四壯。《姚方》同之。

《姚氏》療口中忽出血不止：

灸額上髮際一寸，五十壯。《姚》謂之腦皯，立灸之。

舌上忽出血如簪孔者：

以錢掩臍下，灸錢下際五十壯。

《葛氏》治小便出血：

灸足第二指本第一文七壯，立愈。（第五册，54）

《醫方類聚》卷一三五《大小便門二》

《大全本草》：《葛氏方》治小便出血：

當歸四兩

細剉，酒三升，煮取一升，頓服。（第六册，639）

附方②

《經驗方》治嘔血③：

黃檗好者，以蜜塗之；乾杵爲末，用麥門冬熟水調下二錢匕，立差。

又方，治咯血：

黃藥　漢防己各一兩（爲末）

每服一錢匕，水一盞，小麥二十粒同煎，食後溫服。

《簡要濟衆》治吐血：

槲若葉不拘多少，搗末，每服二錢，水一盞，煎取五七分，和滓服之。

———

①　主下：似當作"心下"。《醫心方》卷五第册六作"齊[臍]"一字。

②　附方：《醫方類聚》附方原未標示，據傳世本通例補。據《醫方類聚》輯補各篇同此。

③　經驗方治嘔血：本條以下，當爲楊用道本《肘後方》中的"附錄"內容。

又,治吐血熱極方:

黃檗二兩,塗蜜,於慢火上炙燋,搗末,每服二錢,溫糯米飲下。

又方,治吐血不定:

茜草一兩(生搗,羅爲散)

每服二錢,水一中盞,煎至七分,放冷,食後服之良。

《經驗後方》主吐血、咯血:

以荷葉焙乾爲末,米湯下二錢匕。

《梅師方》治吐血及下血,並婦人漏下:

雞蘇莖葉,煎取汁飲之。

《初虞世①》治肺痿咯血,多痰:

防風②、葶藶等分爲末,糯米飲調下一錢。

又方,治咯血衄血:

白芍藥一兩　　犀角末一分

爲末,新水服一錢匕,血止爲限。

《千金方》治無故遺血:

亂髮及爪甲燒灰,酒服方寸匕。

《產書》治大小便利血:

髮灰研如粉,飲下方寸匕。

《食療》治下鮮血:

梔子仁燒灰,水和一錢匕服之,量其大小,多少服之。

《孫真人方》治糞前有血,令人面色黃:

---

① 初虞世:宋代醫家,字和甫,居於靈泉山(今河南襄城),後爲僧人。著有《古今錄驗養生必用方》(簡稱《養生必用方》)、《初虞世方》等書。均佚。

② 防風:原本夾注:"《易簡方》用防巳(己)。"

石榴皮杵末，茄子枝湯下。

又方，治糞後有血：

濃煎艾葉、生薑汁三合服。

《經驗方》治藏毒下血：

以苦楝子炒令黃，爲末，蜜丸，米飲下十丸至二十丸，甚妙。

又方，治下血：

槐花、荆芥穗等分爲末，酒調下一錢。

《王氏博濟》治藏毒下血不止：

用豉、大蒜等分，一處杵勻，丸如梧子大，每服，鹽湯下三十丸。血痢亦治。

《必效方》治卒下血：

赤小豆一升（搗碎）

水三升，絞汁飲之。

《外臺秘要方》治尿血：

棘刺三升

水五升，煮取二升，分三服。

又方：膠三兩（炙）

以水二升，煮取一升四合，分再服。

《經驗方》治尿血不定：

鬱金一兩（搗爲末）　葱白一握（相和）

以水一盞，煎至三合，去滓溫服，日須三服。

治九竅出血：

以刺薊一握，絞取汁，以酒半盞，調和頓服之。如無青汁，只搗乾者爲末，冷水調三錢匕。（第五冊，38—39・卷八十五）

輯佚[吐血唾血病]

《備急千金要方》卷十二《吐血第六》

治吐血內崩上氣面色如土,方:

乾薑　阿膠　柏葉各二兩　艾一把

右四味,㕮咀,以水五升,煮取一升,內馬通汁一升,煮取一升頓服。《仲景》名柏葉湯,不用阿膠;《小品》不用柏葉,《肘後》同。(221)

○治吐血方①……又方:

凡是吐血,服桂心末方寸匕,日夜可二十服。《肘後》云:亦療下血。(222)

《醫心方》卷五《治歐[嘔]血方第卅六》

《葛氏方》治卒歐[嘔]血,腹內絞急,胸中隱然而痛,血②色紫黑或從溺出,方:

灸齊[臍]左右各五分,四壯。《集驗方》同之。

又方:末桂一尺,羊角一枚,炙焦搗末。分等,合,服方寸匕,日三四。(138)

《醫心方》卷五《治吐血方第卅七》

《葛氏方》治卒吐血方:

服蒲黃一升。

又方:濃煮雞蘇飲汁。亦治下血漏血,良。(138)

《醫心方》卷五《治唾血方第卅八》

《葛氏方》治卒唾血方:

---

① 治吐血方:本方,《證類本草·桂》引作:"《葛氏方》治卒吐血:桂屑方寸匕,晝夜含二十許服。亦療下血,大神驗。(《千金方》同。)""含"似當作"令"。

② 血:原作"面"。據《醫心方》原書旁批改。

取茅根搗,服方寸匕。亦可絞取其汁,稍稍飲之,勿使頓多。《拯要方》同之。

又方:服桂屑方寸匕,日夜令廿許服。亦治下血,神方。(138)

《證類本草》卷二十八《白蘘荷》

《肘後方》治卒吐血,亦治蠱毒及痔血,婦人患腰痛:

向東者荷根一把,搗絞汁三升服之。(514)

輯佚[尿血便血病]

《備急千金要方》卷第二十一《尿血第三》

治小便出血方……又方:

刮滑石末,水和,傅繞少腹及繞陰際佳。《葛氏》云:治小便不通。(382)

《外臺秘要方》卷二十七《尿血方》

《蘇澄》療尿血方……又方:

水服亂髮灰方寸匕,日三服。《肘後》《千金》同。(744)

《外臺秘要方》卷二十七《小便血及九竅出血方》

《文仲》療小便出血方:

生地黃汁一升　　生薑汁一合

右二味,相合頓服,不差更作。此法許令公處,云極效。《肘後》同。

又方:灸足第二指本第一文七壯,立愈。《肘後》同。

又方:龍骨末二方寸匕,溫酒一升服之,日三服。《深師》《肘後》《范汪》《陶氏》同。

又方:當歸四兩,酒三升,煮取一升,頓服之。《肘後》《深師》《范汪》同。(746)

《醫心方》卷十二《治小便血方第廿二》

《葛氏方》治小便血方：

茅根一把，切，煮，去滓，數飲之。

又方：搗葱白取汁服一升。（278）

《醫心方》卷十二《治大便下血方第十六》

《葛氏方》治卒下血方：

豉一升

以水三升，漬，煮三沸，去滓，頓服汁一升，日三。冬天每服輒溫。

又方：豉二升，以酒六升，合煮得三升，服一升，日三。

又方：煮香薷極令濃，去滓，服一升，日三。

又方：亂髮如雞子大，燒，末，水服之，不過三。

又方：三指撮鹽，燒，向東服之。

又方：灸兩足父指①迴毛中，追[隨]年壯，卽愈。

《僧深方》治卒下血蒲黃散方：

甘草一分　乾薑一分　蒲黃一分

凡三物，下篩，酒服方寸匕，日三。

又方，治卒注下并下血，一日一夜數十行，方：

灸齊[臍]中及齊[臍]下一寸各五十壯。今案：《葛氏方》：以錢掩齊[臍]上②，灸錢下際五十壯。

○《范汪方》治下血方：

乾地黃五兩　膠三兩（灸）

凡二物，治篩，分三服。《葛氏方》同之。（273）

---

① 父指：大指。《醫心方》原書刪"父"字，旁改爲"大"。
② 上：前引《醫方類聚》作"下"。

《永樂大典》卷一〇一一二《枳實》

《葛洪》：其根皮治大便下血，末服之。亦可煮汁常飲。

（中華書局影印《永樂大典》11 册 310）

《醫心方》卷五《治九竅四支［肢］出血方第卅五》

《葛氏方》云：人九竅四支［肢］指岐間皆血出，此暴驚所致也：

以井花水㰏其面，當令卒至，勿令病人先知。

又方：粉一升，水和如粥，飲之。（137）

※治患消渴小便利數方·類聚佚篇

《醫方類聚》卷一二五《消渴門二》

卒消渴小便多方：

入地三尺取桑根，剝取白皮，炙令黄黑，剉，以水煮之令濃，隨意飲之。亦可内小米①，勿入鹽。《姚》云熱飲之。同。此藥治渴飲一斛者，差。

又方：麥門冬一兩　土瓜根二兩　小麥二兩　竹葉一把

水七升，煮取三升半，再服。《姚》云：小麥、麥門冬、活②［栝］蔞並一升，竹葉三升。

大渴，日飲數㪷③，小便亦爾者：

活［栝］蔞　漢防己　黄連　鉛丹分等搗末

---

①　小米：《證類本草·桑根白皮》作“少米”，似是。

②　活：當作“栝”。下同。

③　㪷：“斗”的俗字。十升爲斗。《醫心方》卷十二《治渴利方》作“斛”。十斗爲一斛。

以苦酒、水各一合，和服方寸匕，日三。服訖，當強飲水，須臾惡之，不復飲。

此病須檢大方。《姚氏》云：消渴爲病，皆中熱所作，小便多，多所飲冷，虛極短氣，內消者，食物皆消作小便而不渴。經言：腎實則消。消者，渴而利是也。所以服石之人，其小便利者，石性歸腎，腎得石則實，實則消水漿，故利，利則不得潤養五藏，人衰則百病生。

消渴方：

煮竹根汁，若煮粱米汁飲之，並取止。

又須雞子吞之，飲豉汁，各隨多少。

又消渴內消，小便熱中，六物丸：

栝蔞六分　麥門冬六分　知母五分　人參　土瓜根　苦參各四分

搗下，以牛膽和爲丸，服如小豆二十丸，溺下之，日三。不止，稍加之。咽乾，加麥門冬；舌乾，加知母；脅下滿，加人參；小便難，加苦參；數者，加土瓜根，隨病所在，倍一分加之。

渴，喉口燥澀，濡咽煎：

甘草三兩（炙）　羊髓一升（無，用酥亦可）　白蜜一升

內蜜等煎如薄糜，含嚥。

《葛氏》療小便卒大數，非淋，令人瘦：

不中水豬肪如雞子炙之，下取肥汁盡服之，不過①。此方並療遺尿。

又方：石膏半斤，搗碎，以水一斗，煮取五升，稍飲之②。

---

① 不過：此下應脫數量詞，當言"不過一作"之類。

② 稍飲之：《證類本草·石膏》作"稍飲五合"。

又消渴傳[1]效：

取烏豆置牛膽中，陰乾百日，吞之。

少小眠中遺尿不自覺方：

取燕窠中蓐，燒取一錢，卽差。

又主消渴飲水，日夜不止，口乾，小便數。田中螺五升，水一升。浸經宿，渴卽飲之，每日一度易水、換生螺爲妙。

附方

《簡要濟衆》治消渴獨勝散：

出子了蘿蔔三枚，淨洗薄切，日乾爲末，每服二錢，煎豬肉汁澄清調下，食後並夜臥，日三服。

《經驗方》治一切渴：

大牡蠣不計多少，於臘日、端午日黃泥裹，燒通赤，放冷，取出爲末；用活鯽魚煎，調下一錢匕，小兒服半錢匕，只兩服差。

《斗門方》治渴疾：

用晚蠶砂焙乾爲末，冷水下二錢，不過數服。

秦運副云：有人消渴引飲無度，或令食韭苗，其渴遂止。法要日喫三五兩，或炒或作羹，無入鹽，極效，但喫得十斤卽佳，過清明勿喫，入醬無妨。

《經驗方》縮小便：

以顆塊雌黃一兩半（研如粉），乾薑半兩（切碎），入鹽四大錢同炒，令乾薑色黃，同爲末，乾蒸餅入水爲丸如綠豆大，每服十丸至二十丸，空心，鹽湯下。

---

① 傳：《證類本草·生大豆》作“得”，似是。

《千金方》療尿牀方：

羊肚貯水令滿，繫兩頭，熟煮，開，取水頓服之，即差。

又《集驗方》：

雞肶胵一具並腸服。服之，男雌女雄。

《外臺秘要方》：《近效》尿牀：

取麻鞋網帶及鼻根等，唯不用底，須七量。

以水七升，煮取二升，分再服之。（第六冊，362—363）

《醫方類聚》卷一二六《消渴門三》

【附方】

《肘後方》：《食醫心鏡》主消渴飲水無度，小便多，口乾渴：

雉一隻，細切，和鹽、豉作羹食。

《聖惠方》治膈上煩熱，多渴，通利九竅：

滑石二兩，搗碎，以水三大盞，煎取二盞，去滓，下糯米二合煮粥，溫溫食之，效。（第六冊，380）

輯佚

《備急千金要方》卷二十一《消渴第一》

鉛丹散，主消渴，止小便數兼消中，方：

　　鉛丹　胡粉各二分　栝樓根　甘草各十分　澤瀉　石膏　赤石脂　白石脂各五分（《肘後》作貝母）

右八味，治下篩，水服方寸匕，日三，壯人一匕半，一年病者一日愈，二年病者二日愈。渴甚者夜二服。腹痛者減之。丸服亦佳。一服十丸，傷多令人腹痛。《張文仲》云：腹中痛者，宜漿水汁下之。《備急方》云：不宜酒下，用麥汁下之。《古今錄驗方》云：服此藥了,經三兩日,宜爛煮羊肝肚空腹服之,或作羹亦得;宜傷①淡食之,候小便得鹹,更卽宜服蓯蓉丸兼煮散將息。蓯蓉丸及煮散方出《外臺》第十一卷中。(374—375)

〇治渴小便利復非淋方……又方:

薔薇根,水煎服之,佳。《肘後》治睡中遺尿。

又方:三年重鵲巢,末,以飲服之。《肘後》治睡中遺尿。(376)

《外臺秘要方》卷十一《消渴方》

《千金》……又方:

濃煮竹根汁飲之,取差止。《肘後》同。

又方:煮青粱米汁飲之,差止。《肘後》同。(304)

《外臺秘要方》卷十一《渴利虛經脈澀成癰膿方》

《千金》……又療渴,小便利復非淋方……又方:

小豆藿一把

搗取汁,頓服,日三。《肘後》《文仲》同。(307)

《外臺秘要方》卷十一《強中生諸病方》

《千金》……又療嶺南山瘴氣,兼風熱毒氣入腎中,變成寒熱,脚弱虛滿而渴方:

黃連不限多少　生栝樓(汁)　生地黃(汁)　羊乳(無卽用牛乳。及人乳亦得)

右四味,取三般汁乳和黃連末,任多少,衆手捻爲丸,如梧子大,麥飲服三十丸,漸加至四十丸,五十丸,日三服。輕者三日愈,重者五日愈。若藥苦難服,卽煮麥飲汁下亦得。《文仲》云黃連丸,一名羊乳丸。《肘後》同。忌豬肉、蕪荑。

又療消渴,浮萍丸方:

---

① 傷:當作"常",音近而誤。參見《影宋本千金方考異》。

浮萍　栝樓根等分

右二味搗篩，以人乳汁和爲丸如梧子，麥飲服二十丸，日三服，三年病，三日差。《肘後》《文仲》同。主虛熱甚佳。

又療面黃，咽中乾燥，手足俱黃，短氣，脉如連珠，除熱止渴利，補養地黃丸，方：

生地黃汁二升　生栝樓汁二升　生羊脂三升（牛脂亦得）　好蜜四升　黃連末一斤

右五味搗合，銀鍋中熬，成煎，可丸如梧子，飲汁送五丸，日三服，加至十丸。若苦冷而渴，差。卽令別服溫藥。忌豬肉、蕪荑。《肘後》同。

又療渴小便數散方：

知母六分　栝樓一斤　茯苓四分　鉛丹一分　雞肶胵中黃皮十四枚

右五味爲散，飲服方寸匕，日三。禁酒、生菜、肉。差後去鉛丹，以蜜和之，以麥飲。長服勿絕，良。忌酢物。《肘後》同。

(313—314)